結痂週記

八仙事件

他們的生命經驗，我們不該遺忘

口述

林祺育、陳依欣、張承騏、楊芷凌、詹閔鈞、鄭伃均、簡苑玲、羅雁婷

採訪整理

聯合報系願景工程採訪團隊

江佩津、朱麗禎、佐渡守、洪佳如、陳又津、章凱閎、黃奕瀠、劉惠敏

（依首字筆畫排序）

感動推薦

有些事，很難讓人一刻淡忘，烙印在八仙孩子身上的疤痕，彷彿訴說著三年前那個夜晚的疼痛、驚恐、無助，治療與漫長復健期的無盡痛苦煎熬，以及飽受無知者惡意攻訐的二度傷害……然而，我想告訴從八仙事件中倖存重生的年輕人們：三年來，陽光基金會與世人都見證了你們超強的生命力，很多人在一年後就帶著傷重返校園和職場；接著，你們勇敢接受超越身體極限的各項挑戰，更有人挺身而出爲「臉部平權」代言，與陽光共同倡導尊重差異。值此回顧與展望之際，衷心爲你們喝采！

——陽光社會福利基金會執行長／舒靜嫻

事發當時，北部的醫界幾乎都動員了，還記得狀況未明時，看到其中一個隨救護車的急診醫師描述：在狂奔的車上同時看到不同單位的救護車，都往同樣一個方向衝，就知道，事情大條了！八仙事件揭露了多少醫療網的漏洞？無限上綱的醫療資源使用、看似驚人的治療成績，其實背後是整形外科醫師對燒燙傷處理的人力不足。每次我在演講時都會提出這樣的問題：「事件發生在醫療資源最密集的北部，都出現這樣捉襟見肘的情形，如果是發生在其他縣市呢？這應該發生在所謂醫療進步的臺灣嗎？指責參加的人沒有做好防護，明天就不會落到自己身上嗎？」臺下總是震撼無語。不只如此，還有漫長的燒燙傷復健與釐清眞相、根本原因分析、公共安全究責的探討。我們不要只有鍵盤RIP，而是要直視問題、記取教訓，十五個消逝的生命、四百八十四位傷者流下的淚，不能忘記。

——阮綜合醫院乳房醫學中心主治醫師／劉宗瑀（小劉醫師）

看完本書，不禁讓人想起兩年多前那一夜。狂亂的夜晚，大量傷患湧入原本就已忙碌的急診室，大範圍燒燙傷、顏面部燒燙傷、呼吸道燒燙傷……幾乎各種複雜與困難的傷患都到齊了。急診醫師、外傷醫師、麻醉醫師、外科醫師、整形科醫師，護理師，幾乎各領域專家也全都到齊，一群人沒日沒夜的搶救，爲的是在死神手上多搶下一條命。兩年多過去，傷口可以結痂，心靈的陰影能否抹去？帶出的公安與醫療問題是否有解？本書除重現當時的震撼，也令讀者有更多省思。

——外傷急症醫師／傅志遠

序／

爲什麼關注八仙事件？

《結痂週記》報導召集人／許伯崧

二〇一五年六月二十七日，第二十六屆金曲獎在臺北小巨蛋熱烈展開。當滅火器樂團以〈島嶼天光〉奪下年度最佳單曲，小巨蛋瞬間震耳欲聾、全場喧囂歡呼的同時，新聞跑馬燈、手機的快訊推播、臉書社群的貼文連番突發推播，打亂了這場盛會的氣氛。

一座城市，本該給予市民歡騰的自由，喜悅的保障。但城市外圍，另一群也正享受音樂與週末夜的人們卻遇上了不同的命運。八點半左右，一聲又一聲鈍重的低頻樂音揭示了這場悲劇的驟降。以戲水聞名的八仙樂園遭到火劫，火苗突在重低音下狂舞，不明所以的人群只能慌亂逃閃，仍撞上竄燒的火焰，赤裸的青春身軀於是捲入其中。

這個平凡的週末夜晚，卻成臺灣史上最巨公安事件的標記，總計十五名年輕生命離去，四百八十四名身軀終生留下火吻痕跡，只是這歷史鑄痕不該僅存於這些當事人身上，它是臺灣被忽視的公共安全問題，這記憶更具有集體性、在場性與歷史性，應該烙印在這個社會的記憶裡。

八仙事件並非「爆炸」？

在八仙意外登上全國媒體之時，多以「八仙塵爆」做爲此事件的報導稱謂，事實上，根據美國職業安全與健康管理署（Occupational Safety and Health Administration）對粉塵爆炸的定義，以及綜合災害管理學者張賢龢、林金宏組長的看法，以「塵爆」甚或「爆炸」報導八仙事件並不正確。由於爆炸的要素除需熱、氧氣、可燃物、引火後快速傳播，最重要的客觀條件是「密閉空間」，檢視現場影片，事發泳池並非密閉空間，也未有「爆炸」的現象，且在衛福部網站上亦以粉塵「暴燃」稱之，而非塵爆。故八仙事件不是粉塵爆炸，而是粉塵燃燒所引發的火災意外。

對此，林金宏指出，假如對事件的認識一開始便不正確，將影響後續的討論與對事件的看法，因此願景工程團隊在此專題中，一律使用「八仙事件」代之，希冀以更爲嚴謹的觀點展開後續的探討，並提供民眾正確的知識。

八個人的八仙緣起

八仙事件之所以成爲新聞議題，其癥結在相關問題未曾被有效處理，於是過去積蓄已久的壓力在此際爆發：如災難應變與管理缺乏科學論述、醫療體系勞動條件的嚴峻等，我們也看到，無論公部門與公眾尚未能適切的均擔風險責任，並對風險社會有完整的認識，甚至消防教育是否與時俱進，過去的教育方向是否需調校、整體的回顧與反省等問題均待解。

此外，面對燒燙傷患者，公眾該如何了解他們的需求？是譴責受害者，亦或是更向前踏出一步思考顏面平權？還是，在我們捐出金額不一的善款之後，社會的傷痕就得到撫平，裂痕得以結痂、癒合，或是可以計畫性的避免任何一場潛伏在各式制度暗影下的公共災難？

願景工程做爲新聞媒體的一員，對災難性新聞的潮起潮落了然於心。一起大規模的悲劇自有它的生命周期，當事件爆發後，大量資訊湧入，公眾也在短期間內接收巨量的災難訊息，每一則最新進度的報導都成爲熱門新聞，當新聞熱度退去，以極稀微的浮光掠影成爲新聞網站與報紙上不起眼的報導時，事件本身便逐漸被其他熱門議題稀釋。一些人會記得，一些人會遺忘。

希望我們是記住的那個人

「一個人的死亡是悲劇，一群人的死亡則是數據。」

八仙事件後，傷亡數據不斷傳出，災難規模之劇，使許多受傷逝去的生命濃縮爲一個在螢幕上跳動的數字，年齡、燒燙傷程度等化爲百分比，但陌生的生命底下蘊含各式歧異的人生經驗，這些數字對大眾而言是訊息，對傷者／逝者是刻骨銘心的人生。

鑑於拉長報導時間的嘗試，我們將報導的關懷核心聚焦在傷者回歸社區後所面對的生活情境，復健遭遇的苦痛、傷後日常的挑戰，以及傷後人生規畫的重新來過。冀望藉由持續的報導實踐蓄積關注的能量，以人的故事回溯制度的暗角，面對制度上的缺漏，我們也邀請各領域學者與專家提供務實建言，做爲政策與制度性改革的論述依據。

在初期案例蒐集時，團隊成員便對受訪者的組成進行討論，辯證主題聚焦在年齡、居住所在地以及性別、職業的歧異性，除形塑個體的差異性，也進一步成爲復健生活中不可避免的客觀條件，因此工作團隊希望能夠適切處理這些不同的向度。儘管如此，仍無可避免的使受訪者過度集中在北部地區，這一點，我們希望未來有其他縣市的傷友可以不吝指教，提供不同的復健生命經驗。

照亮不完美的制度暗影

《結痂週記》以八名特約記者追蹤八名八仙事件傷友的方式進行報導，採訪時程爲半年，半年期間，記者每週報導受訪者回歸社區後的復健生活。藉由人的故事，呈現日常與社會制度碰撞後產生的各式衝突；不僅是以人爲本的生命故事，更是在社會體制與文化底下的人本敘事。我們相信，以人爲本，就是以社會眞實爲本，《結痂週記》是社會制度缺陷下的公安故事，八名受訪者則讓我們重新照亮不完美的制度暗影。

每一次的會面與採訪，都是一種對他人生命的「介入」，我們希望這樣的介入所擁有的合理性，是社會對此事件的重新反省，這樣的「侵入」才具有引起社會對風險意識認識的正當性。我們以介入的旁觀者做爲報導文本的要求，使《結痂週記》的口述歷史成爲一起公共事件，而非僅個人生命的窺見。

本書邀請八仙事件臺大醫院聯繫人黃佳琦社工師，寫下自身面對大批燒燙傷患者的實務經驗，他也爲報導團隊的專業顧問，提供專業建議；前消防署災難應變組組長林金宏協助消防科學的專業見解；奧克拉荷馬州立大學消防暨災害管理學助理教授張賢龢、交通大學土木工程系副教授單信瑜，為我們撰述災難應變與管理的專業見解；以及負責多位八仙傷友的物理治療師陳淵琪，特此感謝。

他們的生命經驗，也是我們的人生

《結痂週記》為期半年的採訪報導，橫跨二〇一六上半年，無論對報導者及受訪的傷友都是艱鉅挑戰，我們並不擔心報導的貧乏與日復一日的單調，因為這就是復健生活的日常，也是日常的必然；這是他們的生命經驗，也是我們的人生。

最後，特此感謝這八位願意接受採訪的傷友，謝謝你們願意從平靜生活中再一次站出來，因為你們的挺身而出，才有《結痂週記》；也感謝關注本議題的朋友，因為你們的關注，我們的工作才有意義。謝謝。

目錄

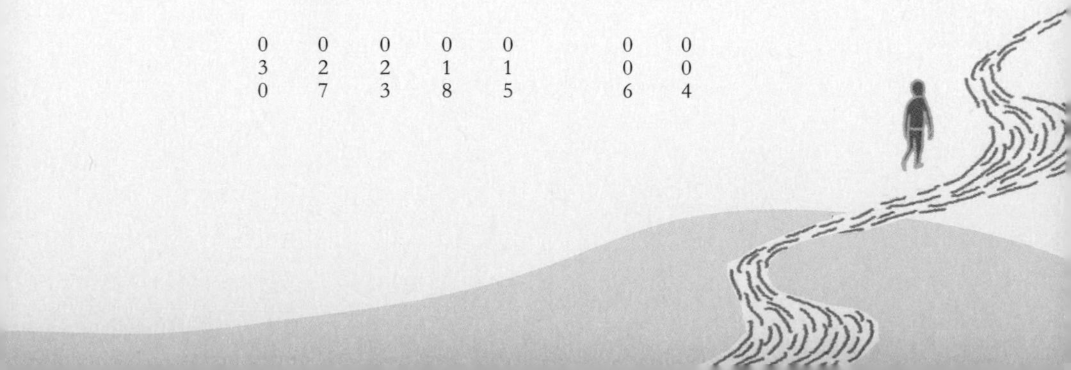

結痂週記

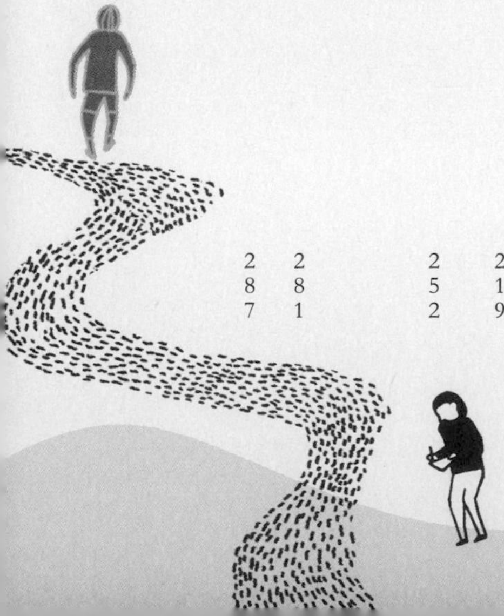

專家導讀

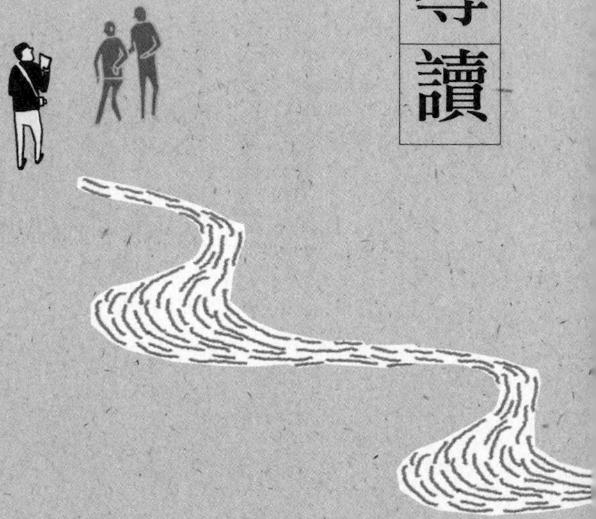

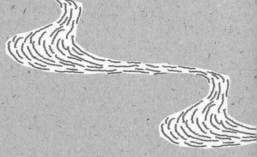

向一群勇者致敬

金宏安全管理顧問有限公司董事長／林金宏

一收到爲本書寫序的邀請，我立刻答應，因爲二〇一五年六月二十七日八仙事件發生當天，我就到了現場，事後參與調查、訪問傷友，做了很多實驗，自認爲對八仙事件有深入的了解，寫序應該不是什麼難事。

但我發現我錯了，我寫不出來。

當看到書中傷友那些看似輕描淡寫的敘述，其實都是我無法體會的痛，不管是生理或心理，我反覆看著傷友的週記，越覺得那些「要堅強，要勇敢」的字句，都不是我有資格講的，越看越不知如何表達。

自己該不該負責？

「沒有什麼比眞相更容易解釋問題（Nothing could be further from the truth）。）爲了了解眞相，我花了很多心力找願意跟我分享的傷友，因此認識了苑玲，也是本書的主角之一。

第一次見面，我們約在臺北市長安西路的一家咖啡廳，但咖啡廳客滿，只好轉移到鄰近的一家餐廳用餐，餐後再找另一家咖啡廳訪談。當時我一心一意只想知道事情發生的經過，也認爲上述的移動都是合理的安排，苑玲秀氣的臉龐也沒有露出任何不耐，後來看了書中描寫傷友平日因爲疤痕需忍受的麻癢、充血之苦，我才知道自己當時是多麼殘忍。

記得有一次跟苑玲聊天，苑玲問我：「八仙事件誰該負責？」

我反問：「你認爲呢？」

苑玲回答：「承辦單位、八仙樂園、政府。」

我：「你爲什麼想討論這個話題？」

苑玲說：「因爲我不希望這樣的悲劇再發生在別人身上，我們付出這麼大的代價，總是要有改變，但大家只關注國賠，卻沒看到具體的改善作爲。」

我：「我要問你一個很殘酷的問題，你覺得你自己有沒有責任？」

瞬間，空氣凝結了。

苑玲是受害者，憑什麼要爲這件事負責？

但我很誠懇的告訴苑玲：「如果你眞的想改變，我希望你認眞思考我問的這個問題。」

對自己的安全負起責任

後來苑玲告訴我，當我問那個問題時，他很生氣，但後來靜下心來思考，如果他願意爲自己的安全多做一點準備，或許眞的可以避免悲劇，也有機會降低傷害。當把責任放在自己身上時，反而釋懷了，不再那麼氣憤難平。

從那天起，苑玲有空時會與我一同演講，他站在臺上，雙腳必須左右擺動，因爲不動來動去會很癢，但苑玲忍住自身的傷痛，誠摯告訴大家他用一輩子的健康換來的心得：要有「意外隨時會發生」的危機感，在意外發生前，把自己裝備好，對自己的安全負起責任。

這才是眞正的勇者，書中每一位主角都是勇者。

八仙事件對很多人而言只是一個話題，但對八仙傷友來說，是改變一生的事故，希望大家藉由本書體會主角的勇敢與堅強，讓他們的正向力量像陽光一樣，照亮每個角落。用無數犧牲換得的經驗應該牢牢記取，不能讓這些痛得不能再痛的事故，淹沒在歷史的洪流中。

柔軟他們的疤痕，堅強了我的心

誠星物理治療所院長／陳淵琪

三年前的那個晚上，我看著新聞跑馬燈，還沒有預料到八仙事件會如此改變我的執業生涯。

當時我在三軍總醫院服務，以事發地點八仙樂園來說，三總並不是優先後送的醫院，但當時副院長即下令「三總收治無上限」，軍醫院擔任全民緊急救難的後盾是再自然不過的事，所有軍體系醫院的外科系醫師都被召回總院，開始全院啓動的一級任務。最後我們收治了六十一位傷患，是全臺收治八仙傷患最多的醫院。

無法直視自己傷口的痛苦

事發後約十天，物理治療師也被徵召，開始全面進行復健。復健醫學部當時僅有約二十位物理治療師，應付原有的復健病患都已分身乏術，面對八仙大量的傷患，兩位資深學長、姐負責加護病房重症傷患，我跟學妹則主責隔離病房傷患，但四人依舊無法扛下六十一位需要大量積極復健的住院傷患，於是其他同仁也必須利用零碎時間或下班後，至病房協助其餘個案，甚至連離職的同事也向衛生局報備前來支援，幾乎所有的物理治療師都上場了。

我的第一個八仙個案是一位男大生，說話總是很客氣、可愛。某一天，治療時用的推車「喀隆喀隆」的聲音接近，我看到他突然變了臉、眼神充滿恐懼，緊張得坐起來問我：「老師，換藥車要來我這床了嗎？」

換藥團隊眞的來了，他拚了命要把我趕出病房，不准我看他紗布下的眞面目，整個換藥過程，他撇過頭一直喊：「老師你不要看，很噁心！很噁心！」

我說：「我要看傷口跟植皮復原狀況啊。」一轉頭卻發現，原本一起認眞復健的媽媽不見了，居然在牆角滑手機？

換藥結束後，男大生跟媽媽一起問我：「傷口還好嗎？」我轉述醫師的說明，兩人眼角泛紅的望著我，回想剛剛皮膚被重新撕開的畫面，我好像懂了。他們並不是眞的感覺噁心或漠不關心，而是這太殘忍，殘忍到即使是自己身上的傷口也無法直視，醫師的解說對他們來說太直接，或許由我再一次轉述，痛苦感覺起來也會婉轉一點吧。

最希望看到病人不需要來找我

本書裡受訪的傷友中，芷凌跟苑玲是我負責的個案。

第一次看到芷凌，當時不到四十公斤的瘦小身軀走進治療室時，膝蓋彎彎、雙肘彎彎、脖子往前凸、舉步維艱。芷凌受傷的位置有頸部前側與腹部前側，都是神經分布很敏感的部位，加上關節附近無一倖免，因此他總是被叮嚀：「要加油喔，你的進度落後別人很多喔！」

我記得他向我哭訴：「我已經很努力了，我也想進步啊，但就真的很痛啊！」原來我們以為的加油跟鼓勵，有時反而帶給病患的是負面的情緒壓力。

受傷的人多，年紀也相仿，初期互相激勵的效應大，但隨著時間拉長，復健的狀況也拉出差距，開始出現「我朋友比較好，為什麼我還不行？」「你都不努力復健，某某某都可以跪了。」……這種時候更像是心理戰，我總是要提醒他們：「不需要比較，專注在自己身上，可以交換經驗，但不要被別人的進步打擊到自己的信心。」

芷凌除了原本馬偕醫院、陽光基金會的復健，又加碼到三總復健，後來我跟新北市政府「六二七燒燙傷專案管理中心」（以下稱「專管中心」）合作特約居家物理治療，芷凌成為我的居家個案。一路走來，看他從一開始進度落後的沮喪到越來越了解自己的身體、積極復健，更接受多次重建手術。狀況穩定後也開始健身、學習英文，準備留學進修。我們相處的時間少了，但當病人不需要來找你時，就代表他逐漸找到了自己的生活步調，這才是最令治療師開心的。

和疤痕說話，學著重新愛自己

我跟苑玲第一次接觸是透過臉書的黑腿幫社團，我們想把三總的復健經驗與其他傷友分享，也希望把物理治療學會的訊息傳達給傷友，因此我主動聯絡他，在我心中的他，總是與「強勢、主動、積極、正面、領導」這類的形容詞連在一起。

後來經由專管中心轉介，我們成為治療師與個案的關係。相處之後我覺得挺慚愧的，當時只憑著網路上的形象就把他框架了，忘了他也是傷者，也會痛、會困惑、有壓力甚至憤怒——對他的身體。「這疤痕一直很猖狂，氣死了！」他生氣的戳著腳踝的厚疤，我愣了一下，原來他對疤痕是憤怒的。

「你對它生氣，疤痕會知道，會發炎得更厲害。你要安撫它，疤痕是爲了保護你而長出來的，它很努力。」我邊摸著疤痕邊說。後來他告訴我，試著改變心境跟疤痕說話，在經過一連串重建手術、復健、運動後，疤痕似乎眞的變乖了，從厚疤轉爲成熟的疤痕了。

苑玲說：「從害怕、憤怒的對待自己的疤，到認知疤痕是在保護自己，接著慢慢接受疤痕是自己的一部分。」他也說，不知道什麼時候可以愛上它，就像受傷前那樣自然的愛著自己的身體。

容易被忽略的漫長復健路

在八仙事件的八個月後，我離開培育我十年的三總，某部分原因是八仙事件讓我重新思考了物理治療執業環境的困境：健保不合理的給付制度及治療師人力長期被低估，物理治療師被迫淪爲儀器作業員，於是我選擇了自行開業。

物理治療通常被放在復健科部，重要性很容易被忽略。大家對於緊急狀況、開刀、傷口這類急性狀況會自然的有所警戒，殊不知復健的路更加漫長，其過程的折磨堪稱地獄，對中風病患、骨折、開刀等個案是，對燒燙傷的個案更是！在復健過程中身心遭受的壓力與折磨只能自己承受，也唯有靠自己，才能慢慢從復健的地獄中爬回人間。

我雖然僅治療過二十位八仙個案，但每一位都有不同的故事，深深刻畫在我心裡，看起來像是我在復健中柔軟了他們的疤痕，其實是他們堅強了我的心，以及繼續堅持在物理治療崗位的信念。希望八仙事件所付出的社會代價，能讓政府單位及大眾更重視公共安全、緊急醫療調配、復健醫療困境、整體醫護人力不足等問題，三年過去了，期望我們能更好。

焚焰下的眞實、善意與美麗

臺大醫院社工師／黃佳琦

六二七這夜，粉塵放肆暴燃，誌記了全臺灣最嚴重的公安事故，也重啓我們對公共安全議題的正視，及對燒燙傷的認識與學習。藉由《結痂週記》，透過記者的視角理解傷友經歷過的艱難時刻。每一篇生活故事的紀實，訴說著傷友不凡的生命階段與樣貌；每道疤痕與皮膚皺摺的背後，勾勒的是生存的辛苦軌跡。燒燙傷跟摔車、跌倒的疤痕形式或有不同，但這些雜枝叢生紛竄的傷疤與刺骨疼痛，著實生硬的刻畫臺灣重大公安事件裡難以抹滅的紀錄，盼能喚醒政府機關及社會大眾對公共安全的危機意識，預防將來不再發生類似事件，方能更彰顯傷疤存在的意義。

顏面平權，來自理解

每個人的生命、生活與社會是連動的，燒傷者亦不例外。臨床工作上可以看到燒傷者的復原歷程，而大眾也需要一起學習認識燒燙傷，更意識到即使顏面、肢體的皮膚不平整，也應該被平等對待。

在慣性思維裡，當我們在看待一件事情時，通常會以自己未經驗證的內在原始假設來套入事件，而當有人和其他多數人不一樣，就習於把他認定為「不正常」。我想大部分人無意傷人，但若是缺乏廣闊的視角與持續的反思，就會不自覺的傳達出歧視、不接納、不尊重，甚至汙名化的意味。燒傷者不是異類，正如每個人的外觀跟長相都獨一無二、與眾不同，需要尊重各種不同的存在，接受多元的可能性。

尊重，來自於理解。透過《結痂週記》擴增了社會大眾認識傷友的機會，解構既有的刻板印象。八仙事件即將滿三年，那熊熊烈火燒去了傷友原本的人生計畫，好似突然加入生死決鬥營，脫離原本的軌道，必須停格在無止盡的手術、換藥的撕扯，清創、擴皮的辛苦以及復健的劇痛等關卡輪迴。即使難以承受，也只能硬著頭皮面對苦戰，因爲逃跑的代價可能更巨大。如依欣爸爸所說：「那種痛除了他們，沒有人能爲他們分擔。」而這一切努力都是爲了能走回原本的生活。恰如芷淩的心境：受了傷後，才明白原本的普通生活是多麼幸運！

社會也能給予傷友勇氣

重生的每一步沒有退路，即使舉步維艱，也只能按部就班、循序漸進。在事件中，受到考驗的不僅傷友，還包含了他們的家庭、學校、職場，甚至整個社會。親友陪伴的力量讓他們在困頓煎熬中支撐下來，長出接受考驗的氣力；社會的友善也能減輕他們回歸日常生活的阻礙，琢磨出傷友重新踏入人群的勇氣，即便是在購物、搭捷運的某個不經意善待的情境氛圍裡。深刻理解傷友需要克服皮膚受創帶來的身體不適、疤痕照料、外在形象修復、內在心像調適與惶惴意外的陰影等層層挑戰，或許社會展現多一點體貼，或能少去恐懼，帶來溫暖，在他們調息過後能顯平靜自在。

身體的傷，需要時間復原；心理的傷，需要灌注更多陪伴與關懷來療癒。如何與傷疤共存是傷友要持續面對的生命課題，沒有時程和進度表，況且，燒傷者不必然需要向社會交代受過的苦與痛，但若透過一次又一次的述說，能夠讓大家更認識、了解這些不平凡的面向與經歷，就深具意義！我們始終相信傷友會在困境中撐起自己的世界，我們需要注入的是理解、鼓勵、支持、陪伴、是人與人互動的尊重、是在各個場域也擁有平等的機會，包括就學、就業與生活，而不是同情、憐憫、給予。這樣的傷友復原歷程與友善社會共構的節點，雖不能寫在履歷上，但絕對是生命中扎扎實實的淬鍊。

不讓傷痕阻止自己開展人生

《結痂週記》在採訪經歷火劫的八仙傷友之餘，也採訪了二〇〇〇年荷蘭福倫丹大火[1]的倖存者，從他們身上看見浩劫歸來的重生力量、見證生命的韌性與復原力。對傷友而言，傷疤是另一種「能夠活著」的證明，每一個疤痕都變成生命印記，烙印在身體、生活、社會裡，但值得省思的是，這樣的生命印記不應該成爲生活的禁忌，也不應該變成被限縮的理由，反而更應該學習如何與生命印記和平共存，去發掘更多屬於自己的潛能與可能性。

縱然生命毫無選擇的被改變、扭轉了，原本可以做的可能已經無法再做，而有些不曾想做的則

1 二〇〇〇年，荷蘭福倫丹（Volendam）小鎮上的一家小酒館，因幾支為跨年夜助興的仙女棒引發大火，火勢沿酒館天花板的聖誕裝飾快速延燒，裝飾崩落在數百位年輕男女身上，造成十四人死亡、二百四十一人受到二至三級嚴重灼傷。

需要嘗試去重新開展、延伸。如同福倫丹倖存者勒內・托爾（Rene Tol）所說，他要更用力的享受人生，不想因爲自己沒做什麼事而後悔，不讓身上的燒傷印記阻止自己完成這些人生清單，成爲絆腳石，而是更積極去實踐生命渴望的動章，探尋不同的風景。

這麼多傷亡的靈魂喚醒，若能促使政府與大眾正視公共安全議題、重新審視現有管理規範、汲取「悔不當初」的教訓，則不可不謂學習的代價確實太大！但願在動用這麼多的個人、家庭、社會資源後，能夠避免類似事件再發生，同時也能創造一個滋養的社會環境與氛圍，讓傷友不再因爲他人的眼神、竊竊私語或輿論而再次受傷。不容諱言的，這等用傷口、疼痛與苦楚建造起的社會橋樑，需要用更多的愛、理解與關懷來填補，而我們也殷切期盼傷友，「永遠不要捨棄靈魂中那個心高氣傲的英雄」。

從八仙事件思考社會可以進行的改變

——業者、民衆與公部門的災害應變意識

奧克拉荷馬州立大學消防暨災害管理學助理教授／張賢龢

過時的災害管理思維

災害的發生曾被視爲上天的懲罰，因爲人類犯了過錯，而需遭受意外事件的打擊。時至今日，許多人還是以「犯錯才會受罰」的角度來討論各種災害，缺乏人本的同理關懷，因此在八仙事件過後，常見到「如果當時如何如何就好了」，「如果當初不要去現場就沒事了」的評論。這樣的評論反應出過時的災害管理思維，一來過度簡化了災害與公安事件的成因，忽略了應變以外的其他階段；二來，誤以爲參與活動的個人、各級政府或主辦單位對於意外事件無從預防，進而過度聚焦在現場應變人員與受害者身上，放大了他們的責任，從而將他們當成究責對象，卻忽視了社會上的沉痾，錯過了改革的契機。

從四個方面思考減災規畫

當代災害管理學強調從減災規畫、整備訓練、災害應變與復原重建四個階段共同著手，利用不同階段的政策與做法，從源頭減低災害發生的機率，減緩災害發生的衝擊，並加速災後的復原。

以八仙事件來說，減災規畫的手段包含：

一、活動籌備階段：強制業者投保，確保每位參加者若不幸發生意外，有足夠金額完成後續醫療與重建過程。

二、整備訓練階段：納入現場醫療站與鄰近單位，如消防、警察與衛生局等單位的共同演練，使相關人員熟悉現場環境，以縮短意外發生後的應變時間。

三、應變階段：強化各項災害之間的共通應變需求，如建立起統一的指揮與應變體系，還需要滿足不同災害間的個別應變需求，如調度其他縣市的救護車輛，以迅速將現場傷患送醫。

四、災後復原階段：考量每位傷者的復原需求與相對應的社會問題，如在花東地區成立燒燙傷重建中心的人力不足與資源缺乏問題，並加以規畫完善，以減低下次災害的衝擊。

以上所提的四階段政策規畫與防災策略，在在都需要以全階段災害管理（all-phases disaster management）的觀點加以推動，用整體社會的角度重新審視。

現行制度缺乏「以人為本」精神

《結痂週記》跳脫大眾耳熟能詳、針對這場事件應變過程的討論，從八個人的八仙災後復原過程，回頭檢視我國現行制度中一向缺乏的「以人爲本」精神。從這些人的故事中，得以了解公安事件不可僅由「個人愛玩，咎由自取」的成因搪塞，而需要思考社會如何減低這類事件發生的頻率，或減輕類似意外帶來的衝擊。

災害應變不僅是「趕快把人送到醫院」這般簡單，更需要重新思考醫療院所的設置地點以及醫護資源的分配，甚至對這類大量燒傷病患的緊急處置措施。最重要的是，政府與社會需重新檢視過去管理災害的方法，是否僅在應付「可預見的風險」上，例如辦理各項基於預設前提下的災害演習，以及制定各種防救災標準作業程序等，而缺乏針對意外事件的應變對策。

讓災害應變不用砍掉重練

八仙事件發生至今滿三週年，近五百位年輕人在這場彩色派對中失去了斑斕未來，回頭檢視這場災害，除了強化各項剛性（Anticipation）的管理策略，加強法律規範，提升安全標準，增加軟硬體投資等，政府與社會更應思考怎樣強化韌性（Resilience）的風險管理策略，業者、民眾與公部門均需共同分擔風險，提升民眾的防災意識，以及檢討災害管理的做法與災後復原的相關機制，注重在如果無法徹底避免意外事件，怎樣讓參與其中的人受到較小的衝擊，並得以更快的從中復原。

「前事不忘，後事之師」，我國目前最缺乏的不是花俏先進的救災器材與硬體設備，而是實事求是、仔細檢討與改進過往災例的態度與能力。因此澎湖復興空難的災害應變人員應該馳援臺北復興空難現場；負責高雄氣爆大量傷病患後送的救護人員需傳承經驗予八仙事件的現場作業人員，讓整體國家的災害應變做法與災害管理制度不用一直砍掉重練，災害應變系統毋須重新開機，每當歷經災害時，都得載入不同的現場作業模式，因而總是反覆面臨相似的應變困難。

在大眾已經逐漸淡忘這場公安意外的當下，聽聽這八個人在八仙事件後的努力、掙扎與奮鬥，想想在現行社會制度下的我們可以進行的改變，如此方不辜負這場公安事件所帶來的慘痛代價。

平凡的勇者

——八仙事件的災害不對稱性

交通大學土木工程系副教授／單信瑜

在經濟學上存在會影響市場經濟的「不對稱資訊」，軍事上有「不對稱作戰」，而在我眼中，八仙事件是一場「不對稱災害」。

八仙事件是一場「不對稱災害」

通常災害造成的傷亡、經濟損失與社會影響，一定是與災害的規模或社會的脆弱度直接相關，規模愈大的地震發生在社經發展較落後、脆弱度較高的區域，傷亡、經濟損失與社會影響一定愈大，而人為的影響卻會造成災害的不對稱性，二〇一六年二月六日，美濃地震規模六．六，在臺南市永康區震度五級，其實並不算大，卻造成維冠金龍大樓一百一十五人死亡，相較於規模七．三的九二一地震，死亡人數比例明顯過高，原因就在「人為因素」。

八仙事件說不上是一場事先預知高風險的災害，參加人數遠不及臺北市每年在信義區辦的跨年活動或各縣市的元宵燈會，單純的彩色玉米粉活動，風險遠不如鹽水蜂炮、炸寒單或大甲媽祖遶境，甚至於泳渡金廈或日月潭。換言之，在事前來說，八仙事件的玉米粉燃燒屬於「未知風險」，也就是即使在事件發生前，臺灣已經有了更完整的「大型群聚活動管理規範」和嚴格的審查規定，因爲無法預見玉米粉會因爲竄入電腦燈縫隙起火，所以除了現場的火源管制和應變訓練，並不會禁止活動辦理，也不會對八仙水上樂園內部不利救護車進出的事實提出因應對策。

沒想到玉米粉突然起火，造成十五人死亡，四百八十四人受傷，其中有十位手腳缺損截肢、三位腦損傷、三十七人燒燙傷面積達八十％以上。四百多位傷者的燒傷比一般天然災害或意外事件造成的骨折、擦傷等外傷更難醫治，在生理上也很難復原，使外表留下終生印記。小小一場派對，細微的玉米粉，卻造成比二〇一八年二月六日的花蓮地震更嚴重的傷亡，這就是這場災害的「不對稱性」。八仙事件是「災害不確定性」最顯著的例證，也是大型群聚活動應事先有更周密的風險評估，降低「未知風險」存在的可能性最重要的依據。

傷者與家屬，都是平凡的勇者

《結痂週記》中八位在事件中受傷的青年，只是凡人。若不是因八仙事件，他們可能比許多青年還要平凡：沒有顯赫家世、沒有傲人學歷、沒有非凡經歷，但在這一天，這群平凡青年的人生發生巨變。存活下來的傷者無論傷勢輕重，面對自己殘破的身體，被命運逼得變成不平凡。但這沒什麼値得欣喜，因爲沒有人希望用生命當賭注去換取這樣的人生經歷，也不願意用身體的傷殘和漫長的復原歷程去獲得智慧與勇氣。

而這一群曾被許多民眾誤以爲是玩咖的平凡青年，從自己的內在，也從爲照顧他們而放下工作的父母身上，找到面對人生勇敢活下去，面對一次又一次開刀、一天又一天復健、對一雙又一雙看著他們的壓力衣或傷疤或不順暢肢體動作的眼睛。平凡青年，一點也不平凡。

而這些青年的父母同樣一點也不平凡。我在演講時常提到八仙事件在風險管理上的意義（沒有被辨識出來的風險）、公共安全管理的缺口，也會提到我的大女兒和書中傷友簡苑玲同年，如果他說要去參加這個派對，我一定答應讓他去。畢竟在我的認知中，即使知道玉米粉塵具有可燃性，也無法預期會發生這麼嚴重的意外。如果我的女兒一樣被火紋身，除了不知道他是否能夠堅強的與死神對抗，忍耐痛苦的開刀、復健過程，更無法想像我是否有勇氣離開工作崗位，全心全意、日復一日的看著他的痛苦，爲他細心換藥。

以生命經驗做教材，不該淡忘

書中的傷友林祺育說：「Selina說，受傷就像人生按了『暫停鍵』；跟我一起經歷的朋友則說：『我還以爲這次要按下『結束鍵』了呢！』」羅雁婷更提到他的朋友傷後因皮膚無法擴張，將永遠失去生育能力──心理上的創傷絕對比生理上的疼痛巨大。面對漫長的醫療與復健過程，尙不知道民眾捐助的善款能夠幫忙他們走到哪一天。人生才剛開始的他們，對愛情和家庭的想像，對事業懷抱的夢想，都需要更多力氣去面對。

希望讀者不只去看他們親身敘述這一路走來的曲折，或他們的身體在復原過程中遭受的痛苦。更希望大家去記得他們的名字，記得還有四百九十一位和他們一樣的平凡青年，都經歷了這場事件。因爲我們如何看待這場意外、如何看待這些年輕人，將決定未來臺灣發生類似大型群聚活動意外的風險。聖嚴法師在九二一地震後的開示，大意是說在大災難中受苦受難的都是菩薩的化身，他們用自己寶貴的生命當教材，向人們示現這世界由於人心的貪婪、無知，卻帶給人類無窮無盡的災難。

八仙事件是我們共同造的共業，而他們就在這共業中變成我們的代表。用他們的身體、生命做教材，讓社會大眾從中得到教訓。如果我們在災難過後仍然沒有警覺心，觀念不改變、行爲不改變，那就對不起那些以自身做爲教材來教導我們的老師！我們不只要記得他們經歷的一切，更需要提高自身的風險意識和迴避危險的能力；同時也要以公民的身分，持續監督政府做好公共安全管理，才不愧對這些代替我們受苦受難的平凡青年。

結痂週記

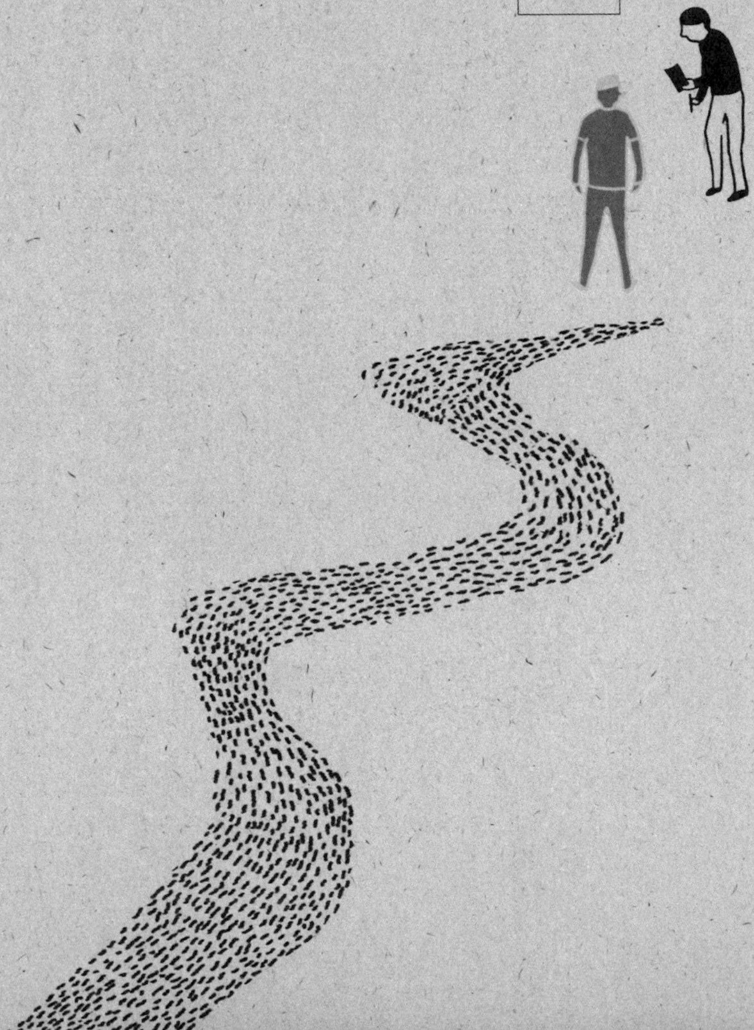

我想撕掉負面標籤

—簡苑玲—

採訪／黃奕瀠

不要同情我

簡苑玲有張漂亮臉蛋，這也是他在網路上留給我的第一印象。因籌備《結痂週記》，透過人脈牽線，我們早早在網路上打了照面，其大頭貼之美麗、話語的簡潔明亮，讓我錯以爲他只是位熱心社工或志工，對八仙事件傷患的遭遇憤憤不平，於是相挺。直到確定由我追蹤、採訪簡苑玲，才赫然發現他就是那近五百名傷患中的其中一人——燒燙傷面積達七十五％，已從鬼門關走一趟回來的見證者。

我必須承認，其實自己並不知道該以什麼樣的態度、語言，來面對一個身心都受傷的人，並號稱「陪伴」他們走過這半年，書寫他們半年。

簡苑玲有十分堅強的意志，我確實被他離開加護病房後，撐著虛弱身體，透過兩根手指敲打鍵盤，寫下一則又一則文長又眞誠的傷後日記所打動；他甚至不吝展示被火烙印、紅腫不成形的身體，讓復健這事成爲搞笑的趣味；他還寫下四千字長文，向不了解他們的世人細訴那晚的情況；他不認命，也不認輸。我疑惑，如此明亮無懼的女孩，多任何一點文字詮釋或談論彷彿都是種僭越，任何一段文字想要解釋他都是種高攀。我沒有自信比他們勇敢，能理解他們的痛苦。

聖誕節過後，我們與簡苑玲相約見面，即使因爲治療而水腫，還有必須大量吃蛋白質而增胖，他看來沒什麼不一樣。「我很幸運，沒有傷到臉，也沒有截肢。」他拉起襯衫袖口，「如果沒看到壓力衣，外表看起來跟一般人沒什麼不一樣。」

但還是不一樣。我們擠湊在火鍋前，厚外套掛在椅子上，簡苑玲穿著一件單薄的黃襯衫走進來，又爲了接一通電話到外頭站了好久。

「他不會冷?」我們好奇。

「他的神經燒壞了。」陪簡苑玲赴會的大姐淡淡解釋,他三妹失去了外在的知覺,只剩下痛覺。

人們往往會同情、可憐這樣的「殘障者」,試著想幫助他們,反而帶給當事人痛苦,「他們不知道,只要一碰我,我就會很痛。」簡苑玲語氣跟網路上一樣簡單明快:「我不想要同情,也不要聽到加油。如果不知道怎麼面對我們,就什麼都不要做。」

簡苑玲意志堅強,斷然拒絕他人不同的眼光與對待。走出餐廳,準備過馬路,性急的我走在最前方引路,簡苑玲一跛一跛快速跟上,他復健中的膝蓋呈現彎曲狀,無法直起,快走顯得吃力,但他不管,急急往前,不想落後。大姐小跑步跟上,沒有阻止也沒有說話。

「你不痛嗎?」我差點伸出手扶他。

「我痛,現在我的腳後方就在神經抽痛。」因爲長神經或其他原因,簡苑玲的身體各處時常傳來痛楚,他意識到,面對它,也承認它。

但再怎麼痛他都不想落後,只能前進。

我的傷口等待復原

「人們總說時間會治癒一切,但我的傷口還沒復原。」簡苑玲在FB上分享了英國歌手愛黛兒(Adele)的歌曲〈Hello〉,藉著音樂輕輕表述自己的心情。

就讀臺灣大學心理研究所的簡苑玲沒有想到，二〇一五年夏天，在課業與打工的繁瑣生活中難得的一次玩樂放縱，換來的是遭受嚴重火吻。

那個晚上，他與數次邀約的朋友們同行，到八仙樂園過週末。夜越來越深，原本打著水上排球的大夥兒來到表演舞臺區看熱鬧，其中一名女同學遇到搭訕，幾個朋友爲了協助他擺脫糾纏，直往舞臺前方去，約在第三、四排的位置時，甩開了麻煩。

「啊，終於。」穿著短褲和比基尼上衣的簡苑玲鬆了口氣。

正想爬出舞池，盥洗一番，卻突感到身體發熱、疼痛，眼前除了黃暈什麼都看不到。他愣了一會兒，以爲是製作單位在噴射火焰的特效，此時，尖叫聲四起，他才明白身處火海之中。「爲什麼有火？」腦子冒出問題的同時，他也跟著急急逃離現場。擁擠人群中，他摔了一跤，「我要爬起來，不爬起來我就死在這裡了。」他在心裡大聲叫自己站起來。

努力站起來後，他拚命往坡上跑，一心要衝到泳池。幼時曾被熱水燙傷，「沖脫泡蓋送」的口訣烙印在心，直覺就是要沖水。他一路跑，喊著：「我需要水，請問有人有水嗎？拜託！」原本穿著的夾腳拖已經不見，光腳奔跑的他，只覺雙腳皮開肉綻，卻不能停止，「我需要水。」

經過沖水區時，他詢問對方能否給些水？「我也燒傷了。」

簡苑玲不好意思和他爭奪微薄的水，繼續往前跑，轉往舞池後方、原本打水上排球的水區。「我燒傷了，我需要水，我要跳下去，可是我不會游泳，可以給我泳圈嗎？拜託！」他對著泳池裡玩水的人大喊，那些人完全不知道發生什麼事，只覺得有趣，大笑出聲。簡苑玲十分委屈。他又痛、又熱、手腳像要裂開一般，渴求水來降溫，卻無人搭理，只好哭喊：「拜託，舞臺起火了，真的！」這時大家才反應過來，叫他跳下去，他們會接住他。

簡苑玲跳下去後，立刻有人拿泳圈過來，將他往淺水區挪動。儘管水舒緩了他的灼熱感，但髒水也刺痛他的傷口，疼痛不已。一旁未受傷的男生看到了，立刻將他抱到泳池旁、放在泳圈裡。

「能不能再讓我泡一下水？」他仍需要水，一旁有人立刻阻止：「不要再下去了，水很髒會感染。」

他只能等，等著救護車到，等著有人治療他的傷口，等著一切回到原本的樣子。

這是地獄

受傷後的第一百九十四天，簡苑玲與當初送他到醫院的ＥＭＴ[2]見面。這位大男孩一直記得這位受傷的女孩。

兩人都記得那個晚上的混亂。事件發生後兩小時，這位ＥＭＴ跟救護車抵達現場，只是車子進不去，他只好在外頭排隊待命，直等到十一點半才輪到他們。就在這位ＥＭＴ等候的期間，躺在泳池旁空地的簡苑玲隱約聽到救護車的聲音，也聽到有人嚴重昏迷的消息，但現場嘈嚷紛亂，他只能在自己時而痛到發抖，時而冷到發抖之間掙扎，呼吸漸漸急促而困難。

逃難時，人群衝散了他與朋友，孤獨無助的他聽見一個女孩輕聲問他是否需要幫忙？「可以打電

2 緊急救護技術員（Emergency Medical Technician）。

話給我媽媽，跟他報平安嗎？」事件發生後四十五分鐘，各大媒體已插播快訊報導，簡苑玲撥通電話：「媽，我是苑玲，我在八仙，八仙爆炸，我剛從裡面爬出來全身著火，但我很平安。」他仍不想讓母親擔心。簡媽媽原本不相信，轉開電視，才從新聞中確認嚴重性。

四周都在哀號，有喊痛，有喊著要水，簡苑玲旁邊的一個男孩大哭大喊，他不禁跟著害怕起來。此時，同行但未受傷的友人也找到了他。「苑玲，我保證你沒事，你很好，你的臉沒事。」朋友安慰他，並說還得再繼續尋覓其他朋友。

簡苑玲在認識的人面前，終能放心求助：「我現在不能呼吸了。」他的呼吸十分急促，其他人趕緊將他的呼吸穩住。此時僅有兩輛救護車到達，許多傷患都跟他一樣無助等待。但救護車根本進不來，於是幾個人又幫忙將簡苑玲連同泳圈抬起來，到外頭廣場等。

到了廣場，簡苑玲才真正發覺事態嚴重，傷患如此多，每個人都在發抖，哀號，忍耐和等待。「簡直是地獄。」事後他在FB寫下這些細節，直說那是人間煉獄，哭喊、安撫聲都有，相當吵雜。「陸續有人來詢問要不要灑水、要不要喝水。我記得我哭著跟他說：我不知道要不要再灑水，因爲不灑會痛、灑了也會痛啊。」

隨著傷患一一被送上救護車，其他傷患也得慢慢往門口移動，簡苑玲在這期間被搬動了兩次，約莫十一點四十分，他快失去力氣時，一個男生跑來跟他說話：「你好，我叫Jason，你叫什麼名字？你不要睡著喔！我保證你快要上救護車了！」這是最後一次搬動，他被送上推車往外拉，只覺四周都是救護車的聲音。

原本要上車了，卻突然被插隊，Jason連忙對他說：「不要怕，你已經很近了，我保證我陪你上救護車，你一定是下一個。」他上車後，央求EMT借他電話，告知焦急北上的母親，他正往萬芳醫院途中。「一上救護車，他們就問送哪兒，誰也不知道該送哪，當時不知道誰提到萬芳醫院，就決定往那裡送。」

「救護車上非常安靜。」簡苑玲回憶，一上車，EMT替他蓋上被子、戴上氧氣罩。或許確知自己有救，放心了，簡苑玲呼吸變得淺而慢，幾乎要睡著，男孩便不停跟他說話，讓他保持清醒，怕他睡著後失溫休克。就這麼一路到了醫院，簡苑玲還有意識。

因著這個緣分，簡苑玲與這位EMT還有聯絡，見面這天，男孩帶著護理師女友來和簡苑玲見面，向他解釋了許多火場知識。自從受傷以來，簡苑玲便非常積極了解爆炸、火災等知識與救護逃難狀況，不時在網路上分享給其他人。簡苑玲也在FB上感嘆，希望大家可以鼓勵、感謝當天所有的消防救護人員。

聽取簡報的朱立倫

選舉日越近，看著新北市長朱立倫若無其事的競選總統，簡苑玲便越無法釋懷：沒有人想起八仙事件，沒有人向他問責，沒有人願意從頭檢視公共安全，沒有人還原眞相。在選舉沸騰中，在那些夸夸其談中，一個不過半年前的問題在選戰中顯得毫無痕跡。

他們被遺忘了，自己卻不能忘。簡苑玲鉅細靡遺寫下那晚發生的事，成爲一切的證明，包含那晚廣場上那些他清楚記得的臉孔與聲音，那些恐懼、傷心。

現場很吵雜，只見一人拿著小麥克風喊：「所有人，注意我。」他的聲音埋沒在嘈嚷中，必須重覆許多次，直到現場所有人加入並跟著大喊。他試著掌控全場：「沒事的，請蹲下。」同樣重複多次後，現場才逐漸被控制住，聽他指揮傷患以外的人力，此時才獲得組織調動：壯丁負責抬人、有人負責驗傷、有人負責蓋紗布、有人負責餵水、有人負責安撫、有人負責和傷患聊天。「保持清醒」成爲現場守則，因爲若睡著就可能醒不過來。簡苑玲在心裡對自己說：必須要撐住，不能死。他不願別人爲他傷心。

「我完全不敢看我的腳掌，因爲已經裂開裂開再裂開，體無完膚。」簡苑玲清楚記得自己右手小指的皮完全掀開，露出紅色的肉。他請人幫忙放些冰塊在褲子上降溫，此時，有個人來照他的瞳孔，替他掛了黃牌，只聽到那個人說：「這個意識清楚，可以等。」

這段期間，有人幫他把爛掉的雙腳蓋上紗布。周遭漸漸空了，還是有人不時拿著手電筒照他的瞳孔，來回約七、八次，仍是那句話：「他還可以等。」

「我什麼時候可以上救護車呢?」他忍不住問自己。他又繼續被挪位置，這時，他看到朱立倫來到現場聽取報告，好多醫護人員在眼前走來走去。政府官員和醫護人員都來了，爲什麼他還沒有獲救的感覺。

簡苑玲已經不發抖了，傷口也痛到麻痺，他知道自己四肢、腹背都受了傷，而他孤獨的躺在泳圈裡，時間停了下來，周遭安靜了下來，他的呼吸也慢了下來。他又被搬動一次，來到大道旁，很多樹，很多慈濟志工，很多軍人，很多推車，在這些光影間，他只覺得恍恍惚惚，就快睡著。

但他沒有睡著。他終於到了醫院。但朱立倫呢？那個在現場聽取簡報的朱立倫後來做了什麼呢？

二十一天之後，他才知道，他什麼都沒有做。

你知道小豬要怎麼做CPR嗎？

因爲受傷，原本兼兩份工的簡苑玲再也無法工作。

他一直以來都很獨立自主，簡媽媽蔡睖誼對他很放心：「苑玲讀書靠獎學金，生活費都自己賺。」簡家有六個小孩，儘管簡家夫妻都有工作，但要養育這麼多孩子難免吃力，孩子們理解父母的愛與難處，很小就懂事獨立，或是掙獎學金讀書，或是打工賺錢，想辦法分擔家裡的壓力。簡苑玲便是拿獎學金升學的孩子。

從小學開始，他就到麵包店、食品廠打工，印象最深的是養豬場的工作。「你知道要怎麼幫小豬做CPR嗎？」簡苑玲興致勃勃的問，隨後用雙手做出捧碗狀，前後開闔：「就是這樣。」豬仔很小，捧在手心裡輕輕按壓，就是簡單的CPR。

「我常看到小豬生出來身上還帶薄膜的樣子，我們就要剝開它。」簡苑玲說起來活靈活現：母豬一胎生很多隻，有時會生到大便堆裡。

但即使再努力、再認眞、再孝順，都無法解決經濟問題，在簡苑玲成長過程中，家裡出現幾次難題，對於家裡變化格外敏感，加上青春期難解的心理問題，讓他產生走心理學研究的念頭。拚命讀書後，從成大心理一路讀到臺大心理所，一邊朝自己志向邁進，一邊繼續打工。讀書、打工占據了他絕大部分生活，他卻沒有長成孤立的樣子，關心社會、維持人際關係，也不忘關心家人。

這麼一個被社會認定的好學生，卻在八仙事件後被世人看作跑趴、愛玩之人——「你們活該。」他從加護病房清醒後，從姐姐那邊得知此事，不能理解也無法接受，遂暗暗立誓：「總有一天，我要把這標籤從我們身上撕下來。」

只是恐怕，這沒有像幫小豬做ＣＰＲ那樣簡單。

無法假裝看不見

簡媽媽接到女兒從八仙打來的報平安電話時，以爲是詐騙電話，直到聽簡爸爸說：「剛剛電視新聞跑馬燈說，八仙樂園爆炸。」簡媽媽才知女兒眞的出事，連忙回撥，叮嚀了簡苑玲幾句，便急忙收拾北上。

但在簡苑玲記憶裡，媽媽說的第一句話是：「你在幹什麼?!」語氣急促帶著責備。簡媽媽無法理解，爲什麼一個水上樂園會發生火災爆炸？爲什麼他的女兒這個晚上到那裡去？

在這不久前，回到雲林的簡苑玲才報告自己的行程，說週末要打工、家教，接著還有許多事要做，陪同阿公阿嬤環島的計畫也沒有停，從未提到要去八仙。

簡苑玲的二姐安撫母親，接下開車的責任。在高速公路上的香山附近接到ＥＭＴ從救護車上打來的電話，聽到簡苑玲因安心而帶點喜悅的語氣，還有虛弱的氣息，簡媽媽不禁哭了出來，他讓二女兒講電話，自己則摀住嘴，不讓簡苑玲聽到哭泣聲。之後，他也未曾在女兒面前露出任何傷心的表情。

這個晚上，簡家母女在我面前回憶這段，簡苑玲因不舒服發癢抓自己，而簡媽媽一臉認真訴說，偶爾母女倆會鬥嘴、補充對方的敘事，感情融洽。說到傷心時，簡媽媽眼眶泛紅，壓抑哭意，簡苑玲則低下頭繼續抓癢，假裝沒看見。

我也假裝沒看見。

黑夜中，很多東西我們都看不見，對這對母女來說，每一天都無法假裝六二七那個黑夜是看不見的。他們還在拼湊自己的疑問，以及自己的記憶，拼出來後，也不一定能被看見。

或許真的有什麼被改變了

六月二十七日那天，正準備遠赴挪威交換的Tijn原要和簡苑玲回母校成功大學探訪師長，不料災難降臨，計畫中止。

驚惶無措的Tijn先是傳訊給簡苑玲的姐姐，再邊看新聞進度，邊蒐集各種燒燙傷資料。「當時看到新聞報導一個燒燙傷患者，把過去的照片都撕掉，他花了很多年才願意再次上鏡頭，總害怕被人們評價，也擔心不被社會接納。」心理學專業的Tijn了解傷者必須面對的各種生理、心理煎熬，「身體雖不能回到過去那般，但經過復健總會逐漸恢復功能，可心理問題是最難解的。」他感覺到，不論簡苑玲生或死，從此或多或少都會產生改變。

Tijn大一就認識簡苑玲，他心中的苑玲是個有正義感又獨立的女孩，鮮少尋求他人幫助，常常攬下吃力不討好的工作。他知道簡苑玲的成長過程，清楚他努力實現目標，考上臺大研究所到今日的種種艱辛，不免難過起來。

半個月後，總算見到離開加護病房的好友，Tijn很高興，卻也心情複雜，他發現原本個性直率敢言、無所畏懼的簡苑玲，此時不太能直視他們的眼睛，或許眞的有什麼被改變了。

「他其實相當痛苦，卻不哭不鬧，應該是不想讓親友太擔心。」Tijn說。

堅強的簡苑玲不只不願在親友前示弱，甚至如過往一般想幫助別人。「我們剛到病房時，隔壁病床的媽媽提到他女兒很沮喪、很介意自己的傷痕。苑玲聽到後，立刻找紙筆寫信鼓勵他，一邊抖著手寫字，一邊聽探訪的朋友說話。」Tijn感慨：「謝謝你總願意在自己痛苦不堪時，還樂意帶給旁人力量、並同理對方。我相信你已經做了在那當下所能做的最大努力了。」

為了承諾

寒假開始，簡苑玲與母親一起飛到挪威找Tijn。這對傷後半年的簡苑玲恐怕是折磨，但他堅持出發——這不但是自己復健的目標考驗，也是未能履行承諾的彌補。

Tijn要到挪威實習，苑玲原本答應幫他整理行李、準備出國的事，卻因爲受傷都無法協助，十分自責，加上傷後各種無能爲力的挫折感，雖然外在樂觀開朗，心裡似乎較過往封閉許多，「他因爲自己什麼事都做不到，在我面前哭了出來。」

其實Tijn對這位好朋友也滿懷歉意。「雖然我在國外適應得很快，總還是有些困難很想跟他分享，但一想到他正面臨生理與心理上的痛苦，這些困擾就顯得無關緊要而說不出口。」

簡苑玲總是回應：「其實，你眞的不用在意你不在我身邊的事，這段時間你不在我身邊也好，這樣你就不會因爲看到我的情況而痛苦了。」簡苑玲決心回臺大完成課業，繼續寫論文的計畫，期望回到原本的生活步調。

年末，Tijn提及寒假想到威尼斯參加嘉年華，簡苑玲也想跟。Tijn不放心，他聽說機艙氣壓不同於平常，傷口很可能會裂開。簡苑玲只說沒問題，Tijn請他去問醫生與父母的意見，兩方都同意後，簡苑玲便開始訂機票，準備遠行。

Tijn苦勸他不必如此執著，但又了解簡苑玲的堅持，「他一直很介意他答應的事沒做到，以及對很多事的無能爲力。」Tijn認爲，簡苑玲不喜歡承諾的事做不到的感覺，所以想證明他可以做到，可以走到好友面前，陪他旅行。

「我以爲他復健狀況很好，其實不是這樣，他太勉強自己了。」看著來到面前的簡苑玲，才眞正了解半年的復原時間還太短，這趟旅行對他來說，眞的太吃力。

普通人走十分鐘的小坡，簡苑玲要花上一個小時，中間需要三次休息。「他走路十分鐘可能是我們站了一個小時的痠痛程度。」還有無時無刻的痛癢，體力也不及一般人的三分之一，都讓Tijn訝異且心疼，「他眞的太勉強了。」

但這終究是一次自我實踐，一次承諾的履行，一個給自己的挑戰，對堅強且有毅力的簡苑玲來說，這次能走那麼遠，那麼下次跨出去的步伐也不會短。

受不了無能為力的感覺

從羅馬返臺後，南臺灣發生地震，簡苑玲的親人是義消與特搜，早赴現場，他卻只能點看各種新聞與影像，痛恨自己的無能爲力。

簡苑玲也是走過災厄的人，「死裡逃生」的經驗讓他想得更多，一夕巨變後的傷痛，需要多麼長的時間才能稍微回復到平常的樣貌，情緒不斷翻湧而上。什麼都不能做的簡苑玲，春節假期不停在ＦＢ上分享災後心理跟創傷經驗的簡報檔。

我問：「心理學背景，對你這樣一個因災難受傷的人來說，有幫助嗎？」

「我可能比較會注意互動的狀況，我也知道不可以把自己的期待強壓在別人身上。雖然我們都希望別人快樂，但快樂只是種狀態。」

因爲心理專業背景，簡苑玲比其他同齡人與傷患更善於思考，表達也順暢流利。但有時我會懷疑他談的不是自己，而是他因別人的期待而顯露的另一個自己，沒有什麼情緒。他就像一個心理輔導老師娓娓談著自己受傷的學生一樣，十分理性，但很有距離。恐怕是因爲他受傷後承受太多期待，沒有機會整理自己——他不強加期待於他人，卻強加給自己。

簡苑玲就是因爲想知道如何幫助人，因此報考臺大心理所。「可是我不知道如何自救。」南臺大地震的新聞似乎又將他拉進情緒中，但他有自覺，意識到自己被捲進去了，於是走到超商捐款。「我實在是受不了坐在電視前無能爲力的感覺，至少這是我能做的。」他在成大度過四年時光，臺南算是另一個家。不只他，八仙傷患們彼此也串連要捐款，爲了回報。他也說：「是爲了回饋受傷時，社會給的愛心善款。」

但過年時，寺廟裡的火光、鞭炮、煙火都讓他感到害怕，他會的心理學還沒有辦法幫到自己，於是他轉向外部討論——不只他，八仙傷患與家屬難免都會比較新北市與臺南市政府面對災難的做法差異，而賴清德的表現，乃至於捐款、物資分配的透明，甚至救災聯絡的效率，都讓他們肯定，也生氣：「對於八仙，新北市政府的反應實在太糟了。」

只是，再談這些，已經沒有什麼用了。

繼續跟傷疤溫柔「對話」

嘉義的陽光很燦爛，苑玲與治療師相約這一天要量製新的壓力衣。我一走入陽光基金會雲嘉服務中心，就看見他坐在拿著紙筆與皮尺的治療師面前，乖乖測量。

我明白簡苑玲愛開玩笑是他不想氣氛低盪的貼心，這天幫簡苑玲量身的治療師很親切，兩人輕鬆愉快的一搭一唱，活像結識多年的好友

壓力衣，顧名思義是利用均勻的壓力控制疤痕增生，因此「量衣」的過程是一門很講究經驗的學問。治療師在簡苑玲裸露的手上貼滿定位膠帶，鼻頭快貼到疤痕上，拿著筆專注測量。

我怕干擾治療師的計算，在一旁小心的尋找適合切入的時間點發問。

「好了，現在可以回答問題了喔！」花好久才量完一根大拇指的治療師，終於抬起頭來微笑道。

由於患部燒燙傷的嚴重程度與復原狀況不一，應施予的壓力也不一樣，不是「緊」就可以。需長時間穿戴的壓力衣，過緊反而徒增不適感，還可能造成脆弱的患部瘀青、破皮，也影響血液循環。治療師邊按壓簡苑玲的傷疤邊回答，突然說：「不錯喔！這裡快熟了，你要繼續跟它『對話』喔，它才會理你……」好溫馨的說法，感覺是跟疤痕和平相處的溫柔態度。「你看這兒，疤痕像一層殼，硬硬的，紅腫充血，表示還有進步空間，等它熟需要時間。另外這邊，顏色變淡了，按了還是白白軟軟的，表示血管通了、不充血了，這就是熟了，也比較不會癢了。」治療師對苑玲疤痕的復原表示樂觀，他認為這跟簡苑玲個人體質有相當關係，值得慶幸。

量身過程花了整整一個上午，依然不夠，下午還得繼續奮鬥。

「剩大腿還沒量，他腿短短應該很快啦！」簡媽媽在一旁笑道。

問簡苑玲，量壓力衣是什麼感覺？他說：「第一次量很開心啊！表示我已經可以進入復健的下個階段了。這次沒有開不開心，很平靜。」

誠然。面對需要花費多年時間才能眞正成熟的疤痕，一件穿上半年至一年的壓力衣功成退役後，雖然重新裁製的新衣貼身包覆的範圍每一次都能有進展，但傷患與壓力衣朝夕相處的時間還很長，這件與傷痕奮鬥的戰袍也會是陪伴傷患最久的戰友。再過兩三週，簡苑玲就可以和新裁的壓力衣一起平靜的調整呼吸，繼續接力，朝還很遠的復健之路走下去。

簡媽媽開釋篇

回憶住院當時，簡媽媽說，苑玲在加護病房狀況不穩，到處求神拜佛，有武財神諭示，說苑玲的魂早已不在醫院，自己跑回家了。「他整個人像消了風的氣球，活死人一樣躺在那裡，我一點都不想幫他拍照，怕他將來看了會有不好的回憶。」

起伏不定的病況，抽血與各式檢查也找不出原因，由於簡家每年稻米收成後都會捐米給宗教團體，那時苑玲正值生命凶險的當口，於是媽媽建議爸爸這次就用苑玲的名字捐獻吧。回到病房，媽媽不禁對著冥冥說：「倘若祢是存在的，倘若祢是需要功德的，請到那邊去吧！不要再纏著苑玲了！」

他一直留在醫院陪伴在側，他說有媽媽坐鎮，苑玲才會比較穩定。

簡媽媽說，危急時曾有社工問他：「你知道燒傷面積七十%代表的意思嗎？」他字字鏗鏘的回答：「苑玲一定會跟我回家！我只接受這個答案！」

因為止痛藥的關係，初期苑玲一直昏昏沉沉，問話會回應，但全然沒有記憶。簡媽媽每天還是對苑玲耳提面命：「要抱持開朗心；在醫院會孤單，要好好品嘗這份寂寞；身體會很痛，也要細細品嘗這份疼痛。」如今苑玲對那段昏迷過程的記憶十分破碎，但媽媽要他堅強的這三件事，醒來他全都記得。

「不樂觀不行，不然人會走不出去。」簡媽媽說：「生命遭遇威脅，為什麼我還要他記得這份艱難的過程？事故已經發生，想讓它產生價值，就必須去細細體會，將來才能走出去與他人分享，幫助與自己同樣切身之痛的人。」

有簡媽媽在他背後旺盛厚實的生命鍛鍊，苑玲的心靈強壯，不是沒有原因。

逃避復健

初見簡苑玲那晚，他嘰嘰喳喳談著八仙訴訟，數落公部門不負責任還有各種荒謬情事，又聊到受害者家屬團體的問題，猶豫該不該扛下重任。不過當問他有沒有時間做復健時，簡苑玲卻哈哈帶過，又扯到別的話題。大家心中才明白，這個女孩不想復健。之後只要逮到機會，大家就會問他：「你復健了嗎？」就像是「呷飽沒」般的招呼語。他仍然每次都蒙混過去，沒有正面答案。

對燒燙傷患者來說，復健最重要，也最基本。復健頻率至少一週數次，每天數次也不爲過。《結痂週記》中好幾位傷友爲了盡快回復身體功能拚命復健，意志力堅強的簡苑玲卻始終逃避？他不打算「重建」自己了嗎？

「很複雜，我也不知道爲什麼，可能是沒有歸屬感，沒有動力。」

除了由臺大到新莊做復健的距離很遠，對行動遲緩的他來說，時間金錢成本都高，便有了惰性。更重要的或許是，八仙傷患多是一群本來就認識的朋友，相偕去玩，一起受傷，復健也一起。但簡苑玲獨自一人，與其他傷友年齡上有距離，於是在復健路上便顯孤獨。既然落單，遠遠走在後頭便像是不要緊。

簡苑玲知道復健很重要，但就是沒有動力，連在家自己做都不願意，「很痛啊！」簡苑玲的雙腿與右手都需要復健，從腳趾、膝蓋到大腿，右手肘至今無法伸直，必須靠時間、耐力與意志力，但復健相伴的疼痛，他無法忍受，特別是膝蓋後方的後疤和長了骨頭的右手。他想辦法拖延時間，能夠不跪就不跪。

偶爾去復健中心，簡苑玲會仗著老師無法應付這麼多傷患在旁邊打混，從簡單的做起，等要到困難且疼痛的步驟時，已經下課，該復健的地方沒有復健。「沒辦法，我眞的很害怕被扳直跟凹彎右手肘，上次痛到痛哭流涕。」他不喜歡在人前落淚，那很丟臉，所有人都聽到哭聲還要假裝不知道。他也不喜歡讓治療師因爲心軟凹不下手，於是逃避。只能逃避。

受傷初期，他一直想當好孩子，積極努力，總是鼓勵別人，常在ＦＢ上貼自己搞笑復健的照片。他希望別人不要擔心他，但他呈現樂觀努力的模樣，換來更多誇獎跟加油聲後，卻讓他更害怕，因爲他眞的做不到。

該怎麼辦呢？他還在徬徨。

我明白我沒有被放棄

像簡苑玲這樣的復健逃兵，陽光基金會都不放棄，不時鼓勵他們有空去走走。元宵節前夕，新北陽光重建中心呼喚他去參加活動、搓湯圓，他猶豫著，最後以回雲林的理由逃掉了。

但雲嘉地區的陽光也邀請簡苑玲參加活動，這下子他只能參加。本以爲只是簡單的同樂活動，沒料到突然被叫上臺接受表揚，不免感到慌亂。「沒想到逃避復健這麼久的我，也有被鼓勵的資格。」

他很羞愧，認爲自己不值得。

他得到的是「後勢看漲獎」，獎狀上寫著：其復健生活，熱心助人、勇往直前，行爲表現足堪嘉許……儘管他做的事暫時看不到成效，但在大家心中，他做的事確實是有意義的。「在我不知道的時候，或許我的一句話或某個行爲是可以鼓勵別人或給別人感動的。」

而他的逃避似乎也不應該被評論，他們對簡苑玲說：「休息或逃避雖然長期而言不是好事，但是能了解自己生理與心理的需求，是很珍貴的能力。請不要爲了自己的需求自責或羞愧。」

授獎讓沮喪許久的簡苑玲產生了力量，而「學長們」的分享，更讓他感到珍貴。簡苑玲看到學長們的傷部復原情況，知道他們也會痛，會癢，覺得很安心，「至少讓我心裡有底，知道幾年後我會變成怎樣，不再是那種茫然的感覺。其中一個燒傷四年的學長還是需要穿壓力衣，會不舒服，手上紅色疤痕轉成膚色，腿上植皮的地方是一格一格網目。」簡苑玲把褲子撩起來，比了比自己的腿：「就是這樣，我知道這個之後還是會這樣。」

心裡有底很重要，儘管好像沒什麼改變，但有些變化顯而易見。他體認到復原這條路很辛苦，但也能有一定程度的回報。

這些前輩們給他的不只是對未來的想像，還有「不再孤單」的溫暖。簡苑玲總在獨自承擔巨變與痛苦的孤獨感中，但這些同樣受了傷的人的分享讓他眞正明白，不只有他受傷，其他人也受傷了，他不該只是躲在自己的小世界裡悲傷或哀悼，應該走出來看看別人，鼓勵別人，也被別人鼓勵。

「我不會是最辛苦的，一切只是過程。」這句話讓簡苑玲產生往前的力量。

其中一個顏面與手都嚴重受傷的學長說：「想想孩子還有家人，你就撐得下去。」此時，他的太太凝視著他背影的眼神，也讓簡苑玲動容：「好美。」

他只想著許多人的期許，讓原本孤單以爲被拋棄的他，明白自己尚未被放棄。

清醒的進手術房

簡苑玲原本是個連感冒都很少的健康寶寶，八仙事件後，成了常跑醫院的「病號」，身上挨了不少刀。之前進出手術室沒有知覺亦無記憶，於是不緊張也不知痛，但這次爲了清除右手肘異位性骨增生，他清醒的進了手術室，感受到無影燈的光，室內的寒冷與麻醉科醫師透過手背上埋針輸入液體。

這個刀去年就決定要開了，簡苑玲初聽到骨科醫師診斷，其實有些害怕進手術房。「這是我的身體啊，怎麼會變成這樣？」

處理膝蓋厚疤的整形外科醫師對他解釋病情時，不忘在他身上到處比畫，「這邊可以挖掉，用背後的皮補。」這個可以如何那邊可以這樣云云，專業的口吻讓簡苑玲信任，卻又不停自問：「一定是我不夠努力吧？如果我認眞復健，是不是就不會這樣？」他自責又害怕，心想：眞的好痛，可不可以不要再做了。

拖延了整個寒假，確定開學第一週動手術，簡苑玲反而安心了，「住院這天就是做檢查，一關又一關，好像闖關遊戲。」他心情平靜，知道自己會餓很久，笑說要努力吃到禁食的最後一刻。原本說這次不要陪伴的父母，還是忍不住從雲林北上，陪他開刀。

事件發生那晚，簡苑玲的父母在他進加護病房後才看到他。「那時他全身插滿管子，根本就是活死人，我不敢相信這是我女兒。」簡媽媽說，他只能告訴自己，「一定可以把他救回來。我可以把我女兒帶回家。」那段時間，他都如此堅信，直到簡苑玲走過死亡關卡的今天，簡媽媽才坦言：「其實我並不確定他是否能活回來。可是我只能這樣告訴自己。」倒是簡苑玲的阿姨看到他躺在加護病房的樣子後，回家哭了好多天，根本無法睡覺。

儘管中間幾度病危，出了很多狀況，讓簡苑玲進出幾次手術室，每次都是折磨。但簡媽媽都不放棄，不停對女兒說話，說他一定可以熬過去。簡苑玲也以堅強的意志力回應母親，終於在二十一天後拔管，離開加護病房。

「我媽以幽默開朗的方式鼓勵我，例如在我痛的時候跟我說，很痛嗎？好好品嘗你的痛，之後寫出來跟大家分享。」簡苑玲翻了翻白眼，「他還跟我說，你以後把這些寫成書，我抽成，二八分，你二我八。」意志不清、無法言語的簡苑玲聽到後，靠著儀器激動回應。嗶嗶嗶嗶嗶，機器聲叫個不停。簡媽媽開懷的笑了。

之前逞強不打止痛針，這次也大方「認痛」。「醒來那刻一直發抖，不知道是冷到發抖還是痛到發抖。」他說連麻醉科醫師從手背打止痛，也好痛啊。

這或許是痛的體悟，也是痛的成長。

爆血跟生孩子一樣，一回生二回熟

受傷後，學校幫簡苑玲安排一個位置較好、離電梯口稍近的兩人房宿舍，讓家人可以陪同。某個晚上我進他的房間時，他正狼吞虎嚥，嗑掉自己的晚餐，這讓我更肯定，受傷前他是個做什麼都快的急性子。

我們邊聊，他邊吃，忘記聊到什麼，躺在床上的簡大姐突然冒出頭說：「不然他會爆血，衣服上會都是血。」

「爆血？」我不自覺大叫。

「爆血就跟生小孩一樣啦，一回生二回熟。」這個沒生過小孩的年輕女孩語氣輕鬆，「這很正常。上次回家我妹幫我擦藥，血就一直流出來，我還沒發現。」簡苑玲有時需要擦拭身上流出的血，流血時往往不知不覺。「燒傷後，身體會出現增生的疤痕，它們需要很多養分才能長皮膚，因此會增生許多血管。」他指了指自己身上大片的紅腫：「這些血管一直充血，所以才會紅紅的。」

人體眞是奇妙，簡苑玲偶爾會像個不相干的第三者，看待自己的身體。

「目前最不喜歡的是右膝內側那個糾纏我快一個月、五十元硬幣大小的傷口，因爲失去表皮而露出鮮紅色的肉，和意外那天躺在泳圈上看到我的右手小指一模一樣。」他還說，討厭右腳趾上突出的厚疤，「拉得我腳趾變形，連走路都痛。」可是他又會拍下露出壓力衣的腳趾，加上註解：「烏龜烏龜翹。」是嘲弄，有點可愛。

他說自己很久沒有感覺到右手手指竟可以離自己臉「好遠」的狀況，所謂的遠，是差一個拳頭可以伸直，手差一個拳頭就可以碰到肩膀。一般人能簡單做到的動作，燒燙傷患者要經過漫長的復健與手術。所以，做什麼都很慢，像是擦藥，像是洗澡、穿脫衣服。

「雖然縫線附近的皮膚有點裂開——因爲是燒傷後新生的皮膚，比較薄——每次換藥都流血，但一切都比不上手肘可以活動的開心呀。」他在ＦＢ寫下這個心情，「現在走路右手也可以隨步伐擺動，不會再像中風一樣把右手彎在胸前。」而且，他的腳趾可以發出「啵」一聲，一般人折手指或腳趾關節時會發出的聲響，「這是否表示我的腳趾不再被疤痕拉扯得這麼僵硬，可以彎下去，然後啵啵啵～喔耶！」

烏龜烏龜翹。記錄到這裡，我突然發覺，難得順利，難得好心情。燒傷患者不一定都在悲傷痛苦的樣貌下，在疼痛中，即使爆血，也有自己生活與生命的樣態。

媒體想呈現的，難道不是自己的想像？

簡苑玲是《結痂週記》首位找到的傷友，雖一口允諾協助尋找其他受訪者，卻無接受採訪的意願。但策畫者直言不能沒有他，幾次說服後，他還是答應了，畢竟，其他個案都是他找來的，自己卻不加入，道義上說不過去。再者，如果媒體眞的能夠發揮一些影響力，改變他們的處境、撕掉他們身上汙名的標籤或發揮糾正的力量，或許接受訪問會是有意義的事。

採訪計畫執行滿四個月、超過一半之時，簡苑玲下了個暫時的結論：「的確，現在說我們跑趴、質疑我們的聲音已經不多了，可是在公共政策或政府行事上卻看不到什麼影響。」他始終不滿政府的顢頇，特別對新北市政府處理不善有怨言，爲內部紛爭心煩，種種都讓他反問：關於八仙事件的種種報導，能改變什麼呢？

一次又一次訴說經驗與心情，令他有掏空之感，頗爲疲倦。

簡苑玲可以自拍醜陋的復健照片並上傳公開，但不願意被他人的鏡頭任意詮釋。有次，簡苑玲勉爲其難答應某個場合讓攝影記者拍照，過程中因一件事觸動他內心，讓他不禁落淚，攝影記者問：「你爲什麼哭？」

快人快語的他一時失語：「我爲什麼哭？這眞是一個好難回答的問題啊。」受傷以來，眾多生死難關、課題朝他飛撲而來，各種能解不能解的情感、詆毀與痛楚只能自己品嘗，他自己都茫然無措，最後化成幾滴眼淚，又怎能回答一個從頭到尾都不在其中的陌生人，他爲何而哭？「媒體要呈現這些，爲的是什麼？」

對簡苑玲來說，所有種種都是自己的事，並不算特別，不需要拍照，也不需要被特意放大，尤其放大後，就只成爲一個印象。「之前乙武洋匡的事，還有小燈泡媽媽的發言，都讓我思考，爲什麼我們只能將一種形象套在人的身上，覺得他們就是只能勵志或只能懷恨悲傷？他們難道沒有別的面向或其他表現的可能？」簡苑玲反問，那像他們這樣受傷的人呢？是不是就只能化作一種特定形象？

「爲什麼要拍這個，這很特別嗎？」簡苑玲還是會這樣問。

相互支持的黑腿幫

網路上有個社團名爲「黑腿幫」。「忘了哪一次，在醫院復健時，一個傷友突然說，我們的腿都很黑。」簡苑玲簡單道出「黑腿」的由來，「因爲我們幾個都在萬芳醫院，於是成立一個社群，叫萬芳黑腿幫。」

黑腿幫成立初始是個十一人的小團體，爲了分享資訊激勵彼此。「剛出燒燙傷加護中心時，隔壁傷友的媽媽常來看我，偶爾也有些比較早復原的傷友會來探視，但我當時神智不清，並沒有記憶。等到自己意識比較清楚、開始復健後，也會去其他病房看傷友。」簡苑玲回想這段患難與共、彼此扶攜的記憶，說他們很想聊天，但有些人還不能走動，便互相加LINE，聊天內容什麼都有，有些人會抱怨換藥很痛，另一個會說我等一下換藥耶……互吐苦水或宣洩情緒，「就是一種同儕支持的概念。」

等他們出院後到陽光基金會等機構復健，又認識更多傷友，太多傷友都想聊天，LINE已不敷使用，最後簡苑玲就在FB創建一個祕密社團，讓更多人加入，甚至港澳、新加坡都有，因爲他們都有著一份革命情感。

「徵求萬芳黑腿們的同意後，我就沿用了黑腿幫的名稱。」簡苑玲解釋，維持私密性是必要的，因爲有些話無法對親人講，只能對彼此訴說，「我們都知道親人照顧我們很辛苦，也很感謝，但偶爾換藥被弄痛也是想喊一喊的啊，並不是眞的生氣，只是想宣洩一下。」黑腿們都能理解這些感覺。

傷友們一開始都會在黑腿幫裡放自己焦黑雙腳的照片，露出傷口，還有護理結果跟方式及資訊分享、傷友文章、法規等，人數約三百人。後來又認爲有些心聲跟看法需要讓外界也知道，又開了個公開社團。

「當別人想了解我們時，有一個管道可以讓他們看見我們。」他進一步指出，社團的經營原則就是盡量不把爭議帶入這裡，而是注重彼此的支持與交流。「希望傷友間、傷者與大眾間，都能彼此看見。」至於看見後如何詮釋，就是各自的事了。

拒絕黑箱

初見面那天，簡苑玲大剌剌的走來，途中走出火鍋店講了許久的電話，爲的是處理「臺灣六二七八仙塵爆公安事件受害者保護協會」（以下簡稱協會）的事。這個協會運作一段時間，直至二〇一五年十二月才正式成立。見面這天才剛舉行會員大會，卻出現許多紛爭，讓簡苑玲相當不滿，訴說著諸多不公平。

喜好打抱不平的他每每不畏人言，直話直說，也讓他總是置身紛爭內。「我其實也會想，這些問題都是內部紛爭，是一、兩個人的問題，不應該放在檯面上，會讓人覺得我們都在吵錢的事，其實我們要求的是透明公開。」簡苑玲說，正因爲世人時常誤會八仙受害者索求國賠、醫療國家買單，又總以他們沒資格拿社會善款，對其指指點點，於是更在意善款分配與使用透明化的問題，才不顧壓力，力爭到底。

八仙事件發生後，大批捐款湧入新北市社會局，新北市政府主導成立善款委員會，處理善款分配。委員會成員有七位家屬、七位政府官員與七位社會人士，家屬代表由新北市政府指派。「我們認爲在談論如何分配前，要先把健保代墊醫療費自付額的部分先還掉，也需要建立公平的制度。」有些家屬卻以爲大家爲了錢爭吵，直說這樣很難看。

八仙後續該處理的事相當繁雜，還有善款得處理，才由傷者與家屬代表組成了協會，並於十二月選出十五位理事和五位監事。「因爲種種運作，協會的二十位理監事中，有五位同時兼任善款委員會家屬代表。」簡苑玲說。

對簡苑玲和部分家屬而言，善款委員會是新北市政府指示組成，由新北市政府指定代表，並不眞正代表他們。此外，善款分配與發放的討論都是黑箱，如何發放、分配，都未告知傷者與死者家屬。「開會沒通知我們，開會決議也沒說，我都要看新聞才知道第二次善款要依照五度十級發放。」這種不公開、不透明的做法令簡苑玲憤怒。「五度十級本身就是不夠公平的制度，而且新北市政府在收集傷者資料時也不夠謹愼，引起許多爭議。」

他們跟新北市政府抗議，對方又以「錢發出去了，世上沒有百分之百公平的制度」爲由，拒絕傷者跟家屬意見。其後新北市又發新聞稿，稱改爲「五度十二級」。簡苑玲忍不住質疑：「如果不是制度眞的不妥，何需修改？」

爲了表示抗議，簡苑玲一度不願領善款，「五度十二級這種傷情分類制度，會影響刑事跟民事訴訟。」他強調，這是來自社會的愛心，當然需要更公開透明、更公平的制度來運作。

然而，這些爭議卻不被處理。協會理監事一直要求善款代表告知開會時間，讓協會能收集家屬傷者意見，請他們帶到會議討論，協會理事長也可列席；同時，善款代表也能將善款委員會開會通知帶到協會。但三月底，善款委員會開會，協會成員與傷者家屬仍毫不知情。

「要黑箱作業到什麼時候？」簡苑玲相當生氣：「這些決議有多少是新北市政府主導？五位善款委員眞的能代表所有傷者、死者的立場嗎？爲什麼每次都是決定一切後，我們只能被迫接受？」

除此之外，會議出席人數，會議出席代表，都沒有列在會議紀錄。對此，新北市政府居然表達沒必要。「家屬們在ＬＩＮＥ群組詢問這些家屬代表何時要開會，也從來不說，都是默默去開會，開完會還是不講，等到會議結束第二天，新北市公告會議紀錄了，家屬們才知道新北市的善款委員會到底做了哪些決議？而這些決議家屬都不能有意見，要照單全收。」

「我們不是貪婪愛錢，我們的醫療不是國家買單。」簡苑玲不停說，就是拒絕黑箱！拒絕黑箱！「這一切新北市政府都沒有責任嗎？」

傷後三百日的大憂、大喜與大悲

簡苑玲的二姐生了一個健康的男寶寶，原本陪他生活的大姐趕回家幫忙照顧小孩，留他獨自一人在宿舍。這是受傷近三百天以來他首次獨自一人，一個人吃飯，一個人洗壓力衣，在ＦＢ稱讚自己好棒棒的同時，也終於能夠放聲大哭。哭了一整夜，將委屈難過傷心，種種情緒都哭號出來。

其中也包含對外婆的思念。事件後，家人常到臺北照顧生死未明的簡苑玲，年邁的外婆也在這時出了意外，感冒了仍騎機車去田裡忙農事，騎車回家時倒在路中間，送醫急救後仍宣告不治。

當時懷孕的簡家二姐在急診室，拿起外婆的手放在自己的肚子：「阿嬤，你要做阿祖啊。」簡苑玲出院一週後，外婆去世。

「苑玲住院是大憂，二姐懷孕是大喜，苑玲出院一週外婆過世是大悲。」簡媽媽如此描述簡家這段期間的經歷。

簡苑玲一出事，開車載母親北上的就是二姐。在生死難關中，也多由二姐跟眾人交代妹妹的狀況。簡苑玲昏迷期間，FB上有的紀錄都是二姐寫下，充滿濃厚感情。他們姐妹個性最像，好強重義。

不過三百天，簡家人在生與死之間走過幾回，情感越發凝結，但遺憾始終強大。眾人心裡都有能說不能說的心事，留待時間，好與自己和解，並對命運理解，讓生命自己訴說一切。

過年前，挺著八個月肚子的簡家二姐邀簡苑玲拍沙龍照，原本想記錄自己最美麗的一刻，那個孕育生命的身體。想一想，他找了自己的妹妹來拍，那個身上都是疤痕的妹妹。「懷孕的身體，實在不能說很美。」他也希望妹妹正視自己受傷的身體，並且接受它。

攝影師非常盡心的找來事件發生時的新聞影片，製作出浴火鳳凰的效果。簡苑玲身上的傷疤像是說明了自己的故事一般，相當生動。與姐姐相望那刻，他哭了。百感交集。

都是爲了生命。

阮阿爸

母親節前夕，傳訊給簡苑玲：「要不要對媽媽說些話？」

「不要好了。」遲疑了一陣，他終於回應：「不是我的style。」

「我想也是。」跟了簡苑玲這麼久，已經能判斷他想揭露與不想揭露的。

「那……我們來談你爸爸？」我不死心。

受傷三百多個日子，簡苑玲始終堅強獨立、毫不示弱，他不呼天搶地，也不「哭爸哭母」，總有著一人對抗全世界的氣勢。但這嬌小身影化成的巨大影子，其實是簡家人共同投射出來，其中有大姐的溫和，二姐的義氣，弟妹的支持，母親的不認輸與父親的善良。每次採訪簡苑玲，他的母親或大姐必在旁，二姐一直在網路上爲他加油打氣，弟弟妹妹偶爾耍寶，但就跟大部分傳統家庭一樣，少見父親身影。

我對簡爸爸的第一印象是從媒體上得來的：北港鎭民簡昭富擁有六名子女，退休後還擔任家扶中心的寄養爸爸，領養三名小娃兒；女兒在八仙事件受傷後，家扶中心擔心簡家分身乏術，想找人代養，但簡昭富捨不得，留下來繼續照顧。

「已經很難過了，看不到這些孩子會更難過。」父親節，女兒還在醫院和死神搏鬥，簡昭富只能抱著這幾個稚齡孩童，在心裡爲女兒打氣。

開始採訪後的某天，我突然想起這則新聞，發現原來簡苑玲就是簡昭富的女兒。回頭查詢後發現另外一則報導，提到簡苑玲當時已脫離險境，和父親視訊，但「父親節快樂」五個字就是說不出口。報導劈頭就說，「因爲受傷讓父母不快樂」的自責，讓他無法講出謝意和祝福。

一年將滿，問簡苑玲母親節有何表示，他仍堅持：「我沒辦法說出母親節快樂這幾個字。」取而代之的是在ＦＢ上描述那個週末如何捉弄簡媽媽，讓他好氣又好笑。

我所知道的簡爸爸，在高鐵站等車北上看女兒時無法坐下，始終焦急不安的走來走去；他會戴著手套握握女兒的手，鼓勵他，看著他被推進手術房；爲了祈求女兒平安，有堅定信仰的簡爸不停到寺廟祈求上天保佑；原就樂善好施、會捐米給慈善單位的簡爸，在女兒脫離險境後爲了感謝老天爺，繼續捐米……

簡爸爸種田不施農藥，當田裡出現雛鳥和鳥窩等新住民時，他很快樂；簡爸爸看到流浪狗會撿養，讓牠幫忙看家，狗兒後來被小偷毒死，他難過得不得了……五月二十日是簡爸爸生日，在反覆把「不是我的style」、「我說不出口」這幾句話說得像是唱ｒａｐ的簡苑玲默許下，我代爲說出：

簡媽媽，母親節快樂。謝謝你。

簡爸爸，生日快樂。我愛你。

以及八月父親節，簡苑玲可能還是說不出口的：父親節快樂。

我以為回學校就可以順利完成學業

八仙事件後的一整個暑假，簡苑玲幾乎都在醫院度過，隨著開學時間越來越近，掙扎考慮也就越來越多——到底該不該休學？

當時他正要升碩二，比較重的課在碩一已經修完，剩下的大多是選修和meeting，負擔應該不會太大。父親與姐姐希望他休學，把身體養好，復健做好，獨獨母親持反對意見：「你要把讀書當目標，人生要有目標，才知道如何往前走。」簡媽媽擔心如果苑玲沒有目標，或許就不想活了。

簡苑玲決定回學校，並把「八月底出院」視爲短期目標，認眞復健與休養，最終順利上學。「那時我把課排在週一到三，其他幾天住在新莊，到陽光復健。」他把時間切分得很好，以爲可以就這麼順利。

剛上學時，簡媽媽會陪他走到教室。從宿舍到上課地點一般只要十分鐘，但受傷後得花兩倍時間才走得到。「而且走一下就會喘，汗流浹背，必須停下來休息。」簡媽媽幫他提包包，防止他重心不穩跌倒，畢竟簡苑玲身上禁不起更多的傷口了。

就這樣度過了一個學期，第二個學期，簡苑玲已經能自己步行到教室，一切似乎變得順利，但還是有很大不同。「同學們認眞讀paper，想法有了激盪，思想進步很多，我看到他們學習上的改變。」反觀自己，學識上沒什麼長進，也沒有任何研究生的狀態，「就只是一個會出現在教室、學校的人而已。」

研究生該做的，簡苑玲都少做，一來是受傷後無法自由行動，難以加入同學的活動，日漸疏離，二來也是他自己心力已經不在課業上。「我要對抗很多事，包含自己的身體，已經失去心力應付學業，只求能過關就好。」

他投入百分之二十的時間心力在課業上，剩下的都放在自己研究收案和身心復健上，然這個部分卻因爲許多原因，遭到挫敗，以至於整個學期的心血付之一炬，都要重來。碩二即將結束，他要面臨的挑戰是七月一日的實習。到了實習單位必須全力以赴，他得把身體養好，還得複習過往所學，否則跟不上。

我想起上個學期結束前，他從宿舍下樓，才穿過一次的套裝已經穿不下——爲了隔天實習的面試，他正在試穿衣服。因爲受傷、吃太多蛋白質，身形不若過往的他，竟無暇考慮面試緊張的問題，眼下擔心的是：「明天是否來得及買新衣服？」

這兵荒馬亂的情景，似乎就是這一年生活的寫照了。

什麼叫公平？

簡家是家扶中心的寄養家庭，原有三個孩子寄養在簡家，去年底，最小的女孩回到自己的原生家庭，簡家人都難過不捨，包含簡苑玲。這個被稱爲「九妹」的三歲孩子更哇哇大哭，根本不懂發生了什麼事，必須要離開「家」。

九妹從七個月大就受簡家照顧，相處超過兩年，彼此十分親密。簡苑玲住院期間總念著這個小妹妹，小妹妹也想姐姐。爲何要送回去？簡苑玲並不清楚。前陣子，簡家人與九妹時隔五個月再見，只見他變瘦且長高，眼神帶點不安，不似過往那樣多話活潑，身上甚至出現傷痕。社工解釋：九妹不聽話，親人處罰下手過重。簡家人也不能說什麼，只是叮囑社工多注意。

簡苑玲看著家人傳來的照片感到傷心，但他也明白，這不是責怪原生家庭或社工就可解決的問題，「這是系統問題。」他忍不住想，這社會的保障夠嗎？社會資源夠公平嗎？像九妹這樣的孩子，能被這個社會保護、好好長大嗎？

他又想起去年住院期間，一名社工的疑惑與批評：「為什麼弱勢無法被照顧？」那個夏天因為蘇迪勒風災，烏來重創，部落也受災，一名阿嬤因為貧窮沒有健保，被送到醫院後無法得到治療，也申請不到資源。那位社工憤憤不平：「資源都給八仙傷患，未免太不公平。」當時健保代墊傷者的醫療費用，卻無法給這位阿嬤同樣的恩澤。

「我們的確得到很多資源。」簡苑玲說，壓力衣有台積電跟兒康捐助，到陽光復健不用錢，交通費也有人捐助，看病也可減免……「可是因為工作燒燙傷的人呢？其他發生意外的人呢？」身為「既得利益者」，簡苑玲對社會善心感謝，卻也忍不住拋出連串問題。「很多人說，我們已經得到這麼多了，還想怎麼樣？我個人倒是不想得到這麼多，這樣一來，社會才會允許我以受害者的角度，控訴許多不公不義。」

因為想進醫院走臨床心理，簡苑玲對醫療生態略有了解，清楚醫護過勞等問題，也因為是寄養家庭，對社會福利也有些許接觸。直到受傷後躺進醫院，自己成為社會福利的接受者，他產生許多感觸：「我現在的知識遠遠不夠，不能回答這些問題，感觸卻越來越強。」

「全民買單」這幾個字，過去總會挑起他的防衛心，他總拚命解釋沒有這回事。但後來他才知道醫療費用由自付額與建保給付組成，原本八仙傷者自己該付的自付額由健保先行代墊，之後全數由善款償還。但健保給付的部分雖本來就由健保給付，但像這種有明確肇事方的事件，仍導致健保必須額外支出一大筆錢。他承認：「這筆錢確實是全民的錢。」過去他沒搞清楚這些細節，但他仍認爲若干鄉民批判傷者、將矛頭指向傷者也不對，應該重新檢視制度，包含健保局如何跟肇事方索賠、肇事方是否該負起責任。

簡苑玲一邊修正自己的誤解與問題，卻也產生更多問題，做爲傷者，也做爲公民，他只能拋出這些問題。

瘦一點，也許我會更喜歡自己

我跟簡苑玲多約在宿舍樓下的便利商店見面。這晚，他一進來坐下，立刻將腳跨到旁邊的椅子上，讓自己舒服些，也方便抓癢。

我對簡苑玲前幾天在ＦＢ驚呼自己能夠踩飛輪感到開心，也覺得神奇。

「還是要看狀況，我今天膝蓋就彎不起來，無法踩。」簡苑玲每天晚上都會想辦法將腳彎到極致睡覺，隔天膝蓋就比較能夠彎曲，見面這天他一夜無眠，沒有掰彎自己的膝蓋，腳就很僵硬，「重點是要知道自己身體的狀態，隨時調整，觀察自己就能找出最適合自己的方法。」

比起復健，簡苑玲更在意身材，原本愛喝飲料不喝水的他，開始喝水。「我不喜歡拍照時的自己，雙下巴太堅強。」對燒燙傷患者來說，胖是必要的，爲的是「養皮」。剛開始復健時，醫護人員都希望他們不要瘦太快，因爲不論開刀或傷口復原都必須要有面積大一點的皮膚，所以簡苑玲一下子增胖十二、三公斤，看自己也越來越不順眼。

「有一種自暴自棄的心態，反正都這麼胖了。」受傷後的他變得很廢，每天看動漫，喝奶茶吃洋芋片，每天喝兩三杯，過去還會靠大量走路、運動消耗熱量，現在少走又不復健，身體狀況更是失控，簡直惡性循環。「我快要去實習了，很怕讓病人印象不好，而且太胖衣服不好買。」他想改變以前那種自我放棄的心態。

前陣子，在萬芳醫院接受治療的八仙傷友「回娘家」，簡苑玲看到主治醫師時還特別詢問是否已經能減肥？醫師認為他可以實習完後再開刀，到時再養皮就好，「我媽說，醫師站在遠方時會凝視著我，或許想著這當初差點死亡的女孩如今活蹦亂跳的，很欣慰吧。」

受傷將滿一年，簡苑玲心態漸漸調整，也想改變自己，外表最容易著手，如果可以從身材上改變，或許會比較喜歡自己一點。「我很不喜歡自己，不論心態、言行、舉止、樣子或疤痕。」簡苑玲對自己的厭惡很早以前就有，受傷只是讓他更正視自己，「處理燒燙傷的種種問題，其實就是處理自己的過去。有些問題我本來就有看到，但就是放著它，忽略不管。簡苑玲說，過往遇到事情會陷進自己的小世界，受傷後表現得極度正面，朋友都有點擔心是否在逞強，如今他不僅調整到原來的樣子，而且還修正了一些不好的地方。「我現在會試著喜歡自己，大家都說要想辦法接受自己、愛自己，但沒人告訴你怎麼做。」簡苑玲說他只能邊走邊看，看自己能夠走到哪裡。

「有比較喜歡自己了嗎？」我問。

「還沒有，瘦一點我會比較喜歡自己，希望再瘦一點。」

啊你的愛情咧？

Selina離婚消息傳出後，簡苑玲在FB上寫下祝福與感言。他認爲不是因爲女方受傷的問題，但或許受傷這件事讓Selina變得更堅強獨立，「受傷前後的他，有不同的氣質姿態。」聊到這件事，我們都認爲Selina現在更好更自信。

簡苑玲與Selina某些背景有些相似：都是求學順利、高學歷的女孩，心裡也住了個公主。但簡苑玲家子女眾多，家庭重擔大，從國中就得打工，也因如此，他總期待有朝一日能建立自己的家、擁有屬於自己的東西，不需要與人共享，且能受到男人的深深呵護。他渴望能得到一份完全專屬自己的照顧，一份完整的依靠。

或許愛情建立在這個前提，讓簡苑玲的感情路顯得不順且扭曲，沒能好好對待一份感情。命運也沒有好好對待他，遍體鱗傷，自我厭惡，甚至曾想過要結束自己的生命，但在路上巧遇的同學一聲問候化解了死意，他決定好好整理自己。

大學畢業前，他接受諮商。爲了成爲一個値得信任、可靠的臨床心理師，必須化解心中陰影，上了研究所後又繼續接受諮商。「考上研究所讓我覺得自己是成功的，化解了失敗的陰影，但臺大人才濟濟，競爭很強，很快讓我又充滿挫折，只想躲起來。」種種負面情緒裹住了他，他不得不尋求專業解決。

當他內心逐漸強壯，認爲可以正面以對，好好談一份感情時，又遭火吻。「人到底可以衰到什麼程度啊？」細數過往遭遇直到八仙事件，簡苑玲忍不住大嘆出聲。身上都是疤痕還要復健的他，自問有什麼資格能談感情？

「我以前想找個男朋友來依靠，我知道這是錯的，但我現在身心都不夠強壯，行動沒那麼方便，還要復健，如果談戀愛，無論如何都會依賴男朋友，不就又回到原來的狀況？」渴望愛情的簡苑玲忍不住理性起來，「這對男生也不公平。」於是他一面在網路上發洩「姐好想談戀愛」，一方面又展現好強的那面。他知道這段療傷、復健時期是最重要的階段，必須擺脫「找個人來救我」的想法，證明自己有能力照顧自己，「如果遇到挫折，我要允許自己可以躲一陣子，等自己走出來。」

因此，簡苑玲看 Selina 也就有另番了悟：「他或許知道自己就能夠把自己活出來。」

愛情還是時不時困擾著他。有次他搭計程車，司機知道他是八仙傷者，便評論這官司很麻煩，之後又問：「那你的愛情咧？」

眞是太直接的一個問題。怎麼回答？

我想起剛開始採訪的那晚，店裡快打烊，燈光暗去，我低頭收拾東西時，對面的簡媽媽突然輕聲對女兒說：「這個時候你遇到的，會是眞心對你的人。」原本背對母親的簡苑玲轉過來，點了點頭。這句話此前沒有脈絡可循，此後也沒有繼續，我知道這是一個母親溫柔的鼓勵。

我將這句話記在筆記本裡，準備在《結痂週記》快結束時，問簡苑玲：

「啊你的愛情咧？」

週年效應

八仙事件滿一年前，簡苑玲情緒明顯波動，有一股說不上來的感覺，也非常想哭。他在FB寫下自己的害怕：

機車或機車呼嘯而過的轟隆引擎聲、震天的雷聲、突然的強光或閃光、火焰的實體、照片、卡通圖像或影片、擁擠的人潮、救護車的聲音、石鍋拌飯容器持續散發的熱氣、金爐冒出的熱氣（或各種會散發熱氣的東西）、鞭炮和煙火的聲響與火花……這些在在會引發他緊張情緒，心跳加速。

走路的時候我開始會避開路上的所有人孔，因爲我看過八一氣爆的影片，怕人孔蓋噴出什麼或爆炸了，又會讓我受傷一次。

吃小火鍋的時候，在加酒精膏或點火時我會把身體往後傾，能離火源多遠就離多遠。雖然還是能用家裡的瓦斯爐開火自己煮個什麼來吃，但看到瓦斯我會反射性的聯想到瓦斯氣爆。

當我看著路上往來的男男女女穿著短褲或短裙，露出健康皮膚的時候，我會有點嫉妒，然後告訴自己不能這樣嫉妒別人，接著告訴自己我只是羨慕不是嫉妒。

我變得很敏感，一提到八仙、塵爆或任何跟責怪受害者擦到邊的話，都會讓我激起防備，爲了反擊而武裝。責怪受害者到底是什麼心態啊？然後在強烈反應的同時又感到羞赧。

我開始對各種傷口、疤痕和滴血等諸如此類的畫面麻木，雖然還是害怕、覺得不忍卒睹，畢竟那不是我們從前熟悉的人體會呈現的樣貌。但眞的看太多了，影像會默默收進我腦中的檔案庫裡，我會記得布滿縫線的手背、插上長長骨釘的腳趾、因爲重建被挖出大洞的膝蓋或腳背。我會看著身上的疤痕，一方面覺得也還好、一方面又覺得好醜。我可以笑鬧面對、可以自嘲幽默，我也可以說我接受現況，可是同時還是會想念沒受傷的我的外表。

此時，媒體紛紛採訪包含他在內的傷友，他也必須準備八仙事件論壇的簡報，所有種種都將他往一年前的情境拉扯，再度陷入低潮。

不只他，其他傷友也紛紛透露越靠近一週年，越感到脆弱，因爲又回到惡夢的開始。這是所謂的週年效應，簡苑玲解釋，重大事件滿一週年時，因爲媒體報導或其他環境效果，會讓當事人陷入低潮，隔年還是會如此，但稍稍減輕，一直得到時間過了很久，才能慢慢淡去。

或許傷者的親友也有類似的創傷效應，簡苑玲的二姐製作了一支影片，同時寫了一篇千字長文細訴事情發生後，他與家人多麼難過緊張：

七月一日簡媽過了一個永生難忘與心痛萬分的生日。我還清楚記得那天，八仙樂園的相關人員正好來訪，簡媽很悲傷的說出一句話：我什麼時候才可以這樣用力的抱我女兒？

我也記得我跟簡媽在加護病房門口討論過機率問題。到目前爲止，我依舊不知道苑玲「幸運」的機率到底有多少？看著你像個小 baby 一樣只能喝牛奶，一天一天慢慢進食增加奶量，一點一點進步。曾經有人問我，你不知道七十％燒傷面積代表的意義嗎？我當然知道，但我從沒有想過負面的答案，因爲你讓我看到了超強的生命力！你是我的驕傲，我可以感受到你帶給我的每一次奇蹟和感動。

在臺北待了一段日子，這期間簽了不少手術之類的同意書，我很認眞的看了苑玲，全身上下有四臺機器在他身邊，加上食鹽水、止痛藥、牛奶、抗生素，還有我不知道名稱的點滴袋，竟然掛了十一包，更不用說加上鼻管、腸管、尿管等大大小小的管子，如果當時我沒眼花算錯，有十七條。那段日子，我總是想念你跟我嘴砲的日子，總是期待哪天你再次開口跟我說話……

……六月二十七日那一夜，打亂了我們平凡簡單的生活。壓抑自己，逼自己把這樣的情緒收起來，製作這部影片，花了我五個夜晚，在夜深人靜時，好多好多畫面一直閃出來，這一年，你眞的很勇敢……

看到姐姐回溯這段過去，簡苑玲只淡淡的說：「讓你們因我痛而痛，才是讓我最心痛的。」剛開始接受採訪的簡苑玲，對一切都有敵意，好強而憤怒。忘了哪一天，他有些放鬆自己，對我說出自己對家人的愧疚。他最難過、抱歉的，就是他不省人事的那二十一天，完全不知道家人有多痛多緊張多難過，他無法想像，也不敢想像。而隨著採訪進行，簡苑玲也察覺自己的改變，他感覺有人在幫他記錄整理這一切，讓他能好好檢視自己。

「我說出口的話必定都是整理過後的，接受採訪讓我有機會整理自己。」因此，他特別感謝召集《結痂週記》計畫的許主編。

「其實你們都不認識我們，不需要爲了不相干的他人做這些事，畢竟是不同的人生，大可不看不聽不聞不問。」簡苑玲說。然而，參與這工作的人們還是走了進來，就算無法完全理解傷友的苦痛，還是想試著看看，試著接近，試著了解這是怎麼一回事，然後彼此影響。

他也感謝傷友，「一起受傷，也一起療傷。」這一年來，有太多人太多團體、行業在背後支持他們，更有許多默默付出而不張揚的，是他們支撐著受傷的人走過來。

他也想對大眾說，八仙事件確實是不幸的事，但其本質就是公共安全的問題，這些話他也想對政府說，並非是非或賠償的問題，而是如何避免下一次災難發生。最後，則是對在八仙樂園主辦「彩色派對」釀災的呂忠吉，雖然千言萬語心情複雜，但他仍想跟呂忠吉說：「錯不是你一個人的，也請你要挺下去。」

一場自己與自己的戰爭

—楊芷凌—

採訪／朱麗禎

常夢見那個快樂少女

八仙事件發生那晚，面對舞臺站在中間排的楊芷凌，是第一個送進馬偕醫院的病患，身上有七十三%的二、三度燒燙傷。

回憶事發當晚，芷凌與朋友的位置就在舞臺正前方，粉塵不斷從天空傾洩而下，「其實非常不舒服。」儘管如此，眼前一層又一層的塵灰瀰漫隨著重低樂音加速，現場氣氛狂躁，每個年輕的軀體在音樂的節奏下盡情舞動，進入忘我的境界。但厄運總在失去防備的瞬間悄悄到來，突然間，地上竄出一道道橘色光束，腳底板的溫度彷彿也改變了，溫度異常高升，現場驚呼聲四起，人們下意識的狂奔找尋逃生的方向——尖叫、塵煙、火，更多尖叫、更多塵煙、更多火，現場一片混亂。

「我沒有多想，便開始朝漂漂河的方向跑去。」芷凌說，他還沒抵達漂漂河，就發現幾乎所有人都在淋浴間拚命用水澆洗自己，芷凌搶不到水，只好改變計畫朝露天洗澡池踉蹌前去。終於，找到水了。

「那時候大家看到我好像很害怕，我想當時我的模樣一定很可怕吧。」芷凌想打電話求援，但在慌亂中他遺失了手機，對外聯繫的希望瞬間被截斷。幸好，一位好心的陌生阿姨把自己的手機借給他，讓芷凌打了事發後的第一通電話。

那時已經有點晚了，芷凌不想讓爸媽擔心，所以打給了妹妹。妹妹接到芷凌電話，立刻跳上計程車從臺北市直奔郊外的八仙樂園，在那一、兩個小時的等待中，芷凌看著一輛輛救護車在路上卻又開不進來，他只能與其他被燒傷的人一樣躺在大泳圈上，唯一能做的就是讓痛苦陪著他一起等待。

那等待的時間，彷彿以一生的尺度來折磨他。妹妹終於到了，卻因擁擠、管制與更多複雜的原因無法接近事發現場，困坐八仙樂園大門口。即使姐妹倆在同一個八仙樂園，仍距離遙遠，之間則是一片狼藉。

後來，芷凌向一位陌生男子借手機，再度跟妹妹通上電話，「不能再等了。」芷凌說這位陌生男子之後並未離開，而是一直待在身邊看照他，更與其他幾位壯漢一起將他帶離現場，帶他到離結束這晚夢魇最近的一站，大門口。「我眞的很謝謝他。」

在大門口，「妹妹看到我後，眼神裡盡是害怕。」妹妹當晚看到被火紋身的芷凌，不敢碰觸他，也不敢幫忙，畢竟至親突然碳黑肉紅的出現在眼前，面對這樣的場景，或許任誰也動彈不得。害怕之餘，最後是那位一路陪伴芷凌的陌生男子與其他壯漢一同把芷凌扛上計程車，讓運將快將他們送到一個安全的地方。

到了馬偕醫院，媽媽也聞訊趕到，「但妹妹只跟媽媽說我燙傷。」芷凌還說媽媽帶了燒燙傷藥膏來醫院，本以爲擦擦藥膏就差不多了。直到媽媽在加護病房看到芷凌全身綁上一圈又一圈的繃帶，才知道妹妹說的燙傷，幾乎遍體鱗傷。

「結果媽媽還昏倒了兩次。」芷凌事後回想，表情有些無奈。

直到出院後，芷凌了解什麼是清創，才發現自己傷勢嚴重，「妹妹事後才告訴我，我下車時皮都黏在計程車上。」現階段的芷凌仍無法接受自己受傷的事實，「我從那時候到現在瘦了十五公斤，現在還是常想，為什麼燒到的是我？」芷凌在夜晚常作夢，夢裡的他仍是那個自由奔放的快樂少女，「當我往上跳，卻發現自己跳不起來，我的腳好僵硬。」

當感覺痛苦時，芷凌會把心情寫在FB：「沒有去過地獄，但我想這就是十八層地獄了。」

現在的他才明白普通生活是多麼幸福，以前覺得泡澡和睡覺是開心的事，現在卻又痛又癢。雖然悲觀的時間比樂觀多，但芷凌表示，八仙事件讓他比別人的生命更豐富，未來的他還有很多路要走。

「至少我知道有一天會好。」經歷這件事情，了解人生有無限可能，就算再脆弱也會站起來。「這是一場自己與自己的戰爭，沒有人可以幫你。」

我知道有一天我會好

採訪這天，芷凌到三總的復健部進行物理治療，「三總的物治師比較多，先按摩放鬆再做動作，比較不會痛。」說完，便開始反覆且規律的動作，奮力把厚重的綁腿慢慢舉高再慢慢放下，直到自己氣力用盡。

負責芷凌復健的物理治療師告訴我，疤痕放鬆也是治療的一種，他接著問我要不要觸摸看看未放鬆和放鬆後的疤痕。經過芷凌同意，我將手放在肚子上的條狀疤痕，觸感像是厚的痂，往下按會有一股力量抵住指尖，疤痕與未受傷的皮膚之間存在著明顯的觸感落差，順著那觸感，勾勒出疤痕的長條形狀。待物治師按摩過，我重新觸摸原本厚實的疤痕，觸感完全不同，像是固體遇熱變軟，瞬間恢復了彈性。

「纖維組織（疤痕）收縮得很厲害，越動就越不會痛。」陳治療師對我說。

「可是不動和剛開始動的時候都一樣痛。」芷淩彷彿抗議似的補充。

一個早上的時間，芷淩做了雙腳、肩胛骨與腹部的復健，由於復健時間需與另一位傷友分享，不足一個鐘頭的復健，效果不若以往。

「好痛！好痛！我的手肘好痛！」芷淩突然發出痛苦的呼聲，眼淚撲簌簌流下，治療師趕緊停下動作查看，確認手肘沒事後，治療師請芷淩暫時休息一下。然而痛楚的眼淚依舊浸濕了顏面壓力衣，他困難的舉起僵硬的右手，用手臂擦去眼淚，壓力衣上每一片深黃色都是痛苦留下的痕跡。

等芷淩心情稍微平復，他用氣音告訴我他不只是痛，更是無法接受自己怎麼都沒有進步，這讓他感到沮喪。復健前的按摩能夠擴大動作幅度，來回按壓疤痕，鬆動後四肢就能舒適的變換姿勢，如果不按摩就做動作，便會有撕裂傷口般的痛楚。

復健之路阻且長，芷淩說他已經很習慣自己崩潰的樣子，「但一定要繼續做，至少我知道有一天會好。」

幫疤痕取名

「你看，這是我的三顆星星。」芷淩指著胸口上三個星芒狀的疤痕，「我現在都會慢慢幫他們取名字。」

「那脖子那一片，你會叫它星雲嗎？」記者好奇詢問，芷淩和一旁的物理治療師放聲大笑。

芷凌特別在乎自己走路的樣子，他也發現不只是他走路時腳無法打直，只要是膝蓋關節沒有植皮的，走路時腿部彎曲的角度都明顯較大，因為沒植皮的關節疤痕會長得亂七八糟。芷凌遺憾的說他也想全植，「就是皮不夠才沒辦法全植。」

以前和朋友出門都會提前約好，現在出門得先看身體狀況，幾乎沒辦法事先答應別人。寒流將至，他有感而發：「以前看到寒流來是想到要多穿一點，現在是想到明天身體一定會超緊。」身體承受著七成的疤痕肆虐，隨著氣溫降低，疤痕攣縮程度越嚴重，冬天對燒燙傷病患格外痛苦。

疤痕攣縮唯有按摩才可得到紓解，以芷凌的狀況，手掌雖沒受傷，但因為手肘有疤，人們慣常的吃飯動作對他而言都是千辛萬苦，幫自己按摩舒緩攣縮更是難上加難。市售的按摩器震動幅度過大，不適合按摩疤痕，加上疤痕的軟硬度按摩器無法辨識，唯有雙手是最合適的工具。

芷凌一開始在家休養時是由父母照顧，彼此的距離拉近，一陣子後芷凌便明白父母照顧的辛勞與壓力，自願住進機構。現在父母每週三會到馬偕醫院和他碰面，事件過後，彼此依靠讓感情更緊密，但因為無法完全了解痛楚和妥善照顧而分居。

「現在沒那麼喜歡回家，每次我很痛的時候，家人什麼也不能做。」芷凌淡淡的說。

事件後，不僅對氣候的感受改變，穿著也有很大不同。芷凌最常穿的是帽T，可以遮住頭套，寬鬆的衣襟也不會限制復健動作。自從受傷後，本來穿二十三號半鞋子的他，現在鞋子全部重買，因為現在腳的尺寸是二十五號，足足大了一號半。鞋子也盡可能挑最軟的，減少摩擦也較好穿脫。就算寒流來他也很少穿長袖，頂多加一件羽絨背心，因為手無法穿進長袖裡。由於戴頭套，從前有一頭秀長髮的他也剪成短髮，讓芷凌直嚷：「好想留長綁頭髮，每次都被叫弟弟。」

八仙事件的劇變不只在五百人身上留下永久的疤，也改變了五百個家庭原本生活的樣貌，每個人的復健過程不同，遇到的困難、中間的掙扎都很難被外人理解。芷凌現在已經習慣到哪裡都成為注目焦點——注視滿足他人獵奇的好奇心，身爲傷者的他們卻無法拒絕，甚至只能習慣。身體的痛楚可以復健，被關注的壓力卻沒那麼容易解決。

新計畫

復健是慢慢好的過程，而不是有一天就突然變好。

芷凌加入馬偕醫院甫通過衛福部的日間照護計畫，從以前每週三天的復健增加到一週五天。日間照護計畫裡有物理治療師、職能治療師、社工師、醫師、護理師，之後還會加入營養師，爲被納入計畫的傷友提供專業的飲食規畫。

每一位參與日間照護計畫的人員至少都有服務燒燙傷患者兩年以上的經驗，馬偕醫院的燙傷病房因爲有中華民國兒童燙傷基金會長期支持，因此訓練了一批擁有豐富實務經驗的醫護人員。燒燙傷並非國人最常發生的意外類型，全臺燒燙傷病房共計二百九十五床，雙北市雖擁有八十八張床位，高居全國第一，仍在八仙事件時供不應求。

一路照顧他到現在的職能治療師表示，八仙事件發生時，他們都已經擁有至少九年的燒燙傷照顧經驗，否則第一次接觸這類型的病患，就算是專業醫護人員也會不知所措。儘管馬偕醫院已有熟悉燒燙傷的醫療團隊，但在八仙事件發生時，仍需把一般加護病房當作燒燙傷加護病房運用。燒燙傷處理首重感染控制，當天他們不斷叮嚀所有醫護人員一定要做好隔離，避免傷口重複感染，不算大的燙傷中心頓時成爲醫院的指揮部門。

每隔兩週，頭皮就會生長完成，當頭皮生長情況許可，便會進行頭皮移植手術；在取皮、生長與再次取皮移植的固定周期間，芷凌已進出手術室七次。植皮手術是將一張皮擴展至六到八倍，覆蓋於大面積傷口，能夠讓傷口盡快結痂。職能治療師說，將皮膚「擴皮」得越大，越能增加表皮覆蓋面積、減少感染機率，也就可以及早出院，但是在未來照顧上將更容易產生水泡，攣縮也會越嚴重。很多人誤以爲是復健動作太大造成水泡，其實是擴皮太薄間接導致的緣故。

一次職能治療復健時間大約是五十分鐘，之後再進行一個半小時的物理治療。在兩坪空間裡，五位八仙事件的傷友齊聚一堂，有的身軀挺直在站立板上減緩雙腳彎曲程度、有的在鏡子前單腳站立訓練肌耐力、有的則掀開傷口處讓物理治療師用超音波軟疤。芷凌熟練的聽著指示轉換器材，復健過程中不忘跟傷友拌嘴，隨後進來的社工問候近況，並建議芷凌可與營養師討論接下來的飲食計畫，爲周而復始的復健生活補充足夠營養。

每天的行程對於芷凌來說都很類似，往返於醫院與機構，重複著各部位的復健動作。每次只要增加新動作，芷凌就知道身體的情況有所改變，新動作就是新挑戰，咬牙一做，每天都要比昨天更進步。

跪

原本活蹦亂跳的芷凌最在乎腳復原的程度，因此每天晚上都會自己加強訓練腳部運動，一週下來，職能治療師也稱讚芷凌腳的動作範圍進步了。芷凌的膝蓋關節處沒有植皮，一般來說關節處的皮膚比較薄，很容易摸到骨頭，因此儘管火燒的程度一樣，一旦燒到關節處，燒傷深度便會更深，疤痕因而較厚，攣縮程度也會更嚴重。疤痕越厚，顏色越深，成熟的疤痕會變軟，顏色也會隨之變淺。就算復原得再好，也只能恢復到一般人的八成柔軟度。又因爲關節處常使用，壓力衣無法有效抑制疤痕增高，所以關節處可說是燒燙傷病患復健最困難、也最痛苦的地方。

芷凌做完手部的職能治療，就會到同棟大樓的燒燙傷日間照護病房，和其他八仙傷友一起進行物理治療。「跪」是芷凌最害怕的動作，每逢跪，必定淚眼婆娑穿插驚聲尖叫。一般跪姿，臀部會很自然的靠在小腿上，但對於膝關節燒傷者來說，光是要將坐姿切換成跪姿就至少要花上五分鐘，而且也僅能停在長跪姿。接下來最痛苦的便是要慢慢將臀部向下壓碰到小腿，每一公分的進步，都是一萬分痛苦換來的成果。跪姿之所以如此痛苦，是因爲從膝蓋、腳踝到腳背，整條腿有疤痕的地方都會被用力撐開，像是身上的皮膚將被猛烈撕開，痛苦難耐。

芷凌結束跪姿復健，社工拿衛生紙幫他拭淚，告訴他現在是最困難的關卡，只要過了就是他的，要快一點或慢一點，由芷凌自己決定，只是當速度太慢時，物理治療師一定會推他一把。芷凌的雙手總是維持一個不合理的角度蜷縮著，他說這是因爲他的身體還無法放鬆，就像他仍然覺得這是一場惡夢，無法接受事情發生在他身上。心靈的壓力依舊沉重，等待雙手自然擺動的那天，芷凌已經走出了傷痛。

離開舒適圈

往年春節，芷凌一家都會回宜蘭奶奶家過年，每天睡到自然醒，吃完飯和好久不見的親戚朋友打牌、看電視，舒舒服服的度過年假。今年過年仍要回宜蘭，只是回家的樣子和以前再也不同。

馬偕醫院的物理治療和職能治療從二月五日起暫停十天，治療師每天叮嚀芷凌年假該做哪些動作，這十天，芷凌得靠自己復健。醫療團隊針對每位傷友都會找一個主要照顧者，芷凌從小個性特別獨立，很早就搬出家裡到外面租屋工作，對芷凌來說，他的主要照顧者就是自己，從復健到換藥都可以自己來，只是對於身上有七成燒傷的他來說，按摩力氣不足和手肘無法彎曲，仍不足以完全照顧自己。

復健的苦已在日常的反覆循環中刻入治療師眼裡，他明白鮮少有人願意在家復健時讓自己痛這麼久，除了叮嚀病友，更會要照顧者不斷提醒和協助病友，才不至於使進度停滯。記者問，若是遇到像春節這樣長時間的復健空窗，醫院方面除了教導主要照顧者協助按摩和伸展運動，還會做哪些處理？尤其像這次同時影響這麼多人的復健，醫院可以提供什麼協助？職能治療師說：「我們也是第一次遇到大量且大面積的傷患。」眼神中的無奈吐露出，還是只能靠傷友和家屬們自己努力，也代表他們前往康復的路上得暫時慢下腳步。

由於復健機構床位不足，有些傷勢更嚴重的患者需要入住，芷凌決定年後搬到阿姨家，請阿姨打理三餐，緩解自己營養不良的狀況。芷凌在機構時的室友已經在復健中心附近租房子，也幫他留了一個房間，等他調整好身體和行動方便後再一起住，陪伴彼此共同奮戰。

「住在那邊不會再進步。」芷凌認爲離開機構是個正確決定，這樣他才可以逐漸回歸正常人的生活，畢竟最終，他還是得回歸社會。

進步的等待

八仙事件造成四百八十四人受傷，十五人死亡。芷凌是躲過死劫的倖存者，儘管拒絕了死亡的邀約，但通往康復之路仍是荊棘遍布，路並不好走。芷凌二〇一五年九月出院，和媽媽約定半年後要一起去日本旅行。半年是一個復健里程碑，芷凌期待那時候腳已經可以自由伸直或彎曲，像正常人一樣走路；疤痕放鬆狀態可以從十分鐘變成一小時，不再緊緊拉扯皮膚。

距離約定好的四月日本之旅越來越近，芷凌加把勁的練習，但心中也開始懷疑自己究竟能不能夠實現約定。芷凌現在走起路來仍彎彎歪歪的，也許計畫還是趕不上身體變化。

儘管受傷後過了半年，對芷凌來說，他依舊不斷再次經歷這起事件，人在情境中，這個夢從來就沒有變得更眞實。就算痛苦是扎扎實實的由身體承受，他仍相信自己只是還沒有夢醒而已。在進入這個夢之前，芷凌是個活蹦亂跳的社會新人，但看向復健床上那雙讓他好動的腳如今不再靈活，不禁感嘆：「現在怎麼跳，腿就怎麼僵。」

隨著事件遠去，人們對傷友的關心逐漸減少，很多人以爲他們好了，事實是現在才是最困難的時刻，而且不知道會持續多久。傷友面對以前容易做的事情，例如刷牙、吃飯和上下車，現在仍不方便。以芷淩來說，每天復健搭計程車時，得先將臀部坐穩椅墊後，將雙腳高舉過頭，晃過車門，再經過副駕駛靠頭墊才算是完成動作，一秒上車都可以是三十秒的高難度動作。過去習以爲常的生活方式如今看來支離破碎，生活所需的技能一切歸零，重新開始，進步成了日常的等待。

面對燒燙傷患者，幫還是不幫？

芷淩的新年新希望是「腳趕快恢復正常，疤趕快變軟」！近期回診時，芷淩一再和醫師討論重建手術的可能，想加速恢復腳的活動度。一旦腳能夠自由的運動，就可以回到過去「我行我素」的獨立生活，也可以搬進位於公寓二樓的租屋處，和傷友一起面對相似卻不相同的挑戰。

芷淩雙腿無法久站，每次復健結束後赴櫃檯批價，儘管只是排隊十分鐘，對他來說依舊是痛苦難熬。儘管對我們來說只是「等一下而已」，但對燒燙傷的傷友而言依舊形同銳箭，並帶來二度傷害。

有幾次踏進醫院，芷淩遇到志工熱心推來輪椅，他坐也不是、不坐也不是。畢竟自己是來復健，不需要乘坐輪椅，但不坐又好像拒絕別人的心意，十分不好意思。他也了解每個人都是希望可以提供協助，只是有時候這份善意難免因超過需要的程度而造成雙方的誤解。

芷淩平時出門只穿一件帽T，寒流來時頂多加個薄外套。不畏寒冷起因於密不透風的壓力衣，從頭套、頸圈、上衣、手指、褲子到腳趾，內裡還有一層膚色絲襪包裹全身，儘管外衣單薄，實際上感覺火熱。由於一般人無法理解壓力衣的悶熱，芷淩最常被陌生人關切「要多穿一點」，一再重複解釋，到最後就變得無言相對，也使單純關心的人難免愧疚。

記者問，我們應該如何做才能盡一份心力？只見他輕鬆回答：「可以先問呀！」

芷凌個性獨立好強，過去的生活經驗早讓他習慣凡事自己來，不甚習慣過度依賴他人幫忙。儘管身上有七成燒傷，芷凌仍認爲自己並非身心障礙者，他只是需要時間恢復。自尊心和好勝心強的他，不管復健多痛依然每天準時報到，「現在連休息都有罪惡感。」

儘管他對現在的處境難免怨懟，剛得到一份理想工作卻遭火紋身，原本打算工作兩年好好存錢，準備出國念書的心願，如今只得無限延遲。這兩年不僅無法工作，還得把時間花在養傷上，日子就在重複且單調的復健生活中流失。結束採訪前，記者問：「這半年多來，你怎麼看待自己？」

芷凌彷彿想到什麼似的：「用親身經歷，深刻的自我成長。」

報導上線後

年後，芷凌搬出位在三重的新北陽光家園，下週要「進廠維修」，算算已是第八次進手術房了，卻是第一次的重建手術。這次植皮部位是雙腳後膝窩，雖然透過復健可以慢慢讓雙腳靈活，但每一天的進步都是無限痛楚的堆積，透過重建手術可以大幅縮短復健時間。現在膝關節緊度就像穿了XS號的超小尺寸緊身衣，好不容易腿伸直可以正常走路，但當要休息時，就要再花一倍的時間讓雙腿彎曲，才有辦法坐到椅子上。動作來來回回，每次都要按摩數十分鐘讓疤痕鬆軟才能改變動作。重建手術就像把XS號緊身衣脫掉，換上M號T恤讓疤痕有更多空間放鬆，動作時的疼痛就能減少。然而，一次手術平均得臥床十天，下床時仍然得面對又麻又痛的雙腳，如同人魚上岸，從刺痛中走出美麗道路。

對於手術，芷凌既期待又怕受傷害，但期待大於害怕許多，因爲開刀後一定會比現在更好。燒燙傷患者在上半年「進廠維修」者，多半是做功能性手術，例如讓手指或腳有更大角度的動作幅度；下半年則多是美觀性手術，以外觀改善爲主，以上手術都由整形外科負責。待手術結束後，雙腳逐漸恢復靈活，芷凌就會搬到與傷友共同租賃的房子生活，一方面離復健地方較近，也可以恢復以往獨立的生活。

看到報導上線，他認爲寫得很眞實，甚至有點過於眞實，很像有人在幫自己寫週記。許多人看完報導後欲加芷凌臉書好友，「大概有十來個吧，但我都不認識啊！」芷凌不禁莞爾。記者問他對報導刊登後的期待，芷凌表示，希望透過報導一掃大眾對傷患「出院就好了」的刻板印象，如同他一再強調的——現在才是最困難的時候。

第一次重建手術後

馬偕醫院8C病房，重建手術一週後，身旁病床已經換了第三個人，芷凌仍然臥床。原本醫師評估週四可以開始下床走動，今早換藥結束後，卻將原訂時間延至週六，坐在病床上的芷凌大喊：「我快無聊死了！」

芷凌開刀進行重建手術的地方位在膝蓋後方的膝窩處，手術從臀部取皮，沿著被挖掉、幾乎見骨的膝窩以一比一大小植皮，周圍以手術用訂書針固定，最後打上石膏。五天後石膏拆除，放上輔助固定的副木，等到下床行走時再將副木拿掉，訂書針則是出院一週後回診時拔除。芷凌的膝窩大概用了一個手掌大小的臀部皮植皮，醫師像挖冰淇淋般把一大球疤痕挖掉，他形容傷口「就算放一大碗公的紗布進去都塡不滿」。媽媽在身旁協助換藥時忍不住淚水，不斷祈禱別再讓芷凌進手術房，傷口實在深到難以忍受。

手術結束這幾天，芷凌動也不是、不動也不是。現在無法穿壓力衣，若一直維持一樣姿勢，疤痕會變硬；若是動，傷口處又很容易長水泡。大部分時間身體都在承受各種痛楚，最痛的不是深幾見骨、形如凹碗的膝窩，因爲神經已被移除，沒有感覺。反倒是像被籐條打過，紅腫的長條狀臀部取皮處，才是眞的錐心之處。連續四天施打嗎啡緩解疼痛，芷凌才能好好睡一覺，不至於被痛醒。現在只在換藥時才會施打止痛針，時時刻刻都得承受如針刺般的痛覺酷刑。

雙腳直了！

「很直、很直，眞的！」芷凌昨天終於獲得醫生答允下床走動，他按捺不住興奮，看護正在幫他擦洗身體，他隔著簾子對我大喊。

芷凌一下床就到處串門子，昨天去兩間病房探望其他傷友，每個人看到他都稱讚：「可以走囉？很直喔！」難以想像一般人的正常走路姿勢，能夠是一句如此振奮人心的褒揚。

儘管芷凌可以「正常」姿態緩緩行走，但原本已經有所進展的復健里程碑又得重來：膝蓋前側練彎曲，膝窩處則練伸直。以前要花十幾分鐘按摩後才能慢慢打直雙腳，現在則相反，彎曲雙腳得花更多時間，復健也得重新再出發。

醫生同意下床後，芷凌馬上撥電話給物理治療師請他上來教他「走路」。從下床腳垂放到地面，沿著病房牆壁行走，轉彎走到最困難的樓梯，這段過程得忍受臀部麻刺感不斷，一步一步重新踏上復健之路。每一步都牽動著臀部傷口，加上臥床太久突然改變姿勢，許久沒長水泡的膝蓋前端竟然長出三個十元硬幣大小的水泡。下床行走換來水泡破掉，就像一顆草莓藏在紗布包內被壓碎，由淺到深的粉紅色汩汩流出，染紅一層又一層的純白紗布。

雙腳終於打直了，總算離出院休養的階段又更近一步，即使出院後不代表就不必復健了，往後還必須回醫院持續觀察及換藥，但在醫院的日子夠久了，芷凌不禁大喊：「屁股趕快結痂，不要屁股痛！」等到臀部也結痂，芷凌就可以邁開步伐，大步向前了。

全世界都說我沒進步

馬偕醫院的日間照護計畫是給無重建手術過的傷友，芷凌進行重建手術後，代表資格不再符合，原本似上班打卡的復健次數從每天降為一週三次。

「我超討厭連假，大家可以去日本、去香港，我卻每天倒在家裡！」芷凌透過視訊鏡頭吐苦水，不能復健的日子只有三件事可做——睡覺、吃飯和偶爾過馬路到附近的便利商店購物。習慣忙碌的生活節奏後，悠閒的日子變得難以忍受。早早獨立離家、工作求學，「宅」是一件艱鉅的挑戰任務。

而且已習慣臺北的方便與快速，忽然回老家宜蘭生活，急踩煞車的生活步調讓芷凌很不適應。

在家裡和媽媽睡兩張合併的雙人床，媽媽怕冷，芷凌怕熱，開關空調和電風扇需要彼此協調。有時媽媽半夜上廁所回來，會對芷凌說「右腳沒伸直」，半夜的善意叮嚀讓他哭笑不得。從出院到現在，一卡皮箱陪伴他住院、出院、進機構、返家，皮箱裡裝載所有生活起居物，他形容自己像個旅人，一卡皮箱就能入住所有地方，但沒有一個屬於自己的天地。

重建手術的傷口幾乎復原了，芷凌開始自己換藥和淋浴。手術後的復健成效和另一位同時期做手術的傷友相比，他的進度稍慢。一般來說，重建手術後會先退步，之後才會進步，這段不進反退的日子讓他十分挫敗。好像重建沒有效果，也達不到復健師的期待。雖然傷友都稱讚他腳比以前直，但在專業復健師面前仍需做出更多努力。醫務社工很關心營養問題，因為肌力不夠導致許多復健動作就算盡力也使不上力，沒有成就感容易讓傷友陷入低潮。復健師讓芷凌試著跑步，一次又一次叮嚀雙腳抬高、大腿抬高。他吃力的抬腿跨步，仍只是讓步伐加快，身體就是跑不起來。

「我覺得自己好無能，連跑步都不會。」檢討著自己努力不夠和動力不足，原本對重建手術抱有極大期望的他，在這個關卡面前不禁跌落谷底。

「全世界都說我沒進步。」

疤痕真的會讓你很絕望

從二〇一五年十月中第一次出院至今約半年時間，前半年是疤痕增生高峰，後半年逐漸減緩，雖然疤痕仍會增長，但比起原本，沒退步就是進步，開始會看見真正的改變。前半年的復健主要是讓關節不會變硬，但不會眞的讓疤痕變軟，就算每天復健，疤痕仍會攣縮回原點。許多傷友看不到改變就氣餒、放棄，久了之後關節僵硬，反而更痛苦。

「疤痕眞的會讓你很絕望。」一開始心情還會隨著疤痕鬆緊而改變，現在芷凌已經看開，不會太難過，也不會太開心。過年期間明明完全沒有復健，回診時復健師卻說腳指頭疤痕變很軟；有時候明明前一天復健八個小時，隔天卻彈回原形。對傷友而言，「疤痕後母心」，陰晴不定難以預料。

身體不舒服的程度會決定原本生活的接受度，芷凌坦承，這半年來他已經習慣有人照顧，雖然嘴上說很想獨立照顧自己，其實心理不敢放手獨自生活。比起從前女強人般什麼事都自己來，現在他開始需要別人。和心理師談及此事，明白這種害怕只是一念之間，只要跨過就可以加速回到原本生活。

之前芷凌總把「只要腳好了就好了」掛在嘴邊，很多事情也都是以腳康復爲界，畫定做與不做的線。他說現在想法改變，覺得未來應該要訂一個明確的死線，而非「等腳好了」、「等手好了」這樣模糊的界線。畢竟隨著時間，對「好」的定義會改變，好還會希望更好，事情就將無限拖延。

復健的一環是回歸人群，芷凌想開始接觸許久不見的朋友，可能是吃頓飯或出去逛逛，心情不僅能放鬆又可以達到復健效果。身體漸漸康復的同時，生活也該盡快回歸常軌，不該再逃避。然而，儘管在受傷這半年間，朋友持續透過通訊軟體關心他，但當鼓起勇氣開口約朋友時，卻發現不知道該從誰約起，突如其來邀約好像也顯得生疏冒昧。

也許就算回歸常軌，生活也不再似從前。

重新奔跑的感覺很神奇

當我們開始相信，信念會隨之更移。一場大火，改變身體面貌，儘管芷凌仍難以相信這是現實而非夢境，受傷仍改變了他。

「以後我一定要找一份最喜歡的工作。」芷凌彷彿在發毒誓，氣概磅礡的說。他突然發現人生追求快樂就好，不要去爲了讓別人覺得自己很厲害而拚命，找一份工作是因爲自己喜歡而不是要讓別人羨慕。生命太短暫，可以擁有的事情眞的不多。當失去那些最簡單的東西時，才知道擁有平凡也是幸福的事。現在對芷凌來說，泡一次舒適的澡、穿一件輕鬆的衣服、睡一覺好眠不僵硬，都是未來無比珍惜的事。這些以前從來不會是願望，此時竟成爲最大的心願。

重建手術至今一個月過去，芷凌有了好消息——他會跑了！目前的紀錄是六分鐘跑一公里，比起上週只能加快腳步向前，他用「突破瓶頸」來形容這個里程碑。另外一個好消息是「變胖一公斤」，受傷後瘦了十公斤以上的他，身體沒有營養長肌肉，許多復健動作想做卻使不上力。可能是營養品立功，也可能是回家三餐正常，體重終於漸有起色。跑一公里或胖一公斤，對一般人來說不足掛齒，但對傷友來說都是盼望以久的轉捩點。

重新奔跑的感覺很神奇，難以相信僵硬許久的雙腳能夠再次奔向前方。除了開跑，他仍要每天重溫「跪姿」大魔王，重建後膝後窩鬆開不少，疼痛度明顯降低。以前跪完要花十分鐘按摩方得伸直，現在縮短到只要一分鐘，進步之顯著令人振奮。變胖後身體也較有力氣，現階段的目標就是持續捏鼻吞安素、增加體重和訓練肌肉。

生活方面也有了突破，芷凌去看了受傷以來的第一場電影。由於腳無法長期彎曲維持坐姿，整場電影下來他不斷改變坐姿、試著找出最舒適的角度，好用最不痛的方式撐到電影結束。芷凌感覺自己漸漸抓回生活的一些東西。復健初期，每晚睡覺或休息都會充滿罪惡感，好像自己只要停止復健，疤痕就會猖狂生長。現在他終於慢慢釋懷，開始和疤痕和平共處，盡量不再那麼焦慮的面對身體變化。「因爲時間，我好像眞的有在變好。」芷凌臉上漾著笑容，好久好久。

感受痛，就不痛

芷凌正式搬出家裡，與傷友共同租屋在民生社區。「我現在強大到感覺什麼都可以自己做。」從原本洗護需要他人協助，現在不假外手便可自己輕鬆洗，時間也從兩小時縮短一小時，感受到前所未有的成就。

和傷友住在一起的好處是彼此會觀察走路方式，互相提醒屁股不要扭、身體不要晃。芷凌現在雖然還無法正常走路，走起來還是有點彆扭，但他看得很開，覺得現在「走出自己的味道」。

和室友共同生活，復健結束一起到附近小吃店吃飯，吃飽散步回家輪流洗澡。自己搬出來住後，開始把重心從身體轉移到生活。在家的日子舒適安逸，不用自己規畫時間，身體痛楚反而無法忽視；現在開始需要自己安排行程，竟成功轉移注意力。隨著復健進展飛快，芷凌笑的頻率變高了，看到他不再陷入哀傷憂鬱中。

開刀對芷淩來說是一個重要轉捩點，明白最糟的已經過去，他開始確信自己可以擁有的東西不會再減少。芷淩提到馬斯洛的需求金字塔，明白必須重新調整現階段的需求，再壞？也只是停留在原地，不會再向下掉了。

芷淩常提醒自己要學會和疤痕相處，終於他悟出和平共處的道理是「感受」。傷口有撕裂感就有撕裂感、痛苦就痛苦，長期的痛楚和復健，讓他找到感受的ＳＯＰ。他已經明白，最痛的地方只要過了就不痛了。因此不管是跪著復健還是折腳指頭，都不再有那麼大的恐懼。

知道痛在哪，就不痛了。

別用現在的困境計畫未來的夢想

隨著母親節來臨，芷淩向我提及自受傷以來和母親相處的轉變。

時間回到加護病房，在病床上的他昏迷不醒，怵目驚心的傷痕是媽媽每日以淚洗面的畫面。芷淩那時期所經歷過的手術、疼痛、傷口，在轉出一般病房後什麼都不記得。很多當時發生的事情都是透過許多的「原來如此」才得以知曉。

例如，護理師說當時媽媽以爲芷淩嚴重到需要一輩子躺在床上，爲此打算辭掉工作，全心全意照顧寶貝女兒。急性期時，幾乎所有大小事都是媽媽協助處理，小至換藥，大至打官司，媽媽都不曾離開過。芷淩開玩笑說很後悔當時把所有帳戶都交給媽媽保管，現在雖然獨立出來住，但彷彿回到大學前的日子，還要跟媽媽申請零用錢。「沒辦法啊，生病會什麼都留給家人。」芷淩頗有感悟。

逐漸恢復的路途上，幾乎每週都有好消息。還記得在訪問初期陪伴上計程車時，他得用極辛苦與不合理的方式把雙腳抬高跨過車門上車。現在他不僅可以正常上下車，甚至可以帶著行李搭高鐵去臺中玩三天。目前唯一還無法突破的大眾運輸工具是公車，因爲需要平衡感，而且階梯較高，上下車不方便，由此可見低底盤公車對雙腳不方便者的重要性。如果出門不易就會減緩外出意願，在缺少與外界連結下與社會更行疏遠。

芷淩正在規畫年底和好友到日本旅行，好友都是上班族，他的時間較爲彈性，這週用復健空檔去了一趟春季旅展，想找適合大家的行程。結果一去發現時間點不對，夏季行程才剛推出，冬季還很遙遠。他和好友回報情形，好友貼心的告訴芷淩，其實不急著今年出去，明年也沒關係，並提醒出國並非國內出遊，會有更多不便，希望他好好考慮。

這些話多少讓他有些氣餒，好像自己的進步仍不夠快速，才會有這樣的疑慮。其實對燒傷傷友來說，通常復健一年半就能自理生活，等到年底已接近恢復正常的標準，出國旅行應也不是無法克服的問題。若用現在的標準去想像未來，未來將不再讓人期待，也是否定他對復健所付出的心力與再出發的希望。而這些心力與希望，正是他現在所擁有的全部。

所幸後來和好友說明後，也明白那些不了解並非質疑，而是善意的關心，不希望他爲了眾人出遊而勉強自己。明白這想法後，他決定將年底出國視爲一場復健成果的挑戰，還有「好了」的里程碑。

由於目標明確，這陣子勤奮復健，爲了目標而努力的感覺終於再次出現。

從開始採訪到現在，談話多關注於過去與現在，幾乎不曾提到未來，更遑論長遠的規畫。這週，芷凌出乎意料的和記者大談明年準備出國唸書，一圓夢想。「復健的過程太辛苦、太受挫，我需要一場長旅行來療傷。」

芷凌從沒想過「失能」這兩個字會發生在自己身上，失去他認爲最重要的地方——皮膚，對他來說就是失能。他有七成肌膚無法排汗，就算再努力復健，這件事也不會有所改變。他再也不可能了解泡溫泉的通體舒暢，也不可能了解大汗淋漓的爽快。儘管有許多不可能，他仍清楚明白自己沒有失去太多東西，至少比起許多傷友，他的手指完好，還可以轉開瓶蓋喝水、拿餐具餵自己吃飯。

芷凌很喜歡Selina，受傷初期他幾乎是靠Selina的話找到撐下去的力量。「假如你以一年來看，復健的時間很長；但當你以一生的時間來看，一年其實很短。」Selina說的話是現在他的信仰，也是對未來盼望的寫照。

就算每一天都像一輩子一樣長，用一生的角度來看，它眞的不長，不怕。

學會不拒絕

「我要走出來了喔！」房間內發出低沉的男聲，芷凌看著電視大喊ＯＫ。房門開啓，只遮住重要部位的男體晃出房門步入浴室。

記者隨著聲音望去，令人吃驚的不是裸露，而是男人身體彷彿畫布，被火任性的燒上深淺不一的紋路。芷凌目不轉睛的盯著六局下半中信兄弟與統一對決，才了解，我的吃驚只不過是他們每天一看再看、看到已沒有任何情緒起伏的傷體。也才理解爲什麼芷凌之前堅持要和傷友住在一起、爲何心靈反而能夠平靜。因爲大家都一樣，一樣的燒傷、一樣的痛。

當疤痕成熟後，角度就無法改變，也是現在復健累積的成果將影響一輩子的身體動作。芷凌一方面祈求疤痕快成熟，一方面又害怕自己如果定型在現在的角度，那下半輩子仍會不便。「這和減肥不一樣，你可以想減時再減，但你現在不拉，以後一輩子就這樣。」他每天透過復健提醒疤痕可以橫向發展，不要一股腦的攣縮。

重建後的水泡期無預警結束，他幾乎忘記自己曾爲水泡煩悶痛苦。對傷友來說，每一階段痛的結束就是眞的結束，在經驗上似乎也很難再記得當下的痛覺。那些痛的記憶彷彿都被指定消除，記憶隨風而去，遙遠也不願再重新經歷。芷凌曾和我說，現在的一切讓他貼身經驗到什麼叫作「多麼痛的領悟」。如果要讓他再經歷一次，他恐怕無法再像現在這般如此堅強。

神奇的是，痛苦會過去，快樂會留下。

他說他清楚記得打完止痛藥舒服睡去的快樂；也記得重建後可以走多一點路、跑多一點步、蹲多一點角度的暢快。每個人都有爲了長大必須經驗的事情，有的人可能是失戀、是喪父、是被霸凌，他則是被火紋身，每一次療傷完成後，面對挫折都會更有力量。

可能是成長背景影響，也可能是天生個性，讓他習慣去拒絕別人的幫忙，相信只有自己能幫自己，將軟弱的一面埋置心底，表現強悍能幹的獨立，這是他多年在外生活所內化的生存法則。他人想伸出援手卻可能被澆一桶冷水，相處久了後，才明白他不是不需要幫忙，而是不習慣去接受。身體的復健能靠器材，心理的復健得靠自己——而心理的恢復才是未來回到正常生活的關鍵。

現在他最大的挑戰則是——不要拒絕別人。

傷後的路跑挑戰

馬偕醫院爲傷友舉辦三公里路跑活動，芷凌當然沒有缺席。這次伴隨他一起跑的還有兩位攝影師，替他記錄過程。起跑後，他眞的奮力跑了一陣子，只是腳越跑越僵硬，讓他不得不緩下腳步，路跑變成快走。

以往在跑步機復健時，最好的成績是六分鐘一公里，當眞正在柏油路上跑，腳僵硬的速度比想像快許多。屈膝伸直、屈膝伸直，關節處像慢慢被螺絲起子旋緊卡住，動彈不得。這時芷凌看到身旁的攝影師騎著Ubike，芷凌用他受傷後沒騎過腳踏車的理由苦苦哀求攝影師讓他騎騎看。沒想到平時復健時踩腳踏車已經很上手的他，完全無法平衡的踩在踏板上，腳踏車在路上歪過來、轉過去的蛇形，攝影師放下器材幫助他導正方向，最後才終於順利往前騎。然而路跑比賽當然禁止騎腳踏車，不到一公里他就下車慢慢走回終點處。

社工聽聞他偷騎腳踏車，沒有盡力跑到終點，告訴他舉辦路跑是爲了讓傷友從突破自己中得到信心，事實上路跑距離是四公里而非宣傳所說的三公里。但是芷凌沒有遵守規則，也失去參加路跑的初衷。芷凌說他跑完後感到很挫敗，與其說是因犯規讓他感到不好意思，倒不如說以前最愛騎的腳踏車，如今卻像失去記憶一般，無法規律踩著踏板向前，這衝擊感比起路跑犯規的罪惡感更強烈。

芷凌坦言他最近不太敢看自己的報導，因爲覺得太寫實，看的當下才想起原來自己有說過這樣的話。彷彿人生不是掌控在手裡，別人比他更了解自己。

他甚至有些後悔當初答應採訪，因爲一切都赤裸裸的展現在別人面前。我告訴他，就像他現在會忘記當時所經歷的痛苦程度和最重要的心理狀態，這些無形的經驗用文字保存，往後不只是他可以檢視，當有其他燒傷者不知該何去何從時，或許這些報導能夠陪伴他走過，就像我陪著你一路走來。

完全跪姿

「跟你分享最新狀況。」FB傳來芷凌的訊息，上方有一張他的跪姿照片，「我跪下去了，不過其實左腳還差兩個指頭啦！」

半年前從直立跪開始，光是往下坐兩公分芷凌都像在演恐怖片，不是放聲尖叫就是號啕大哭。隨著暖身時間拉長，還有復健師和物理治療師的專業「壓制」，每兩週就會有新進展。過程中最煎熬莫過於膝蓋重建前的成長停滯期，那段時間的他宛如黑洞，負面又憂鬱，隨時都會被拉進黑暗漩渦。他很慶幸做下重建雙膝的決定，重建雙膝也是重建心靈，往後踏出的每一步，都是盡力穩住搖晃的自己。

他曾經說過只要跪下去就好了，眞的跪到底後，他無法克制的逢人就拿出「完全跪姿」照炫耀。問他爲什麼如此迫不及待的公告天下自己終於跪下去，他想都沒想的說：「因爲眞的很開心。」

從訪問一開始，芷凌就和我提及他不喜歡被陌生人問關於傷勢的問題，諸如燒傷面積、幾度、傷到哪裡和善款領多少等，這些大眾視爲關心的疑問，都是關乎於一個人的身體，是非常私人且無需被攤在太陽底下檢視的。另外一種疑問也讓他無奈——「未來要幹嘛」、「以後怎麼打算」或「這樣你未來怎麼辦」，聽到這種開放式申論題，他總回應：「那你幫我想辦法啊。」既然發問者也不是眞的關心或想幫助，問這些問題便是二度傷害。八仙事件是公安問題，檢討大型聚會制度上的漏洞、公共意外的處理、燒燙傷病患的資源，在其中的個人也因爲涉入事件被連同檢討，然而個人差異極大又牽扯傷者隱私，哪些該被揭露、哪些該公開，都應詢問意願後再個別化處理。

報導是記錄事實，我很少提及芷淩的過往，包含他的學校、科系和之前的工作等，就是因爲一旦揭示，每一個頭銜都將成爲標籤。報導無法全方面呈現傷者，讀者卻可以任意比較、臆測。因此報導寫的多是當下和轉變，而非針對他的過往而解釋現在。他曾表示報導寫的事情過於瑣碎，多是一些生活日常而非重要事件，那些小事眞的有寫的意義嗎？

我想，日常生活即眞實面貌，繁瑣及細微構成平凡，那些重大的多是突如其來或偶爾發生。半年的追蹤報導都是由細微改變開始，逐步走向正常的生活。自始至終，我們呈現的目的本就不是獵奇聳動，而是見證平凡中的不凡。

就算復健需要三年，現在也只剩兩年了

自從征服跪姿後，芷淩最近常被詢問跪下去的必要程度，因爲未來不一定需要常跪。他不厭其煩的回答：「跪代表腳最彎曲的幅度，只要跪下去了，就表示腳可以做所有動作。」這種誤解很像大眾放棄高中數學的理由：反正以後用不到，幹嘛學？但反過來想，如果可以做到，幹嘛不去學？

跪並非要或不要，而是了解自己身體復健的關鍵指標。因此在乎跪姿，就是在乎自己的身體，就是在乎是否又進步了一點。

復健過程中，總有許多看似不重要的動作，對傷友來說都可能是當時最有意義的事。好比芷凌跪下去後，開始要求自己的腳背也要著地，他當然也可以不要那麼堅持，但這就是身體恢復正常功能的必要挑戰。一旦克服，他就可以相信自己是有能力的，當再次回歸人群時，才不會因爲曾受傷過而認爲自己比別人差。

知名主持人Janet在ＦＢ上放芷凌的照片祝福他，並貼文：「眞正的勇氣不是去跳高空彈跳，而是像這群傷友不放棄生命、忍耐痛苦繼續在天堂路上匍匐前進，掌控恐懼，而非無懼。」芷凌認爲Janet講這些話格外有意義，身爲外景主持人做過許多瘋狂挑戰，卻認爲眞正的勇氣不是來自於追求刺激，而是堅毅的內心。這不僅讓他覺得自己的成長被看見，也增加持續復健的動力。

在逐漸找回自己曾經擁有的功能上，他又有新發現——手指能輕鬆使用電腦——「眞好。」他說。

「我經歷了兩年又八個月。」Selina曾在演唱會上分享自己的經歷，芷凌把數字記得清清楚楚，因爲他最在乎的就是一個明確康復的時間。他知道穿壓力衣是有時效性的，評估自己的狀況可能最少也要穿三年。

「如果一開始就跟我講要穿三年，那我一定崩潰。」擔心自己從燒燙傷畢業就要三十歲，但現在想想，他說：「反正都一年了，就算三年，也才只要再兩年就好。」

記得自己曾經這麼勇敢

「今天忽然很像正常人，好奇怪。」芷凌形容身體忽然很鬆，經過一整天走路和復健，直到回家時雙腳才恢復緊縮，回到熟悉的不舒服感。

自從一嘗重建手術的甜美果實，芷凌不再排斥動刀。雖然起先需要臥床，還得重新經歷無數的水泡，但當再次站起來時，恢復速度驚人。跪下去後，他開始追求腳底板完全打平，然而這成為新瓶頸，因此打算找醫師評估腳背重建的可能。

二〇一六年初，芷凌仍對重建手術非常抗拒，除了新傷口的心靈壓力，也會被貼上不積極復健的標籤。有些人認為復健和重建手術都一樣可以完全恢復功能，只是速度差異。穩健者多會選擇每日復健循序漸進；積極者則透過重建手術加速度過。

一年來，他最大的體悟就是接受——接受自己還有一段路要走。本來預期自己一年後就可以恢復七成行動力，一週年後才發現自己只達一半，離七成還需要時間，但若是一開始沒有那些鼓勵他「過年就會好」、「半年就會好」和「一年就會好」的人，他一定早就放棄，不可能堅持到現在。大面積燒燙傷需要兩年以上的時間，途中還要開刀重建，儘管不再似一開始那麼痛，但現在只是把痛拆開，分批感受。

問他未來最希望記得現在的什麼，他回答：「記得自己曾經這麼勇敢。」多年後一定會忘記什麼是洗澡困難、走路會痛、疤痕攣縮、突然抽痛，當自己又回到那個每天抱怨薪水好少、工作好累的上班族時，可以記得現在正是曾經最渴望的生活。

畢竟最困難的，都已經過去。

芷淩後記：回看三年前的自己

本書付梓時，八仙事件屆滿三週年，回顧兩年前的報導，以現況的角度審視過去，我無法想像故事中的人竟是自己，也幾乎快想不起來自己是如何走過那段充滿荊棘的日子。當時天眞的以爲只要等疤痕成熟，一切就會好了。事實是，出院半年後才是另一個考驗的開始。

無數次的重建手術與雷射，每次的醫療都是絕望與希望交織的過程，這些都是那時我不曾想過的生活。當年的我若知道後面的路會走得如此艱辛，或許就沒有勇氣繼續走到現在了。

每當痛苦時，我不再把心情寫在ＦＢ上，有時無意的抒發反而會讓身邊的人擔心，後來我找到另一種情緒的抒發管道，每週我會固定到醫院去找心理師談心，心理諮詢已經有兩年左右，透過心理治療的過程，我越來越了解自己，心理方面也漸趨穩定。

記得在我受傷初期，那時總覺得自己被迫浪費時間在醫療與復健上，三年後的現在，我往回看，反而覺得這些失去是另一種得到。以前的我是個立竿見影、非常急性子，做任何事情都需要得到立即成效的人，與疤痕相處的這三年中，也慢慢去接受有些事情急不得，不再去羨慕別人擁有的一切，而是珍惜自己目前擁有的東西，心理上不僅更加平靜，也學會如何與自己相處——從失去到得到，這段心理歷程十分漫長，但總有值得慶幸的，我終究還是走到了。

當初以為兩年後的我就能完全康復並擺脫壓力衣，二〇一八年六月就即將進入第三年，現階段的我依然持續在手術中，不一樣的是，現在的生活除了復健，還能運動、上課甚至去旅行。時間繼續走、生活照樣過。完全康復的定義是什麼？每個人都不太一樣，對我來說，是取決於對自己的生活滿意與需求度。計畫永遠趕不上身體的變化，現在的我只想努力活在當下。

許多報導中的小細節我早已記不太清楚，當初我覺得瑣碎、不值得被寫下的日常，反而成為情緒低落時的另一種力量：它深刻的提醒著我，自己曾經那麼勇敢。

剛受傷時總是告訴自己大難必有後福，一路走到現在更深刻明白，並不會因為我經歷過一場大災難，往後的人生就會從此一帆風順，未來勢必有更多挑戰等著我，期許自己能夠擁抱生活中任何的改變，面對它、接受它、處理它，最後放下它。

最後，非常謝謝幫我記錄下這半年《結痂週記》的記者朱麗禎，鮮少有人能夠那麼長時間的貼近且記錄另外一個人的生活，他見證了我一路的成長與改變，陪我一同經歷出院後、人生中最痛苦的半年，更感謝的是，一直以來他都沒有讓我感覺自己是傷友，而是盡可能用正常人的方式與我相處。

時隔兩年多，即便現在活動度已經回復到以往生活的八十%，身體卻留下永遠無法抹滅的疤痕，而脫下壓力衣後如何面對眾人的眼光，成為我現在生活的另一個課題。

面對恐懼，畫畫給我力量

—羅雁婷—

採訪／陳又津

大學的第一次出遊

一九九四年生，髮長過肩，照片裡的羅雁婷微嘟嘴唇、妝容細緻，瞳孔變色片散發年輕的天真，因爲失戀而鬱鬱寡歡，低潮如被世界遺棄，於是他去參加了彩色派對——二〇一五年六月二十七日那天，雁婷二十一歲，第一次和大學朋友出去玩，結果全身四十七％燒燙傷、心肺功能受損，必須吃安眠藥才能入睡，後續要看精神科、婦產科、身心科、疼痛科、神經科、整形外科、皮膚科、內分泌科等。

雁婷是長女，有一個小一歲的弟弟，家住新北市八里區，在關渡就讀大學。雁婷從小養成獨立的個性，除了每週回家拿生活費，盡量不跟家裡拿錢，高中開始打工，大學也靠就學貸款。以前在木柵讀高中，平日住校，週末回八里老家，六日就去顧夾娃娃機，從早上十點到晚上十點。

羅爸爸很自責，總說當初要是把女兒管好，雁婷就不會遇到這場悲劇。爲了減緩雁婷皮膚燒傷的不適，斥資買了冷暖氣機給他。羅媽媽在雁婷受傷後就辭掉作業員的工作，直到最近雁婷稍稍可以自己走動，才去做社區打掃，每天四小時的繁重勞務，早上六點就要起床，下午才能陪雁婷看診或復健。

二〇一五年底，一名八仙傷者搭捷運前往復健，因爲使用博愛座遭到乘客指責「好手好腳不讓座給老人」，事件引起熱議。長期以來，公眾交通工具漠視年輕人也有座位的需求，而讓座與否的自由卻只能由老人來決定，無論是公車還是捷運，這條界線始終令人困惑甚至憤怒，儘管後來出面指責的老伯道歉，但二度傷害已經造成。燒燙傷者的身體看起來沒有缺損，但下肢容易充血腫脹，皮膚就像被螞蟻啃咬一樣。感同身受的雁婷把這種心情畫了下來，讓更多人知道傷者的痛苦。

因為喜歡畫畫，雁婷畫了不少卡片給其他傷友，為大家加油打氣。他看著燒傷的左手腕說，之前這裡有顆紀念十八歲生日的小星星刺青，家裡一片反對。「可是我喜歡畫畫，覺得刺青是藝術，就跟作品一樣，不是壞小孩才會去刺青。現在全部都燒掉了。」

車禍傷癒，又遇意外

在八仙意外前，雁婷的大學生活可說是多災多難。在高中畢業、大學開學前，雁婷為了大學上課通勤，決定去選購摩托車，但這個選擇讓他在成為一名大學生前，先面臨了肉體之苦。在前往車行的路上，他發生車禍。這一摔，雁婷縫了四針，左腳粉碎性骨折，在醫院躺了半個月，大學開學的進度來不及趕上，後續復建了一年多。

「我從沒去過夜店和夜唱，直到升大學後的隔年二月才拆腿骨的釘子，心情一路烏煙瘴氣，才想出去透氣，結果三個月後又遇到八仙意外，根本整個大學時期都在受傷。」

不只身體受傷，他在感情上也遭受不少挫折，甚至在事發當下打電話給對方求援，對方卻以「在忙沒空」回絕他。但他認為一切都過去了，現在要好好堅強起來，顧好自己的生活。

跟之前的車禍相比，雁婷說，骨折只要復健就會進步，燒傷卻要跟疤痕賽跑，可能今天手能彎，明天疤痕變厚又不行了，復健的路看不到盡頭。羅媽媽在一旁聽著，忍不住憂慮的說起，未來生理功能頂多恢復八成，外貌更難回到原本的樣子。

儘管受傷了，雁婷也不想放棄變漂亮的可能，燒傷前，雁婷在牙醫診所擔任助理，談起工作精神奕奕，所以也在意牙齒美觀。「我想做牙齒矯正，兩、三年後整個人好了，牙齒也變漂亮了啊。」少女被帶走最珍視的東西，現在也要一步步努力拿回他們原有的權利，無論矯正還是復健，都是一條充滿疼痛與希望的道路。

探訪傷友

二〇一六年一月十五日，和雁婷約在人潮洶湧的臺北車站，南陽補習街附近學生來來往往，參與總統大選造勢晚會的民眾也陸續抵達。雁婷撐著傘，腳步謹慎注意別滑跤跌倒，也盡量不讓雨水沾濕身上的壓力衣。

他點了現烤三明治，等候餐點時趕緊找個空位坐下，讓腫脹的雙腳休息一下。一出門，外面的甜點名店大排長龍，綿密陰雨仍擋不住開幕的人氣，雁婷眼神閃亮，說下次也要去排隊買甜點！但久站的麻癢對傷友來說是一堵看不見的障礙，雁婷卻笑著說，排隊也是一種復健。我們避開人多的路，穿過臺大醫院舊院區，走過等候叫號的病人，穿過看起來差不多的通道和玻璃門，到達新院區探望植皮的均均。

雁婷說：「這條路我走了三次，可是每次走都覺得像迷宮。」

打開食物包裝紙，雁婷才發現三明治有不少生菜，細菌微生物會影響復原情況。受傷後，雁婷復原進度穩定，終於獲得「覓食」的自由後，才發現很多本來能吃的東西都不能吃了。雁婷借來筷子，努力用穿壓力衣的手指幫其他傷友挑掉生菜。雁婷坐在床邊陪均均聊天，開朗的說他現在手肘可以彎，其實是一次次復健、皮膚一次次裂開的成果，所以手肘好不容易能彎了，但下方都是皮膚扯開再癒合的「皺紋」。

力禎和他母親先我們一步到了病房，兩個媽媽、三個年輕女孩擠在床邊，力禎剛從連鎖服飾店過來，他說只有逛街時才能忘了身體的不適，等均均好了，三人要一起去逛街。

均均酷酷的說：「這些不都是你平常的衣服嗎？」

雁婷說，受傷後變胖了，本來的衣服不能穿，但沒了打工，跟爸媽伸手還要挑好時機，眞的很不習慣；均均媽提到女兒就是不愛逛街買衣服，到了百貨公司竟然只買按摩器，因爲受傷的皮膚無時無刻不痛，讓人隨時隨地想抓癢，均均每天都要抱著按摩器才能入睡。

隔壁床的傷者突然崩潰哭了，說媽媽都不照顧我。外籍看護默默站在旁邊，擔心的看著他照顧的女孩，畢竟母愛不是他給得起的服務。這邊兩個媽媽手忙腳亂，安慰：「不哭不哭，給你糖。媽媽只是出去做事，不是不照顧你。」女孩握著軟糖，在兩個媽媽的安撫下漸漸平靜。

均均媽幾個小時以來始終在女兒床邊伺候，一次也不曾坐下，努力按摩均均受傷的地方，希望能夠軟化疤痕。可是冬天乾冷，一次靜電把媽媽嚇了一跳，心疼女兒又痛了一次，換藥時又不小心把膠帶黏在傷口上緣，一向冷靜的均均忍不住臉色大變。媽媽挨罵了，但又笑著說：「你看，照顧就是這樣。」

均均媽透露，他之前詢問八仙專案協助的工作人員，這個專案合約爲期三年，想到選舉前，官員都說得好聽，要負責任照顧傷友什麼，但現在沒消沒息，等專案結束也不知道政府有什麼對策，均均媽擔心的說：「三年後誰管我們死活？」他只好鼓勵女兒和大家，要復健、開刀就趁這段期間，之後就別想了。

驚喜

「眞的會來嗎？」

「會唱那首〈我爲你祈禱〉嗎？」

「我一定會哭。歌詞太催淚了。」

「其實我不知道歌詞，躺在床上只聽了旋律。」

二〇一六年剛開始，雁婷在復健室和幾個傷友討論林俊傑要來新北陽光重建中心的消息，一方面是期待，另一方面又覺得不可能成眞，所以這話題只講了幾句，各自繼續復健。不過寒流來襲的星期四下午，復健表揚活動果眞邀來林俊傑，傷友穿著壓力衣跳街舞，硬是暖開感冒的嗓子，跟喜歡的人面對面合唱，雁婷也把自己的畫作交到林俊傑手上。

「黑色的太陽就像是我們被燒成焦黑色，原以爲什麼都沒有了，回顧這半年卻發現，我們在其中一點一滴的成長茁壯，因爲這場意外，得到許多從家人、朋友而來的愛，還有更多來自社會大眾，醫療人員、陽光基金會的人。所以用黑色加上圖騰繪製太陽，圖騰象徵我們身上的疤，毫無章法的亂竄生長，但之後會越來越穩定，就像太陽散發的光芒，爲我們的人生逐添色彩。」這是雁婷關於畫作的一段話。

活動前一天，雁婷跟醫院老早約好做肺活量測驗，醫院只提供上午時段，規定要在八點半到九點半抵達，所以雁婷必須在天濛濛亮時就從八里家動身到臺北車站。可是到了醫院，雁婷發現其他受試者十點半以後才來，雁婷最近正在努力擺脫安眠藥的習慣，受傷前大概一、兩點入睡，現在幾乎都要癢到天亮才有辦法入睡，睡沒幾個小時又要早起。

「我現在覺得，看電視看到自然睡著是最幸福的事了。」

失眠加上早起，讓雁婷整個過程都沒好臉色，爲了測量最精準的體重，傷友還要頂著寒流脫下手套腳套，少了壓力衣支撐，更難久站。「工作人員竟然說：『你手可以握緊嗎？』可是天氣冷、我又受傷了，手就是很硬沒辦法彎啊！還說我『情緒一直這麼暴躁嗎？』」結果雁婷的肺活量測驗退步了。三個月一次的肺活量測驗本身就很困難，更困難的是，傷友要面對現實的數據。

幸好這一切都是爲了畫畫給喜歡的人，幫住院的均均紀念他無法參與的一刻，雁婷努力收集點子，請朋友拍下復健中心外觀爲背景，雖然作畫導致雁婷自己的復健停了幾天，但活動當天，復健中心看見雁婷一直以來對傷友的慷慨與熱情，頒給他熱心助人獎。但他最開心的不是別人的肯定，而是：「我跟JJ撞鞋！」這一件小小的巧合，讓他臉紅心跳了一整天。

媽媽不在家

搭乘704的八里—北門路線，公車一過蘆洲，車速明顯加快，坡度緩緩往上，淡水河口蜿蜒在山腳下。路上佛像店、骨灰罈工廠、鐵皮屋、餐廳比鄰而居，即使身在車內，冷風依然從頭上吹過，濕氣從腳底爬升。帝王級寒流才讓臺灣降雪，經歷短暫回暖，八里又是冬雨十二度低溫。因爲下雨，雁婷只得放棄這天從二二八公園開始到高檢署的遊行，由媽媽代表前去，抗議八仙董事長陳柏廷等八人竟然全身而退。

雁婷在家製作卡片，要送給新北陽光重建中心的「老師」——這位復健師跟雁婷同一天生日，一樣姓羅。將近六個月的相處後，老師將調往民生陽光重建中心，雁婷親手做了立體紙盒卡片，裡面有大家的照片和想說的話，雁婷趕工買紙、列印、剪貼，還用上爸爸工作的材料。媽媽說做的不輸網路上賣的，鼓勵雁婷接單製作，還可以把部分所得捐到八仙專戶。但實際上該怎麼做，雁婷還沒想這麼多，目前還是專注於製作的樂趣。

雁婷房間角落堆著繪畫用品，他說差點在高中畢業時一起丟掉，幸好沒丟，否則還要再買一套。雁婷通常在客廳製作卡片和畫畫，有時就這麼在電視前睡著，因爲房間天花板的燈早就壞了，他也不想修，房間裡只有一盞檯燈，他說，受傷後不喜歡太亮的地方。客廳正上方掛著陽光中心剛頒給雁婷的「熱心助人獎」，電視櫃右側是雁婷高中時得獎的書法作品，桌上散落著美術用具與作品，小小的暖爐在他腳邊，沙發上還有厚毯，雖然這天沒人在家，但可以看見家人是如何愛護雁婷，並且以這個女兒爲榮吧。

必須出庭的理由

二〇一五年十二月，時序入冬，雁婷雙腳僵硬麻癢，卻堅持到臺北士林法庭出庭，雖然很多人說告呂忠吉於事無補，「可是我想當面讓他知道，這件事造成我們多大的痛苦。」

到了法庭，雁婷看到呂忠吉身旁有辯護律師，坐在被告席，就跟其他無罪的人一樣，而不是站著。彼側，被害者人數眾多，一批約有十多人，大家移到旁聽席的長椅上排排坐，依照編號等待法官傳喚，被告與原告中間以柵欄隔開。

法官對每個人都問：「這次事件你有什麼看法？」「你覺得呂忠吉有罪嗎？」一旦有所停頓，法官就換下一個問題。時間有限，其他原告也在等候，雁婷原本準備好的講稿無法完整說完，再加上呂忠吉緊盯的目光讓他倍感壓力，只能努力表達：「我覺得呂忠吉有罪，請從重量刑。」審判過程中，雁婷也盡力請法官重新判定「輕傷」的標準，這群傷者儘管沒有截肢，但日常生活無疑都遭遇極大困難，絕不是「輕傷」而已。在媒體面前，呂忠吉總說要和家屬協調，但他只看見這十五個人離世，「他連一個人的告別式都沒去。」

出庭前，協助被害人的律師也有不同的處理方式，有的積極，有的則是前幾天才開始詢問。事故發生當晚，有人剛好把票根放在褲子裡，足以成爲呈堂證供；有些人的父母在事發當天稍晚要回去拿東西，現場卻已被警方封鎖，後來接到通知說可以取回私人物品，又聽說置物櫃遭竊，在派出所內集中放置的東西一片混亂，很多貴重物品及證據都拿不回來。

開庭即將結束，法官問：「下次傳票要傳你嗎？」雁婷聽到很多人說不要，包括雁婷認識的人這次也沒來。但雁婷想到當初和他一起去八仙的六個朋友，大家的傷勢或輕或重，他八月中出院，但有人還在插管，看到曾經那麼漂亮的人因爲皮膚無法擴張，將永遠失去生育能力，雁婷爲他不捨，覺得自己無論如何都該出庭。後來聽說有傷者還在住院，特地向醫院請假出庭，連法官都動容。

所以雁婷決定參與這場長達半年的追蹤報導，盡可能把火場其後的故事，帶到大家面前。

回到渡船頭

「你什麼時候回來？」

「我們這次員工旅遊要去新加坡！」

「我可以偷偷跟去嗎？」

「身體可以的話你就來啊！」

雁婷來到以前工作的牙醫診所，去年九月預定的員工旅遊被八仙事件打亂。診所裡還留著雁婷的櫃子和制服，今年的員工旅遊可能也算了他一份，甚至，連工作都留著。

「可是我一定要穿長袖制服……」

「冷死了，你看我們也穿長袖！」寒流過境正好幫雁婷解圍。

又有人說：「我不要看到你的肉體，我怕我會長針眼！」事後，雁婷說這同事說話就這麼直，他只是開玩笑，雁婷早就習慣了。

前往高中時代打工的渡船頭，賣伴手禮、雞腿捲、超大杯紅茶、辣螺肉的叔叔阿姨全都認識雁婷，他們先愣了一下，看著那個一直盯著自己的奇怪少女，然後大聲一喊：「是雁雁啊！」

「你還好嗎？」

「怎麼一直抓？傷口會癢嗎？」

「你完全變了一個人。」

「以前雁雁好漂亮。」

「你還算幸運的。」……

雁婷回答眾人千篇一律的詢問，他不知道未來能不能畢業，因爲學校不像當初講的「不用管成績」，更不像政府說的「醫藥費全民買單」。

目前醫藥費都由善款墊付，身體胖了十公斤，現在只能待在家和去復健，賠償也不太樂觀，這些人問一次，雁婷就不厭其煩答一次。

在渡船頭老街的尾巴、賣臭豆腐的阿姨叨念雁婷：「你怎麼這麼不小心，以後還要騎機車嗎？」看來印象還停在雁婷兩年前摔車。

雁婷點頭，說偶爾還是會騎車。

阿姨說年輕人眞是不會怕啊，頓了一下才問：「你不會是因爲八仙吧？」雁婷點頭，阿姨才發現誤會了，久久說不出話來，眼神滿是憐惜。

「以前我來，都吃這家的滷肉飯配荷包蛋。」雁婷過去工作的夾娃娃機店收了，但他不時會幫忙旁邊店家裝米糕、滷肉飯和紅茶冰。「不忙的時候，我會自己做蚵仔煎。」吃完後，雁婷疊好碗筷，放進碗槽，衛生紙丟進垃圾袋，就像自己會在家裡整理的那樣。

阿姨交代雁婷有空多出來走走，心情才會開朗，做一份帶回去給媽媽吃。雁婷說不好意思啦，另一個姐姐笑說：「不好意思那做兩份！」

即使雁婷離開了渡船頭的工作，但街上的人們還惦記他，一下子就能喊出雁雁，比起學校，渡船頭才是他眞正有歸屬感的地方，所以才會特地來到這裡，面對自己過去以及未來的樣子吧。

好想養隻狗

「電話簿那麼多人，但不知道可以約誰出去。」

現在家人大多不在身邊，爸爸要上班，弟弟剛找到工作，母親也不必隨時照護雁婷，離開了家事服務的臨時工，回歸工廠作業員的生活。

「我知道家事工作很累，因爲都會跟社區打掃的阿姨聊天。」

雁婷沒有親眼看見媽媽工作，也沒聽過媽媽抱怨，但他知道媽媽把這些苦往肚裡吞。如今雁婷的世界突然縮小，只能在搭公車復健與家庭生活之間運行，原本忙碌的工作和學校一下子疏遠了。

「在醫院，大家說要去找你，我也很期待出院，可是出院到現在，眞正會來找我的就那一兩個。你說沒空，可是我又看到打卡動態。」沒有履行的承諾讓雁婷很失落，雖然他知道大家有自己的工作和生活，有更想去的地方和朋友做更多的事，而這些事，多半不是現在的雁婷能參與的。

「他們很忙碌，我反而有那麼多時間。」

但是，傷友之間沒有新的友誼嗎？

當初與雁婷同行的朋友傷勢各異，有人剛重建出院，有人根本不想去復健。

「人落魄後才會知道身邊是什麼朋友。」雁婷在FB寫下這則動態。

因爲復健而認識的傷友佩如傳來訊息：「要一起出去嗎？」

兩個女生約在士林碰面，再從士林到新莊，度過一段驚險又愉快的時光。在士林的街上，有人坐在輪椅上乞討，他拿著捐款箱，手指因燒燙傷而彎曲，雁婷看見了，走向前去投了一百塊錢。

訪問途中，雁婷經過寵物用品店，忍不住停下腳步，說他最近忽然想起斷絕聯絡的朋友，打算跟他的家人聯絡，讓他偶爾去看看那隻他深愛的狗狗，說著就找出那隻狗在他手上睡著的照片。

感情受創後，雁婷留戀的不是人，而是狗。他想見一見那狗，那狗說不定也很想念雁婷，但狗的語言人類不懂，所以雁婷連探視權都沒有。

「沒有狗會像滷蛋那樣對我了。」雁婷惋惜的是那段感情，也是狗兒眼中的自己。

有狗，家裡就有誰在等你回來，出去散步時身邊也有個對象陪伴。現在的雁婷儘管努力復健，爲自己找到出門的理由，但大概沒有哪個理由能像遛自己的狗那樣充分，那樣不離不棄。

以前漂亮是好事

雁婷的氣色一天比一天好，皮膚漸漸穩定，傷友家屬看見他，一方面可能看見了恢復的曙光，另一方面也擔心孩子沒辦法恢復到這個程度，結果就問了：「你的傷是不是比較輕？」

這個問題讓雁婷覺得很難回答，因爲傷不能比較，重要的不僅是燒傷面積，深層的皮膚復原其實更需要時間。只用數字來衡量，往往容易讓人誤解眞實的狀態。

「在醫院我三餐加宵夜，吃完就下來走路。」如果光憑出院及後來的恢復情況來判斷傷的輕重，對受傷的人並不公平。

爲了皮膚好，雁婷努力吃東西，體重增加十公斤，就爲了重建手術之後，忍痛取下的珍貴皮膚可以跟舊皮順利癒合，不讓好好的皮膚白白浪費。

變胖了，以前的牛仔短褲穿不下，少不了要面對一些「玩笑」，「大家開玩笑說我胖OK，但有時候太超過了。」爲了復健生活可以踏穩腳步的增重計畫，反而使雁婷成了群體中的「胖子」。

以前，只要隔壁阿姨說衣服不好看，雁婷就再也不穿那套衣服，但現在的雁婷走進藥妝店，買了些日本DIY食玩，自己拆開包裝後，笑著說這些要「給沒來復健的人當手部復健，做完了還可以吃！」吃，不再是罪惡，而是讓自己變得健康的義務。

訪問中，雁婷收到力禎的語音訊息，他剛去打四公分深的壓疤針：「痛，超痛，上麻藥的時候最痛。」他壓低了聲音，沒有尖叫、沒有失控，但聽起來一樣恐怖。

雁婷下週將要去打第一次雷射。

「女孩子的臉最重要。」所有人都這麼說。

所以不管再痛，女孩們都打算咬牙撐過壓疤針，身體就再說吧。

青春貌美，是少年少女本來就背負的期待，現在依然是這些傷者在意的事，但也更加遙不可及。對於這樣的落差，雁婷不說喪氣話，卻也沒有過度樂觀：「以前漂亮是好事。」

漂亮對一些人來說是好事，但不該是折磨自己的理由。以前擁有的纖細與光滑再也沒有了，現在的雁婷卻如此雍容，如此大度，如此美麗。

一張被當兩科的成績單

「你要小心，某醫生是出名的愛開刀。」

「上課的事就找那個教官。」

傷友們在新北陽光重建中心樓上復健，一樓之隔，幾個媽媽在底下討論醫院、醫師及學校課業，彼此交換資訊，就像回到孩子年幼時，重新做個媽媽。那一夜，去八仙的孩子各有各的理由，或因失戀去散心，或慶祝找到第一份正式工作，或剛跟家人吵了一架，想脫離日常的軌道讓自己輕鬆一下，結果，卻帶了更重的傷回家。

回到校園，即使在同間學校，不同班也有不同待遇，有人歐趴，有人被當。雁婷爲復健往返於八里與新莊之間，搭公車通勤將近要三個小時，課業只得暫放一邊，更何況當初選塡的是沒興趣的科系，要拖著尚未復原的身體回去學校，這動機就更低了。

一開始聽到的風聲，學校表示學費和成績都不必擔心，傷者一定可以順利畢業。後來學費單寄來了，雁婷乖乖照繳，學校再辦理退款手續，雖然無法擠上校車、抵達山腰的教室出席上課，但他該做的報告還是盡力完成，眼見剩下一年多就要畢業，他只想跟一般大學生一樣，拿到一紙文憑。

學期末，雁婷收到一張被當兩科的成績單。

學費繳了，學分也沒拿到，兩頭落空的雁婷如果離開學校，將只剩下高中學歷，過去兩年多的努力付諸流水。五專降轉的同學更慘，因爲只有國中學歷。

幸好，歷經夏秋冬春將近四個季節，學費這件事終於塵埃落定，確定由企業贊助。但當初說的準時畢業不可能了，倒是學校特別放寬傷友「無限延畢」，不受兩年休學期限限制，讓傷友與其他身障生一樣享有同等待遇。

「可是我不喜歡這科系，只想趕快畢業。」直來直往的雁婷，即使面對學校也勇敢表達出自己的意見，「如果眞要學什麼，之後再學就好了。」

雖然學費有人付了，雁婷也鬆了一口氣，但他認爲這些錢也不該浪費，現在應該把資源留給其他更需要的人。課程或許可以彈性調整，讓無法出席的學生適當參與，而不是讓不想留在學校的人擁有無限延畢的年限。大學不該是這群年輕人學習的終點，未來畢業後，融入社會與否才是眞正的關鍵。

你不懂那種心情

偶然，雁婷在士林街頭認出國中同學，說了聲「嗨」。

「你竟然認得我？」同學說，因爲兩人畢業後再也沒聯絡。

「你認得我才奇怪！我現在變胖又燒成這樣。」雁婷自嘲。

兩人以前在學校屬於不同的圈子，這天臨別前，同學留下一句：「有空可以約我。」遙遠的友誼就這樣重新連結起來，新朋友和舊朋友，大家吆喝相伴、視訊通話。白色情人節，沒有情人的大家照樣聚餐，雁婷說要煮玉米濃湯，但需要同學幫忙開瓦斯爐，因爲點火瞬間有揮之不去的恐懼。

八仙事件過後，也有人約雁婷去夜店，但人多、密閉空間加上節奏強烈的音樂讓雁婷裹足不前，加上傷友若是喝酒，原本不脹的腳立刻像久站一樣不適，只有躺下來才能減緩這種情況。話說回來，誰會在夜店邊抬腳邊聊天呢？

出門跟朋友相聚不容易，但雁婷幫自己打氣，把出門當作復健。相對的，回家就想單純放鬆，現在雁婷連在家「泡牛奶」都有點吃力。首先要站著等水滾，他不能久站，腳容易覺得脹癢，倒出來的熱水也讓他害怕，會不會再次造成燒燙傷？但若換成「倒牛奶」，雁婷只要走到冰箱拿牛奶，再倒出來。這兩件事聽起來稀鬆平常、差不了多少，但傷後「泡牛奶」這樣簡單的任務，卻變成一連串困難的動作。

二〇一五年，雁婷八月十七號出院，十月媽媽生日，當時他特地準備生日驚喜，大家一起幫媽媽慶生，有蛋糕和歌唱，還把整個過程記錄下來。他知道自己能做的不多，但現有的一切是他努力的成果。

「那你跟弟弟感情好嗎？」

「當然好囉。」

提到弟弟，雁婷露出一絲笑容，八仙事件後，弟弟常騎機車載他，省去復健及看診舟車勞頓之苦。最近弟弟到飲料店打工，也會和家人分享工作的甘苦談。

下班後有同事邀約，晚點回家，爸媽因爲雁婷的遭遇，加倍擔心孩子晚歸，常叫雁婷打電話催促，可是雁婷不願剝奪弟弟享受年輕人應有的權利，「因爲我以前都拒絕診所姐姐的邀請，知道這種心情。」

爸媽則說，你不懂父母等小孩回家的心情。

復健也要花費許多成本，從八里搭公車到蘆洲，再搭計程車到新莊的新北陽光重建中心要一百多塊，來回花費三百，加上午晚兩餐估計兩百，一趟就要花上五百元。

聽憂心的雁婷算帳，眼睜睜看著每一分錢流出去，有時爲了節省交通費，天氣好、身體狀況也好時，雁婷就走十多分鐘的路到先嗇宮站，省下計程車資。其他人看見這樣的進步或許不免鬆了口氣，慶幸雁婷回到了大眾交通運輸的行列，但臺北天氣多雨，雁婷終究無法天天步行這樣的距離。

前幾天，雁婷走到藥妝店，想找支新的唇膏，店員看見他手指露出的壓力衣，問聲：「怎麼了？」雁婷說，我是八仙受傷的。「天哪，我可以抱抱你嗎？」說完，就給了雁婷一個大大的擁抱。

出去走走，偶爾也會碰到溫馨的時刻。

如果疤痕永遠都在

雁婷躺在美容床上，冰敷剛打完雷射的皮膚，趁主治醫生露臉，問他腳上的疤是否能夠雷射。「我不相信雷射可以處理疤痕，你們有人來打，但我看沒有效果，對付厚疤就是要開刀。」醫生快速確認雁婷小腿的疤痕，說你這樣很好了，沒有攣縮，疤痕不厚，如果眞的在意，一年後皮膚穩定再來打。雁婷趕緊說，手臂疤痕因爲壓力衣壓迫而難受，醫生回答：「你這樣不影響外觀，背看不到沒關係。」不是背部，母女倆知道醫生沒聽到「手」這個字，趕緊告訴醫生，是「手臂」，雁婷脫下上臂的壓力衣。

醫生看了看，斬釘截鐵的說不是壓力衣的問題，取皮的部分本就如此。「你有去陽光嗎？」醫生沒等雁婷回答，列舉其他傷友手彎曲、手肘張不開、屈膝走路的狀況，看著四肢健全的醫生模仿，我們都不陌生，因爲這些畫面我們在夜市、陌生的街角都看過，雁婷和陪同的媽媽更清楚，他這條命是撿回來的，因爲雁婷另一個朋友最近才拔管出院，剛開始學走路。

「疤痕不可能看不出來，好了也一定比其他的皮膚白。」醫生說。

是嗎？如果疤痕永遠都在，雁婷和母親頂著寒流來到這裡，究竟又是爲了什麼？

醫生忽然轉向媽媽說：「我有說過費用嗎？」

媽媽說沒有。

「全臉一萬二，半臉六千。」

因為雁婷的皮膚還沒穩定，只能施打部分區域。媽媽之前被告知的價格是全臉，而非半臉，接著，忙碌的主治醫生向施打雷射的醫生告別，便快步離開，留下雁婷和媽媽兩人。雁婷起身，媽媽到櫃臺排隊繳費，雁婷在床上看著手機，螢幕鏡面貼反射出自己剛打完雷射的臉。

「你的臉怎麼這麼紅？」剛才施打雷射的醫生一見面就問，母女倆答是燒傷，現在雁婷雷射後的臉卻更紅了。

雁婷獨自走去盥洗間，盯著大鏡子，前面擺滿醫美品牌的保濕乳液、化妝水和防晒乳，連水龍頭都改裝成腳踢式，環境方便舒適，但是沒有椅子，徹夜沒睡的雁婷雙腳腫脹，沒有地方休息，候診期間，雁婷不得已占據兩人位置，把腳放上沙發，舒緩熬夜的不適。

「雷射會痛嗎？」

「醫生說會痛，我覺得還好。」雁婷回答，但下樓踏出電梯，麻藥退了，臉上便開始刺痛。

「我以後只能留妹妹頭了。」雁婷說，那樣才能蓋住受傷的臉。他打開手機，尋找朋友雷射前後的照片，就為了回應醫生剛才的話，雷射怎麼可能沒效？

媽媽先一步走出醫院接應開車的爸爸，留下雁婷一個人在醫院大廳，等車到了，雁婷還在看著手機，眼淚無聲滑落。

藝術的力量

四月下午，天氣溫和，中正紀念堂捷運站前人群來來去去，家長背著孩子的書包、牽著孩子來上舞蹈律動課程。雁婷穿著一身黑色洋裝，和幾個傷友一同走出雲門舞集律動教室，大家剛上完雲門舞集的課程，每週一小時半，課堂上有十多個人，雁婷努力復健至今，剩小關節未完全恢復功能，而雲門的律動課程跟一般復健不同，需要動用全身。本來只有四堂課程，據說將延長到六至八週。

最近雁婷的時間被繪畫占滿，因爲臺大醫院邀畫，共計一張全開、兩張半開，這麼大的尺寸讓他必須捨棄慣用的色鉛筆，改以水彩作畫。「但我高中畢業以後就沒碰過水彩！」重拾水彩讓雁婷有些擔心，全開的大尺寸又因爲書桌不夠，雁婷只能趴在客廳地上畫，手肘支撐上半身重量，沒多久就要休息透氣。目前雁婷正在繪製全開的作品，半開有了想法，另一張半開還是未知數。最重要的是，這些作品要在八仙事件一週年前完成，雁婷還有兩個月時間。

另外，雁婷還在進行畢業製作，系所規定學生以動畫、短片和繪本作品（三擇一）畢業，雁婷因爲大一受傷時沒學到動畫技術，短片要去外景拍攝，苦不堪言，最後八仙事件受傷的六人決定以繪本畢業，爲文憑努力。

同時，雁婷正著手準備今年底與其他畫家交流的作品，面對許多邀稿，雁婷考慮再三。以前畫是爲了抒發心情、安慰友人，但現在面對合約，有截稿日、遲交懲罰條款、隱私權、修改次數等疑慮，他不敢冒然簽下合約，「我怕到時候惹上官司，說也說不清楚。」畢竟口頭無憑無據，白紙黑字不留情面，就算是個打工機會，雁婷也不敢冒然嘗試。

「我還有別的計畫。」

每次看見雁婷，他的指甲都有新花樣，雁婷也想幫照顧大家的陽光志工、醫護人員做指甲，跟大家分享他的興趣，但這個計畫需要材料費，目前跟家人拿零用錢的他還要想想辦法，「我沒工作到現在快一年了，不能混吃等死。」

這句話雁婷說得無怨無怒，這筆材料費讓他開始思考創業的可能性，是否拿得到大學文憑其次，雁婷最希望以自己的能力獲得經濟收入，如果受雇於人，「急的時候，老闆不懂你的不方便，創業比較彈性。」雁婷也像其他傷友一樣，領悟到生命短暫，開始做自己眞正喜歡的事。雁婷以前穿短褲，爸爸會管這個太短，現在只要自己覺得不要太誇張就好，像身上這件露肩的衣服，以前的他沒有這種衣服，「但現在肩膀皮膚是我唯一好的地方了。」

從服裝、繪畫到創業，雁婷試著一步一步，走出自己的路。

雲門舞蹈成果展

二〇一六年五月二十日，新任總統就職，雨絲似有若無，不確定的氣氛在這座島嶼彌漫，下午的雲門舞集舞蹈教室內也升起一股緊張氣氛，這天是雁婷和傷友舉辦成果展的日子。

剛開始，同是傷友的佳玲找雁婷一起學舞，大家伸展筋骨，儘管每個人的柔軟度不一，疤痕也限制了許多動作，老師也總是帶著笑容，大家在場上玩得很開心，下課前一定要和老師擁抱道再見。後來雁婷知道五二〇這天要在大家面前表演，自稱跳舞本來就有點肢障，也還沒準備好面對觀眾，雁婷不想去上課，甚至缺課，最後還是硬著頭皮上場。

成果展的表演分爲三段，第一段是開花，變成花苞、雲和山，肢體延展到極限；第二段的現代舞，雁婷記不得舞步順序；第三段的安可曲則是結合先前課程學到的部分。最後雁婷怯場了，看別人跳那麼好，自己在前面已經跳得不好，後面也只是跟著人家，於是偷偷跑去旁邊。老師見了問他，你怎麼跑過來了？不然我們站最後面，跟大家做Ending，陪在雁婷旁邊完成這場演出。成果展後，大家分享爲什麼想來，跳舞後的感想以及希望改進的地方。雁婷說出自己的希望，他想要鍛鍊腹肌、伸展疤痕。

八仙事件前，他每週六都會去做核心運動，但爲了減肥一天只吃一餐，六二七那天他早上去運動，再前往八仙樂園，那時候他離理想體重四十二公斤只剩一公斤，下午大家玩水、吃東西，但雁婷整天都沒吃。朋友想下去舞池，儘管自己不想去玩，但難得跟同學出來，不去又很掃興。後來舞臺起火，雁婷根本沒體力跑，所以雁婷想重拾鍛鍊核心的力量，向那個一天只吃一餐的纖細少女告別，重新長出另一個堅強的人格。

「覺得好還是不好，自信是最大的關鍵。」社工韻心鼓勵雁婷，但雁婷無論如何就是沒有自信，不只跳舞，連畫畫也是。雁婷作畫的初衷是抒發心情，但聽見大家一片好評後，雁婷忽然擔心接下來畫的還能讓大家這麼喜歡嗎？因爲這些不是他自己想畫，而是受邀的委託——但韻心告訴他，你要相信自己，每個作品都有自己獨特的地方。所以雁婷在成果展這天帶來自己最新的畫作，期待聽見大家的意見，可惜這天太晚下課了，雁婷的畫作依然留在原位。

不要再自責了

沉寂一段時間後，雁婷推出另一種風格的畫作。

創作者一旦走到高峰，後續就是無盡的下坡，無論做出什麼作品都是退步。但雁婷克服心理障礙，拿起水彩筆，按照自己的想法畫了。

畫中長頭髮、穿裙子的女孩是過去的自己，所以他用藍色、綠色、紫色，眼妝誇張一點，雁婷說：「復健時可以朝以前的自己爲目標，但是不能留戀我以前這麼美、這麼帥，爲什麼變不回去？」一切都過去了，現在什麼都不是。原本背景是花的圖騰，但水彩容易暈開，沒有雁婷想要的效果，他改用銀色噴漆畫出星空，水彩則用噴的，一滴一滴蓋掉原本的圖。如果現場看畫，可以看見銀色、白色、淡粉和淡黃的點。八仙事件週年時，這幅畫將會在臺大醫院展覽。

作畫時，雁婷有很多情緒，想了很多事，但沒把討厭的事寫得太明白，「跟我一樣受傷的朋友都懂那種感觸。」

當時他陷入昏迷，完全不知道自己的情況，只知道是大面積燒燙傷，很燙、想喝水，以爲像平常一樣擦藥就好了，不知道後面等著的是植皮和一連串的手術。雁婷的右手相對身體其他部位燒得較輕，植皮的網格較小，但雁婷醒來，看見右手就很害怕。腿部換藥時，紗布連皮都扯起來，雁婷痛得又叫又哭，他稍微伸直脖子，看見自己的身體燒成這樣，媽媽、姑姑必須把他眼睛遮起來，讓雁婷少崩潰一點；施打嗎啡後，視覺焦點無法集中，雁婷無法使用手機，房內沒有鏡子，所以雁婷也沒機會看見自己的臉。

住院後期，雁婷第一次走路，在廁所鏡子看見自己的臉，「以前不是這樣，爲什麼現在變這樣？雖然我的臉傷比較輕，可是一樣紅、腫、黑、脫皮。鏡子裡面是誰？用手一直摸、一直摸，怎麼變這樣，嘴唇也有燒到，一直結痂又很緊，每去廁所一次就哭一次，說我好醜……」

家人一直說會好，醫生也說會好，但是雁婷不斷問自己爲什麼？爲什麼那天不回家就好？爲什麼要下去舞池？爲什麼要救我？爲什麼不讓我走了就好？爲什麼要讓我承受這些痛苦？無限的爲什麼，變成他揮之不去的陰影。現在，雁婷還沒完全接受自己的傷口，但是他知道自己必須「每天保護它、愛護它，爲傷口擦乳液和按摩」。

藉由這張畫，雁婷告訴自己，也安慰其他傷友，既然身體上已經受這麼多折磨，爲什麼心裡還要這麼痛苦？不如試著跟自己做朋友，不要再自責了。

家人支持的力量

「我睜開雙眼發現旁邊都是火，但是媽媽都不理我，他說你在彰基醫院很安全，趕快睡覺好不好？可是我的身邊都是火，空氣裡都是塵煙很難呼吸，我媽又一直說我很安全，我不相信，說你騙我，明明旁邊都是火，你都不救我，我要想辦法自己救自己，半夜盧媽媽拿手機打電話給我爸和我弟，有幾次他們沒接我就生氣哭鬧，媽媽說要接這電話，所以我半夜打過去他們會接，一直安撫我。

我叫爸爸趕快來救我好不好，我眞的在火裡面，但是爸爸也跟我說，你現在在醫院很安全，我整個很錯愕。當下眞的旁邊都是火。」

住院時，雁婷爸爸開車南北奔波，媽媽和姑姑睡在雁婷旁邊，但雁婷會尖叫，無法分清楚現實和夢境。當時不只身邊照顧雁婷的家人，就算遠在八里，同樣不敢熟睡。

面對無盡的重建和復健，雁婷的人生盪到了谷底，但媽媽和姑姑聽到雁婷講爲什麼要救我，他們哭著告訴他：「我照顧你這麼累，怎麼可以講這種喪氣話？」結果看他們哭，雁婷不敢再講了，但還是常常有這種想法。

「老天選擇你，讓你變成這樣，可是又不把你帶走，我覺得這種行爲很賤。」但雁婷一路辛苦走來，想到阿公阿嬤爸媽弟弟，接觸到社會中的現實和溫暖，「他們很需要我，我還這麼沮喪的話，他們對我的努力不是就浪費了？」

爸爸有空就到彰基醫院探望雁婷，看到雁婷就問：爲什麼腳一直在抖？可不可以不要抖？這樣正不正常？但雁婷必須忍受走路的痛楚，也不是故意要抖的；親朋好友也說，怎麼好好一個人會變成這樣？這些話雖然是心疼雁婷，但聽在耳裡一樣難受。後來護士跟爸爸聊，知道爸爸只是關心腳抖是否身體不正常的反應，不是責怪雁婷。

出院回家前，雁婷房間本來沒有冷氣，爸爸一邊上班，還要請人進房間裝冷氣，又怕傷口感染，每天拿消毒水擦拭房間，一塵不染。媽媽睡在雁婷身邊，方便他半夜有什麼需求，協助他抓癢或上廁所，但雁婷身體癢得睡不著，媽媽忍不住責備他爲何每天都不睡、不好好休息？儘管知道媽媽是出於關心，但雁婷還是忍不住回嘴：「你又不是我，怎麼知道我的感受。」雁婷知道自己不應該，因爲想到受傷後，自己固然要忍受痛楚，還要做心理調適，但看在家人心裡也一樣不好過。

「如果我再講這種話，是不是會讓他們覺得很失落？」

所以雁婷不講喪氣話，也漸漸不發脾氣、不哭了。再去想爲什麼，知道這麼多答案，也不能改變什麼，倒不如開心過每一天，因爲爸爸總是希望雁婷開心，說開心才會好得快。

明年此時回華山

二〇一六年六月二十四日，入夏連日破高溫紀錄，下午有時豪雨，有時悶雷。陣雨過後，雁婷和伃均一家搭捷運來到臺北市華山藝文中心參與「迴祿」攝影展。三個月前寒流過境時，雁婷應攝影師李天賀邀請，拍攝疤痕的肖像照。場內共展出二十三幅肖像照，展期爲時三日，這天是開幕盛會，果汁與茶點擺放在桌上，從早到晚都有許多人入場，場內笑聲與驚嘆不斷。

「你也來了」、「你胸毛怎麼這麼多」、「這個疤痕照顧得很好」、「你現在是不是比較瘦」、「你猜我在哪裡」……如果閉上眼睛聽這些對話，可能會以爲這是一群年輕人的同學會。

雁婷的大學同學說：「因爲在這裡的人都有相同經驗，不會有人問你『八仙的喔？』」大家在這裡重逢，才終於顯露出外面沒有的自在，「在這裡抓癢或跺腳都不奇怪，會來這裡的人都可以理解。」

不少人穿著短褲與寬鬆長衫，只露出腿上的膚色壓力衣，長衫豔麗的配色讓人忘了壓力衣底下是累累的傷疤。黑色壓力衣底下投出些微膚色質感，更容易讓人以為是防曬袖套或跑步用的褲襪。

壓力衣的設計盡量不引人注目，只有膚色和黑色兩種，受傷的女孩就算忍不住想穿短褲，也多少可用長衫遮住手部和腿部後側的壓力衣。

「有同學去學校都穿長褲，不敢露出壓力衣，像雁婷他們這樣露出壓力衣，是很勇敢的。」雁婷大學同學說。另一名同學套上長褲，讓他看起來跟一般同學一樣，但坐在教室會腿部腫脹，必須把腳跨在另一張椅子，不明就裡的老師或同學看了不免覺得有失端莊，希望同學自律。或許將來看到有人抬腿時，可以知道傷友並非故意占據兩個位置或弄髒椅子，而是不得不如此。

八仙事件滿一週年之前，雁婷的日子很匆忙，充滿了邀稿、畢業製作和扭蛋生意，但扭蛋機做下來，雁婷發現賺不到什麼錢，截稿期限又迫在眉睫，只好做到一個段落就向後來的訂單喊停，「剩下的材料做完後就不做扭蛋機了。」

在老師的鼓勵下，接下來的一年雁婷將會專注在畢業製作，用畫作來描述媒體沒報導出來的感受、最開始的傷者心情，並記錄一點一滴走來的歷程。

雁婷笑笑說：「專題的名稱就叫〈重生〉，地點在淡水——現在可以打廣告嗎？」

二〇一七年五月開展，雁婷期許自己可以順利畢業，也好好完成八仙事件帶來的功課。

後來知道了

雁婷到便利商店，老闆本來在聊天，看到他外衣底下的壓力衣就問：「你是八仙的嗎？」

老闆的態度並不友善，所以雁婷沒回答，買完東西就走出去，老闆突然丟出一句話：「可憐喔。」完全沒有同情或同理的意思，只是嘴上說可憐、帶有諷刺的風涼話。也因爲這句話，雁婷知道自己該畫什麼了。

他在FB寫下這段話：

從燒焦變黑或燙白的皮膚，慢慢變成疤，

感觸眞的好多，

一路上要感謝的人太多太多了，

離開的也很多，但對現在的我來說，眞的不在意也覺得不重要了，

我只想著未來的路，好好感謝那些曾經幫助我的人。

雁婷首先要感謝爸媽和姑姑的照顧，也讓爺爺奶奶擔心了。回想住院期間，爸爸不斷南北奔波，媽媽辭掉工作下彰化，住到彰基附近的大學男生宿舍，要走長長的路才能到醫院照顧他，回去也要走同樣的路。相較某些傷友家屬能住到親戚家或飯店，雁婷爲媽媽不捨。

「而且我還吵著要姑姑，不要媽媽。」因爲覺得換班的姑姑比較會照顧，讓媽媽很受傷。那時候雁婷超喜歡吃燒肉米漢堡，住在臺中的姑姑開車，去買速食不成問題，但沒有交通工具的媽媽依然不辭辛勞，走路完成女兒的心願。

現在雁婷知道，媽媽也是第一次照顧人，不清楚照顧的訣竅，難免會弄痛傷者，那時的自己卻忍

不住發脾氣。有些事必須隔一段距離，等到不痛之後，才看見身邊的人也幾乎付出了一切。

雁婷也覺得自己很對不起弟弟，去年暑假是弟弟首度當兵，爸媽因為雁婷的傷勢無法送弟弟去營區，難得的懇親假也沒人去接他，只能拜託認識的人載回家。

雁婷摸著自己的脖子說，剛開始採訪時，大家剛出院，幾乎每個人脖子上都是洞，因為手上沒有完好的皮膚可以注射打點滴，就打在脖子的血管，但是風險較高，必須由醫生下針。

昏迷時，學校老師來探望雁婷，主任出面協助許多事務——這些事都是雁婷後來才知道的，直到現在，大家也極力勸他不要放棄大學學位。所以面對畢業製作，雁婷決定要按照自己的想法來做。以前覺得重要的朋友，後來從雁婷的生活離開了；從前不覺得重要，但現在一起復健的人，反而成為現在生命中重要的支柱。畫作裡的太陽，是雁婷在復原這條黑暗的路上，遇到許多不一樣的人，從各個角度都能看到一個笑臉。

「不要多問什麼，一個微笑，一個加油，就可以把我們從黑暗的道路，拉到比較光亮的一面。」

採訪雖然告一段落，但雁婷依然在畫畫，帶著身上的疤痕，有各式各樣的計畫，一切都會好好的。

受傷，才明白家人的愛

—陳依欣—

採訪／洪佳如

把女兒當一歲，我二十五

老花蓮人都知曉，花蓮市中華市場內有間傳承三代的手工豆腐好味道。這是陳爸爸一輩子的心血，也因鎮日與老婆忙於家族事業，女兒依欣從小便獨立自主，爽朗性格更是結交了不少好友。

事發那夜，依欣與朋友相約八仙樂園遊玩，卻意外遇到粉塵暴燃，重傷的依欣在熱心陌生人「不要睡著！」不斷的呼聲中得以保持清醒。當下雖想打電話回家，卻細心想到整天忙工作的爸媽總是早早入睡，於是選擇打給親近好友。

翌日，陳爸爸看到新聞，還搞不清楚狀況就接到新北市消防局的緊急通知。他不敢相信自己的寶貝女兒竟然也是傷患之一！心急如焚的陳爸爸央求弟弟先赴高雄探望，自己和老婆靜待火車班次，直到晚上才抵達高雄長庚醫院。

依欣全身達七十％重度灼傷，在高雄長庚歷經三個半月療程、十七回漫長手術，依欣二十五歲生日前夕，陳爸爸央請長庚醫師評估，希望能夠轉院回花蓮，做爲他的生日禮物。經醫師首肯，依欣轉進花蓮慈濟醫院，由爸媽全天候照料。

「現在我把女兒當一歲，我二十五歲，我們重新學習。」陳爸爸撫著膝蓋，眼中流露對女兒的無限疼惜，他每天和妻子輪流照料女兒，家傳三代的豆腐事業因此停歇，他照顧女兒無怨無悔，只怨八仙樂園從事發至今，居然連一次到院親自慰問也沒有！

相較陳爸爸的滿腹憤恨，陳媽媽溫柔親餵著女兒，「其實我都不知道，我們家依欣喜歡吃什麼。」言談充滿對女兒的愧疚。從小雙親忙碌，依欣早已習慣自己規畫人生，臺北、高雄、嘉義，全臺都有他打拚的足跡。這場意外讓依欣與雙親重新學習如何相處，攜手走過人生的坎坷。

喜愛與孩子親近的依欣在二十三歲時曾積極研習保母課程，希望未來當保母，住進慈濟病房後，朋友帶孩子們來探病，他笑說都抱不動了！這份體貼他人的心，如實反映在他重傷後的未來目標上——開「八仙欣樂園」民宿。

這些日子以來，這份夢想在依欣心中越加明確，將自己的名字放進民宿裡，是承諾將放入畢生情感經營。這將會是結合民宿與咖啡館的複合式經營型態，讓旅人不用匆匆趕著入住、退宿，而是能放慢腳步，在品嘗香郁咖啡之際，享受家庭旅行的溫馨愉悅。

好友一起消化負面情緒

陳爸爸回憶寶貝女兒緩緩恢復意識時，開口的第一句話不是擔心自己的傷勢，而是掛念同行的國小同學吳宛儒有沒有受傷？宛儒和依欣相約到八仙樂園共度假日，同樣成為受害者。對宛儒，依欣有許多愧疚，兩人從小一起長大，本來還計畫一起出國玩，但這場意外讓夢想變得遙遙無期。

事發後，宛儒第一次從臺北坐火車返回花蓮老家，身穿壓力衣與連身長裙，帶著水果茶到病榻前探望，好姐妹相見有說不完的話題，像是想用洗面乳爽快洗臉；眼睛有時會不明疼痛，感覺苦苦麻麻睜不開，初期有壓力禿等，只有同受過一場苦，才能明瞭彼此的痛。

依欣笑著對宛儒說：「近視也有好處呀，動手術只要一摘掉眼鏡，哇！眼前什麼都看不清楚，也不那麼怕了！」兩人開心的對話，讓病房裡笑聲不斷。

但再樂觀，生命還是有消化不了的苦楚和痛癢，難免會大發脾氣。「不然你來燒燒看，就知道有多痛！」彼此對爸媽都曾發出一樣的埋怨，他倆有默契的相視而笑。

他們是如此激勵自己，努力消化負面情緒，忍受身體傳來萬箭穿心的痛癢。會脫口而出這樣的話，背後有著情非得已，化不開的無奈，聽在雙親耳裡滿是心疼。

當天，兩個女兒談得盡興，爸媽們也熱心交換照護經驗，宛儒父親提到，自己已經可以熟稔的幫女兒刺破水泡。原本老家在花蓮的宛儒一家，爲就近到臺北陽光中心復健，不惜全家北上租屋。

陳爸爸感慨表示，在這次事件中，每位爸媽都是全心全意放下手邊工作，就算事業停擺也無所謂，只要孩子願意走出來，每一步穩健的步伐，都是父母心中的盼望。

在好友面前，依欣舉起手臂上一塊沒有受傷的白皙皮膚，表示這裡尚且能打針，不用讓敏感的鼠蹊部位挨針。「我每次看到這塊皮膚就好想哭哦！原來我以前這麼白！」。

爲了安慰好友，宛儒開心秀腳上新鞋，怕疼的他特地穿上厚重毛襪保護脆弱雙腳，鞋子也因此大半號，他笑著說，聽說還有人需要穿大三到四號呢！

好友一來一回分享生活中的點滴。現在依欣與宛儒期待著一起出國，希望明年六月能到韓國與日本，讓北國涼爽微風，吹進兩人每晚的夢裡。

學習喊痛，而不是忍耐

傷友每一步走來，都需要不同專業人員從旁協助。陽光基金會東部工作站職能治療師王崇名辛苦奔波於東部地區，爲每位燒燙患友製作壓力衣與相關輔具。每位燒燙傷友都有各自的人生難題，他唯有盡力而爲，以專業分擔傷友復健壓力，將增生疤痕壓得更平整、美麗。

王治療師固定每週一次探訪依欣，協助製作壓力衣，也給予傷後意見，病榻前時常會聽見依欣一家人與治療師的對話，真誠且思量周全。

「王老師，你覺得我要回高雄復健，還是臺北比較好？」依欣語氣中有掩不住的期待和迷惑，在醫院待久了容易讓人沮喪，如果能回到遭遇同樣事件的夥伴身邊，相信會讓他提起精神復健。

王治療師沒停下手邊工作，耐心聽著依欣的問題，他保持一派幽默的語氣，反問依欣：「要看你看重的是什麼呀？」語畢，他立即細心用鉛筆在頭罩上做記號，希望能重新剪裁，填縫考克線。

頭罩順利戴上後，壓著依欣一頭新生的茂密頭髮，有些傷友爲穿戴方便理掉頭髮，讓愛美的他直呼：「我死都不剪頭髮！」

王治療師立即提出專業建議：「如果想留長髮，後面可以開一個洞，以後留辮子！」秉持「壓力衣有穿就是六十分」的想法，王治療師最大目標是根據傷口復原狀況，試著讓依欣順利穿戴壓力衣。

他進一步解釋，壓力衣越能服貼肌膚，就越能將疤痕壓得平整，因此更需要不厭其煩進行微調，一件完成品可以穿半年以上，初期調整顯得特別重要。

「我想到臺北去，那裡有我的朋友，我們可以一起復健。」依欣渴望在好姐妹身邊，一起復健，陳爸爸則較想回第一時間爲女兒治療的高雄長庚。

「在長庚也很好啊，可以看到不同階段的傷友如何復健，也有很大的幫助。」當王治療師退一步檢視頭罩是否對稱時，也退一步引領依欣家人思考，長庚醫院過去歷經高雄氣爆事件，處理過不同年齡層、不同復健階段的燒燙傷友，可幫助依欣理解每個階段所需要調適的生、心理壓力。

王治療師認爲，依欣的耐受度很高，希望復健能做得更好，習慣對復健力道都說「還好」，反而容易用力過度而新生水泡，他說：「你要學習喊痛，而不是忍耐。」與其說他是治療師，不如說是老師，口吻溫和而有力，提點復健不貪快，懂得喊痛且適時休息，才能掌握復健節奏。

堅強，只為不負好友相挺

情感是支撐每位燒燙傷友一路走來的動力。八仙事件以來，依欣身邊始終圍繞著一群好朋友義氣相挺。得知消息後，大家紛紛從各地趕到高雄長庚醫院探望。

他滿懷感謝、略帶哽咽的表示：「朋友們大都是辛苦的服務業……他們從臺北到高雄，一個週末就沒了，眞的很謝謝他們。我以前不知道，原來我一直有一群那麼要好的朋友，不斷給我鼓勵，我想爲他們繼續努力。」

向來給人積極樂觀印象的他，即使發生這場嚴重意外，卻總是貼心的想辦法調適好心情。傷口再疼痛、發癢，都獨自消化負面情緒，只願大家看到以往熟悉的開朗，這份不願辜負朋友遠道而來的心意，令陳爸與陳媽心疼又驕傲。

依欣的好人緣來自於沒有分別之心，即使身受重度燒燙傷，他仍視自己與他人沒什麼太大不同，對傷口抱持釋然想法，堅持以正面的態度面對接踵而來艱難的復健挑戰。

隨著傷口復原狀況漸入佳境，預計前往臺北復健的依欣，偶爾還會向慈濟醫院請假一個小時，由爸爸、媽媽護送，開始嚮往已久的平凡居家生活。

「生日快樂！」這天，他一階階緩緩步入好朋友在地下室舉辦的慶生會場，大家開心迎接他，還說好集體不抽菸，給毛孔狀況不佳的依欣一個友善環境。

隨著花蓮燈會熱烈展開，依欣更隨家人到東大門夜市仰望燦爛煙火。短短時間，依欣便踏出復健成功的第一步，也是通往人群的一大步。

願螢幕前的你，學會同理心

有位高中生網友看見八仙事件新聞報導後，留言指責傷友都是因爲貪玩、愛玩，才無端招惹意外上身。這則留言使專心等待傷口穩定、復健的依欣，按捺不住滿腔情緒：「如果換做是你參加畢旅，你還會說是因爲『貪玩』嗎？」看到依欣的留言，網友立即噤聲。

網路輿論給八仙事件傷友與至親再一次的傷害，誰會想到一次盡興的出遊，竟造成如此嚴重而深遠的傷；誤解也發生在現實生活中。八仙事件的燒燙傷友因身體不適坐博愛座休息，卻引來民眾誤會，指責年輕人不要無端占用博愛座，讓傷友滿腹委屈而落淚。

「如果是我遇上了，我會向對方解釋清楚，如果對方不相信我需要坐下休息，我會請他看看我的傷口。」依欣清楚表達自己的想法。

這些日子以來，他有著對燒傷的釋然，也衷心期望社會大眾能夠接受燒燙傷友，在日常生活中，他們的確有許多需要被體諒之處。

「社會需要多了解這群孩子的處境，他們不屈不饒的意志力，相當值得我們學習。」陳爸爸的語氣既是心疼，又滿是驕傲。

女兒多次在媒體上發聲，爲的是挺身而出，持續面對社會上不公義的聲浪，燒燙傷友不僅得忍受身上無比疼痛、刺癢，未來更有一條漫漫復健長路。

陳爸爸感慨，生命無常，不知災害什麼時候會無情的降臨。學會同理，無疑是給自己最好的祝福。

全家共讀護理系、復健科

自轉回故鄉花蓮慈濟醫院後，全天候照顧女兒的陳爸爸、陳媽媽已練就俐落身手，熟稔的爲女兒替換紗布，更親自嗅聞傷口狀況，推敲是否該換藥。

「以前跟這孩子的接觸很少，但他承受痛苦所展現的意志力，改變了我一輩子的想法，也改變家庭相處方式。」陳爸爸以前對喜歡人際互動的依欣態度頗淡漠，八仙事件徹底改變他的想法，同時緩下腳步，省思除了生意，家人在一起才是最重要的。

眼看同期八仙傷友早已步上復健之路，並且一直進步，難免心生壓力，但依欣仍有偶發性的細菌感染，只能靜待傷口穩定。在慈濟就醫時，每日上、下午復健時段，職能治療師總會主動延長復健時間，耐心陪伴依欣上、下樓梯。但依欣還是希望轉換環境：「在醫院復健，會永遠覺得自己還是一個病人，只有換一個環境，才可以往下個階段前進。」

傷口狀況穩定後，依欣在農曆前夕回家過年。熟悉的環境、親朋好友熱絡相聚以及溫馨的年節氣氛，讓一家人轉換在醫院的苦悶。更令人欣慰的是，依欣大幅降低服用止痛藥，在年節過後，順利於二月十六日北上復健。

「我們當作一家人去學習，別人上大學，我們是讀護理系、復健科，痛苦無價，學分無價。」陳爸爸豁達笑說。

用幽默，抵抗人生無盡苦痛。

又哭又笑，才是真實人生

八仙事發當晚，依欣從臺北亞東醫院轉至高雄長庚急救，為了保全性命，醫療團隊緊急將四肢割開，手腳全用頭皮進行植皮，右腳更面臨截肢命運，團隊在死神面前硬是搶回依欣完整四肢，為此，陳家滿是感激。

但進行水療時，陳爸爸看到女兒皮開肉綻的破碎肢體，眼淚還是不禁落下，護理師一句：「你哭了，依欣會難過。」陳爸爸馬上擦去淚水，陪伴女兒一次次進行水療、復健。

每天到換藥時間，當四肢傷口全被打開，依欣痛到流淚，哭得無聲、無助。上藥時更是全身痛到顫抖，無數次心生：「爲什麼會是我？我好想放棄……」

回想事發當晚，在慌亂的現場他曾被推倒兩次，被人踩踏。但依欣知道，好朋友比他更怕痛，當下只想爲他找到水源，根本沒有時間考慮自己的傷。

「哪怕只是一點點都好，就是沒有人給我們水……」事故位置距離漂漂河還有好一段距離，現場聲尖叫四起，哀號聲不斷，依欣在生死關頭表現特別沉著，忍著腳底板傳來的劇痛，勇敢前行。

「你不痛嗎？」旁人問他。

「我好痛啊！可是叫也沒用，冷靜，才能讓別人發現你、看見你。」依欣悠悠表示，可能是過去練跆拳道的經驗告訴他，痛不能只是大喊，那解決不了事情，必須在第一時間冷靜，看看自己正面臨什麼處境。

一心爲好朋友找水的意志支撐著他，度過最難捱的生死關頭。但依欣漸漸失溫，陷入極度疲憊狀態，在即將失去意識之際，身旁一直有個陌生人呼喚著，要他不要入睡。「我一直好想跟他說聲謝謝。」是茫茫人海中的緣分，救回依欣寶貴性命。

當晚送往高雄長庚醫院，搶救第一天即意識清醒、開口第一句話是：「對不起……」許許多多的第一，是與時間拔河，是超乎常人的意志，是身爲女兒的滿心愧疚。

纖細的他，身上多處三度深層燒傷，至今傷口仍反覆感染，癒合不如預期，拖延復健速度，仍是一次次考驗。依欣總笑著對朋友說：「記得吃胖一點，不然遇到火災沒得燒。」玩笑背後，是生命換來的深沉無奈。

「他高興，我就高興；他掉淚，我就跟著掉淚。」淚要流多久才會停？陳爸爸與陳媽媽帶著泛紅的眼眶與黑眼圈，時而爲女兒受的傷不捨哭泣，又爲他的堅持敞開笑顏。

對陳家而言，又哭又笑，才是最眞實的人生。

陳爸爸：如果當時狠下心……

依欣於新北陽光重建中心辛勤復健，雙腳走路姿勢明顯比先前來得順暢許多，然而日前甫穿上壓力褲，雙腿摩擦又增生水泡，使穿壓力褲的進度得再緩緩。

遠在東部，當初爲依欣製作壓力衣的王治療師分析，也許是第一次穿壓力褲身體還不習慣，要依欣先別急，等傷口穩定後再視狀況穿戴，才能發揮最大效用。

勤於投入復建的依欣，每日早上九點半開始一天的課程，直至下午四點半。中午用餐時間，有時與傷友一同在餐桌上玩玩撲克牌，抽取撲克牌的細膩手部運動，也是自主復健的一環。

晚上回家後，則由父母幫忙依欣換藥、盥洗，一家人的復健生活規律、簡單。依欣也與妹妹培養出比過去更深刻的情感。小時候，陳爸爸忙事業，兩個孩子都由奶奶揹著照顧，也許是這樣，讓他自小養成不願打擾家人的獨立性格，而使姐妹倆感情較爲生疏。然而依欣受傷後，妹妹常利用課後搭火車前往北部探望姐姐，姐妹相伴支持，成爲他重要的心靈慰藉。

回想起在加護病房的日子，依欣忍不住激動的說：「住在那裡面就快要瘋掉！」將近九十天，每日只見到白茫茫的牆壁，每天與絕望搏鬥。來到重健中心後，順利結交新朋友，無論心境上與復健進展都獲得相當程度的改善。

隨著在重健中心與其他傷友家屬交流，陳爸爸恍然明白，當初一聽見女兒喊疼就受不了，阻止復健師爲女兒拗手指復健，卻也錯過女兒復健黃金時期，「如果當時狠下心來，不要心軟，結果是不是會不一樣？」陳爸爸語重心長的表示，希望每位燒燙傷友的家屬一定要尊重專業建議，別讓一時心軟延誤孩子復健的最佳時機。

也許因爲如此，依欣不輕言放棄復健機會。在物理治療師協助下，依欣有專屬湯匙輔具，希望重新學習吃飯角度，朝自主生活邁進。依欣這陣子時常夢見身體康復，夢醒後的現實生活卻更像噩夢，爲什麼好不容易有所進展，卻又在轉眼間退步？復健之路的辛苦，就在這進退之間。對依欣而言，早日自主生活就是最美的夢。

復健室的一天

爲方便每日前往新北陽光重建中心，依欣一家借住在臺北親戚家。

在重健中心，陳爸爸採取跟以往不同的陪伴態度，只爲了女兒一句：「爸爸相信我，我可以做到！」正式投入完整復健才知道，那是考驗一個人耐痛力的極致。

「那種痛，沒有人能爲他們分擔。」陳爸爸說。

「要哭到什麼時候？爲什麼只有我會哭？別人都不會哭？」走進復健室前，依欣再次問著沒有正確答案的難題。躺在床上，職能治療師開始施力爲依欣復健，疼痛到屈身尖叫、渾身發顫，在一旁復健的傷友和家人則談笑風生。

難道情緒不會感染嗎？傷友們淡淡笑說：「我知道那眞的好痛好痛，以前在病房裡聽到復健師來了，我就開始掉眼淚。依欣加油！深呼吸、放鬆，哭一哭就會好很多！」

原來，傷友與家屬發出的爽朗笑聲是出自感同身受，眞正了解那撕裂肺腑的痛，是旁人無法分擔的必經之路。將手放在肩膀上，旁人看來顯然輕而易舉的動作，卻需花費心力與時間重新學習，宛如新生。

職能治療師表示，依欣在這個階段必須不斷透過拉筋、伸展，使關節彎曲角度慢慢修正，才能陸續完成生活自理的目標。「還差五公分，差五公分。」此時，治療師以大拇指能碰到肩膀，做爲依欣復健的短期目標。依據過往經歷，前一到三個月復健效果顯著，之後的停滯期必須仰賴個人勤於復健的意志力，才能漸漸恢復良好的伸展角度。

「好了嗎？」陳爸爸問著甫尖叫、痛哭完的依欣。

「當然啊，難道還要再做一次嗎？」

令陳爸爸最感欣慰，莫過於女兒哭完後會笑，馬上投入下一個復健，從不偷懶。

「一、二、三、四……」陳爸爸站在身旁默數，父女間的呼吸、吞吐，就像教練與運動員，一同協力完成自主訓練。「在這裡，他眞的很努力想要跟上朋友的腳步，要是在慈濟早就哭得亂七八糟。」

復健室內總播放流行歌曲，不僅能轉移疼痛注意，另一方面，總有幾個愛唱歌的傷友，能跟隨著旋律哼唱，那幾分鐘的飛揚，令人著迷。Selina的歌聲，恰好落在依欣復健最痛的時刻——

謝謝你們，愛我的每個人，在我的人生最像一場惡夢的旅程。

生命與生命的交會

北上復健滿一個月，依欣更全力以赴每日復建功課，即使回到土城住所也會絞盡腦汁，爲自己想出許多自主復健的妙點子。這一個月來，發生兩件令人難忘的巧合。

陪著依欣抵達新北陽光重建中心的第一天，陳爸爸、媽媽與妹妹中午出外用餐，等紅綠燈時，眼前一位機車騎士忽然放慢速度，摘下安全帽，竟是陳媽媽的遠親；一日復健完畢搭上計程車，陳爸爸與司機聊天才發現，司機同是花蓮人，兩人居然還有共同朋友，親切感油然而生。人與人之間的難得緣分接連發生，彷彿無論身在何方，都有人祝福辛苦的一家人。

爲了減輕傷友交通負擔，新北市政府與計程車、汽車業者合作，提供北北基桃地區接送服務，補助傷友部分交通費。陳家人每日搭乘計程車往返，路程中接觸許多計程車司機，司機大哥往往在依欣上車後會爲他細心繫上安全帶，有時出自好奇與同理心，司機也會主動聊起對八仙事件的看法並提出疑問。每一趟車程，都是生命與生命的交會。

也有明星前往復健中心爲傷友加油、打氣，爲許多傷友帶來雀躍好心情，但沒有特別迷戀偶像的依欣淡淡的說：「其實……誰來我都不太在意，因爲復健只能靠自己努力呀！」他一心一意投入在與身體對話。

每回離開復健中心，依欣總會安靜的投下一枚十元硬幣，錢幣在捐款箱內發出清脆叮噹聲，「我希望待在這裡復健多久，就每天捐十元，直到離開的那一天，這是我的一點心意。」

傷後十月的新課題

陳媽媽獨自坐在休息室內，偶爾和傷友家屬談天，言談間不經意流露出對女兒的滿腹心疼。「過去的工作作息跟孩子完全錯開，依欣從高中開始在電影院打工，和他的相處時間眞的很少。現在雖然整天待在這裡，不知道做什麼才好，但心裡反而比較踏實。」一家人努力配合女兒的復健步調，一同展開人生新的一頁。

這天，依欣穿上朋友相贈的運動鞋，鞋碼較過去整整大了二、三號，頭上戴著過去細心挑選的潮帽，以一身俐落裝扮，賣力投入復健：「我以前習慣能露就露，和現在的風格完全不一樣。」但復健過程之艱辛，仍使依欣滿腹委屈：「每天、每天，都是一次無止盡循環，不知道什麼時候才能停止，眼淚才不會掉下來。」即使如此，依欣還是試圖在絕望中尋覓希望，最近更婉拒一場電影邀約，只爲了不想浪費白日在中心的復健行程。

近來最讓依欣感到措手不及的，恐怕是沒施打麻醉針就直接在嘴角兩側注射軟疤針，讓一向不愛在人前落淚的他，疼到哭了一個多小時才平復。

醫師解釋，臉部燒傷的傷友需要特別注意臉部疤痕硬化狀況，以免影響日後進食。目前依欣嘴巴上下開闔弧度爲一．六公分，醫師建議需維持在二．五公分，才能保持嘴形，維持臉部線條並確保營養攝取。陳爸爸過去只專注在維持鼻孔大小、嘴巴肌肉的伸展運動等。沒想到，嘴巴上下開闔弧度一樣不容疏忽。

事發後，爲了讓醫師了解傷口癒合狀況，即使家人心中有許多不捨，仍細心一一拍下四肢，好追蹤傷口復原狀況。「我們每天相處，不容易察覺到孩子有沒有改善，但照片一比，就知道依欣眞的進步很多。」坐在返回租屋處的計程車內，陳爸爸的話喚醒車內一行人的回憶。

返家的車程不長，所勾起的傷後回憶，顯得如此漫長且珍貴。

每一回進步，都值得喝采

午後時光，陳媽媽習慣閱讀一本書，和其他家屬一起等待家人復健結束，再搭車返回租屋處。「一路走來，心情難免會受影響……」陳媽媽講到一半停頓下來，若有所思。

傷友宛儒的母親接著說：「我們心裡難過沒關係，更重要是孩子怎麼調適。」傷友家屬最清楚彼此的心境轉折。

四點半一到，兩位媽媽動身準備前往六樓，迎接女兒返家。這天，新北重建中心因舉辦團康活動，彌漫一股熱絡的氣氛，遊戲的互動交流可凝聚彼此情感。採訪前日，熱心公益的國際知名彩妝師張景凱（小凱）也前來教傷友彩妝技巧及如何修飾臉上疤痕造成的色差。

活動課程結束後，依欣提到復健進度：「還是沒辦法跪耶，但最近我可以試著騎室內腳踏車了，以前連踩都沒辦法踩。」依欣必須與關節疤痕一再抗衡，提高膝蓋彎曲程度，每一回進步都值得喝采。「接受現在的面貌，提醒自己一路走來都不被家人、朋友放棄，就是我最大的前進動力！」

依欣的復健有著小幅進步的同時，在故鄉花蓮已罹癌逾四年的依欣爺爺，近來身體狀況卻不甚理想，這次收到醫院通知，一家人心裡做了最壞的打算。

坐在計程車內，陳爸爸凝視著車窗：「家裡老的和小的，這些年陸續發生狀況。」他選擇優先照顧孩子，也特別拜託慈濟的醫生幫忙照看父親，只盼女兒三、四年內能夠生活自理，一家人重回生活軌道。

「我們很感激大眾捐贈的善款，讓我和老婆沒有收入還能全心投入照顧依欣，不至於煩惱太多，但其他意外事件受傷的孩子沒有善款的幫忙，該怎麼辦才好？」

此刻，一家人仍依舊掛念他者，由衷希望透過長期追蹤報導，讓社會意識到公共安全的重要性。

聽到這，沉默的計程車司機問：「你們說的報導，哪裡可以看啊？」

「就在《聯合報》的網路上啊！」一家人異口同聲回答。

我們也期許透過採訪真實記錄平凡的一家人，如何在絕望中發現希望。

了解我們所經歷的

陳家人甫從花蓮家鄉回到重建中心，傳來八仙樂園彩色派對主辦人呂忠吉一審被判刑四年十個月的消息，各家記者趕往重建中心採訪依欣。

依欣在鏡頭前侃侃而談傷後心境，陳爸爸有些得意的說：「每個記者都說我女兒怎麼那麼堅強？還問我是不是有教他怎麼表達？說話怎麼教？他說的都是自己最眞實的想法！」

談及判決，依欣表示：「其實有沒有判刑，對我來說沒有意義，我只希望能夠投入對傷友後續實質上的幫助，如雷射美容和復健，讓每個家庭的負擔不要那麼沉重，這才是對每位傷友眞正有幫助。但這只是我個人的想法，並不能代表全部人。」

依欣接連接受多家媒體採訪，好不容易做完的復健，還要在媒體鏡頭前多做一遍。只是一天內做兩次復健，還是讓依欣痛到忍不住在鏡頭前哀號。

依欣盡責的想透過報導讓社會大眾意識到，每一天對傷友都是難熬的學習，他們至今仍奮力與公共意外所造成的傷害搏鬥。回憶起初次與依欣見面，陳媽媽透露，依欣爲了讓表達更周全、順利，需先服用止痛藥，只爲了以最好的狀態傳遞傷後心路歷程。

陳家也堅守僅以個人立場表述想法，不希望因自己的一時發言，模糊每位傷友努力復健、重返社會的過程。因此，陳家人始終企盼媒體報導女兒一路走來的復健過程，幫助外界了解每位傷友的歷程，不需執著在是非上。

期待東部也有重建中心

上週陳家人接到消息，匆匆回花蓮奔喪，爲老父親處理後事。然而忙碌的禮儀事項讓依欣的換藥時間被壓縮，胸前傷口惡化，在花蓮慈濟醫院做復健的力道與強度也已不符依欣的需求。傷口惡化、復健時間縮短，一週內發生許多變化。

「換藥痛到握緊拳頭，那是他平常沒辦法做到的動作，你就知道那有多痛！」依欣換藥哭了一個多小時，令父母心疼。

「如果花蓮也有重建中心，我就輕鬆多了！早上賣完豆腐，就能開車陪女兒去復健，下午還能回來繼續做豆腐。」這次返鄉，陳爸爸勾勒著一幅理想藍圖，如果能夠和住在北部的傷友家屬一樣，他有自信能兼顧陪伴女兒與工作。

雖然有許多人建議陳爸爸，不如將手工豆腐功夫轉交給別人，還能保持穩定收入來源。只是陳爸爸也擔心三代傳家的好手藝，若是貿然傳授，不小心打壞好不容易建立的好名聲，將愧對前人的心血。

「我能放棄做豆腐兩年，好好陪女兒復健，但不能輕易打壞我們家的招牌。」陳爸爸眼神中閃爍著臺灣職人精神的光芒。

新北陽光重建中心所在地是由新北市政府提供場地給基金會運用，陳爸爸相信若是公家機關願意與公益基金會攜手合作，將會是廣大東部傷友與家屬的一線曙光。東部若有重建中心，不僅能服務宜、花、東傷友，相信東部緩慢自在的生活步調與較北部低廉的租金，也會吸引外縣市的傷友舉家搬遷，讓身心都能放鬆，專心投入復健。

但因東部傷友人數與專業人才配置不足，陽光基金會尚未在此建立重建中心。目前先在臺東設工作站、花蓮設服務中心，工作人員再定期巡迴，服務廣大的東部傷友。

記者訪問東區服務中心魏昌波主任，目前陽光基金會於花東地區服務三百三十名傷友，其中口腔、燒燙傷、先天顏面損傷的比例約爲六：三：一。燒燙傷友以兒童爲主，居家意外導致燒燙傷占大多數。

東區服務中心團隊成員有主任一人、社工三人、職能治療師一人，臺東工作站則由一名組長與兩名社工服務傷友。依欣尚在花蓮慈濟醫院就醫時，每週固定探訪他的就是王崇名職能治療師。他扎實的專業實務經驗，給依欣與陳爸爸、陳媽媽相當多支持。

只是，王崇名也是花東地區唯一的治療師，每週來回花蓮與臺東數趟，工作負荷龐大。直到二〇一六年八月起才有另一名治療師自願請調至臺東。除了專業人員不足，東部也缺乏專門製作壓力衣的廠商。需要壓力衣的病患包括燒燙傷友、血管瘤、外傷造成的疤痕和乳癌患友、淋巴水腫等，陽光基金會正設法解決資源不均的問題。

魏主任表示，執行長的確曾與他討論過於東部成立重建中心的可能，只是目前花東每年新增的燒傷朋友不到二十人，需要進行密集式復健者不到一半，加上東部地形狹長，居住偏鄉的傷友無法每週密集到花蓮市接受服務，過去多由工作人員自行開車進行居家探訪，團隊因此保持高機動性。若成立重建中心，希望能夠擴充功能，服務更廣大傷友。

令人動容的是，花東志工團有高達三分之二是由傷友與家屬志願參與。他們在公開講座與醫院或陪同社工家訪，以過來人的經驗鼓勵傷友，平時也積極協助辦理聯誼活動。

聯誼活動讓主要照顧者有喘息的空間，更彌足珍貴是經驗的交流。魏主任提到，由於傷友與傷友平時不容易碰面，容易產生「只有我最嚴重」的低潮，不定期的聚會，能夠有效幫助消彌傷友低沉情緒，也能凝聚家庭之間的感情。

魏主任透露，近年來花東地區燒燙傷的年紀有逐漸提升的跡象，原因應是長期累積抑鬱、自我傷害。中心仍持續觀察，希望能夠早一步提出預防方針，避免憾事發生。

截然不同的人生風景

在八仙事件之前，依欣在臺北承租公寓，養了愛貓佐佐作伴，貓咪對他如同家人般重要。意外發生後，貓咪由朋友代爲照料。依欣偶爾在FB上張貼愛貓的舊照，親暱的喚牠爲兒子。只是埋首復健的他仍無法接貓咪回家，恐怕要等重回花蓮家鄉久居，才能接回佐佐，重溫過往生活。

隨著氣溫升高，壓力衣穿在身上難耐不適。此外，依欣期待臉上的疤痕恢復膚色狀態，這需要長時間的等待，因此他連睡覺都戴著矽膠材質的壓力面膜，雖然較不透氣，但能將疤痕壓得更加平穩、美麗，因此他願意忍受矽膠面膜的悶熱感。另有一種被稱爲「紅龜粿」的特製粉紅矽膠片，塞在指縫中能夠避免指間長出「蹼」，並降低手部的疼痛感。

令人開心的是，依欣手背恢復狀況良好，當初植皮所留下的格狀痕跡，現已漸漸恢復光滑。最近依欣熱中一款手機改圖遊戲，相片中，他眨著一雙靈動大眼與長睫毛，表情逗趣自然。他也爲家人合成一張張令人會心一笑的照片，巧心讓家充滿歡笑。

八仙事件在每位傷友的人生造成一道巨大的斷裂，人生從此分爲之前、以後，既有的藍圖全盤打亂，身體機能必須重建。依欣對未來的下一步不再是嚮往外在的追求，而是希望在身上一點一滴重建力量。

最令人高興的是依欣努力投身復健後有顯著的成果。他可以偶爾外出與朋友歡唱、小聚，調劑一下規律的復健生活。一路走來，看著依欣重拾對身體機能的掌握，日趨俐落的身影，也不斷調適心中的陰影，並誠實向家人表達正、負面的情緒，試著用坦然接受的態度，面對發生在身上的意外。

赴一場祝福約定

八仙事件週年前夕，新北重建中心爲傷友舉辦復健表揚活動，傷友與家屬聚首，爲彼此的重生喝采。當天，依欣獲頒「勇往直前獎」，肯定他的全力以赴。爲了趕上大夥進度，也爲了遵守向爸媽許下的諾言，依欣屢次放棄出遊和娛樂機會。

除了家人，最激勵依欣向前的還是一群摯愛好友。「朋友雖然不能常常陪伴在你身邊，但需要他們的時候，他們永遠都在。」知心朋友讓依欣相信何謂不離不棄，更給予他前進的力量。

週年前夕，陳家人也南下高雄赴一場充滿祝福的約定，以聚餐感謝高雄長庚醫院當初極力搶救，讓一路南送高雄的依欣從死神手中逃過一劫。

這趟旅程不禁令人想起事發當天，依欣如何強忍著劇烈疼痛，理性保持安靜。在病房內面對一片白茫茫的牆壁，理智就在瘋狂邊緣，感覺自己就要發瘋。往後北上復健時，時常放聲哭泣哀號，下一秒又強忍疼痛，讓治療師在身上調整角度。每一個階段，依欣都展現最眞實的情緒與強韌生命力。

二〇一六年六月二十六日，「願景工程」舉辦八仙事件週年論壇，正逢陳家人南下高雄，不克出席。論壇上，每位傷友與家屬的自白，或多或少均重疊著陳家人的心境，苑玲與依欣秉持相同立場，以「我是普通人，只是剛好燒傷，不是代表所有八仙傷友，我只代表我自己」的態度，面對大眾的目光，也希望社會視自己爲正常人。

論壇尾聲，張賢龢博士語重心長表示：「改變災害應變的方式，若從大方向著力，可以應付各種狀況；從小狀況著手，自然害怕突發的情況發生。」眞正解決之道是釐清其中共通的邏輯，才好應變臺灣不停顯現的災害，並轉化成可以傳承的機制。

八仙事件爲臺灣近年最嚴重的公安意外，也讓陳家花蓮家鄉的手工豆腐攤上從此掛著「因家中有事，所以休息一段時間」字條。短短幾句，乘載說不盡的無奈與悲慟。如今，八仙傷友走向各自人生階段，期許臺灣公共安全意識，同樣提起步伐，不再裹足不前。而身爲公民的我們應該共同承擔什麼樣的社會責任？是大眾必須認眞檢視的課題。

重返日常的可能

—鄭伃均—

採訪／江佩津

回到事件那一刻

六月二十七日，那一天，也是他二十一歲生日。

穿著白色無袖上衣、戴著護目鏡、手臂上是派對當天的紋身貼紙，在事件發生前，他拍了張自己二十一歲的樣子，相機裡留下了那天歡笑的照片。

「選錯地方過生日了。」伃均苦笑，娓娓道來當時自己在八仙的原因。

坐上公車就可以抵達的八仙樂園，舉辦著國外也流行的彩色派對，在這之前沒有參加過派對的伃均看到活動訊息，覺得活動也不算晚，九點就結束了，他說：「想給自己一個機會。」去認識多一點人、多看看這個世界的樣子，便跟著友人一起到八仙參加活動。伃均就讀臺北城市科技大學時，因爲是轉系生，跟班上同學不算熟，那天巧遇了班上同學，一起玩一起笑鬧、多了許多互動，當天熟識了起來，從下午到事件發生前，伃均說，他是很開心的。

直到在泳池的那一刻，穿著無袖，沒有衣物覆蓋的皮膚皆被火舌燒傷。

事件發生當下，他聯絡了當時的男友，直到上了救護車、前往醫院的路上才打給家人。一場火、一個大型派對的公安意外改變了伃均，以及整個家，先是在加護病房中努力活下來，然後是出院後與疤痕戰鬥，復健的漫長過程，全家人皆身在其中。

事件後，伃均在FB上書寫自己的心情：

在大火熄滅後認識了這些能共患難的朋友，

在最無助的時候感受到那些溫暖的雙手，
在自己最醜的時候看清了那些轉身離開的人。

參與派對的那一天是他想跨出人生第一步的那一天，同時也是改變了他的一天。從小到他進入大學，大多都是跟家人一起度過，下課後媽媽會問要不要一起吃飯，他就回家跟媽媽一起吃，假日也常跟媽媽一起去逛街。

事發那一天，他選擇出去玩，認識許多朋友，這些朋友也在出院後重回陽光基金會復健，大家在那裡互相扶持、加油打氣。

「他一直都滿乖的，沒有參加什麼活動，他覺得自己第一次參加這種派對就遇到這種事，真的很衰。」姐姐在旁說道。

形影不離的媽媽

事件至今，一家人包括媽媽、哥哥、爸爸都輪流在醫院照料伃均。在加護病房時，一天只有兩個探視時段，但在他脫險前，媽媽都堅持待在醫院、不回家休息。

談起家裡的三個小孩，媽媽說伃均最小、也最黏他。小時候遇到媽媽開刀，還在讀石牌國中的伃均就對媽媽說：「下課我就來（北榮）顧你，早上直接去上課。」因爲從醫院去上課比從家裡去還快，還可以睡晚一點。果然他一下課就出現在醫院：「媽媽我剛好在這裡。」最後還是被爸爸帶回家。媽媽說：「他從小就會賴著我。」

燒傷後，為了避免疤痕形成及色素沉澱，傷友會彼此交流哪些食物要忌口，舉凡刺激性的辣，還有看起來顏色深的醬油，去年底與伃均初次見面，鄭媽媽就細數著他不能吃的食物。「海鮮吃了會癢，家裡為了他都不煮海鮮，也不煮辣。薑母鴨、羊肉爐也不吃。」

當時正值進補時節的冬天，伃均跟雁婷聊著以往愛吃的麻辣鍋、麻辣鴨血及各種美食，眼中流露對食物的企盼。「我覺得九層塔炒飯超好吃的。」

媽媽說若是自己嘴饞，會在外頭吃完再回家，還會注意身上有沒有麻辣鍋的味道，不然要是伃均聞到，就會咕噥：「好想吃喔……」有一次不小心買了鴨肉回家，民間有一說鴨肉比較毒，對傷口癒合不利，爸爸還因此罵了他，媽媽雖覺委屈，但也明白是爸爸對於女兒的關愛。

復健時，媽媽會陪伃均到陽光基金會，後來要再度入院動手術，白天媽媽也總是形影不離，時常兩個人在病房裡吃著媽媽從地下街買來的餐點，當傷口又發癢、伃均自己無法抓時，媽媽就會走到他身旁輕拍、按壓癢的地方，按著按著，手痠了，但還是繼續按下去。

「就像他說的：『我又沒有做壞事，為什麼要受這種懲罰？』我跟他說，這不是你個人的懲罰，我們全家都像在受罰，他在受苦、我們在旁邊也不輕鬆。苦跟痛我們雖然沒有辦法分擔，但我們也是一路陪著他過來。」媽媽邊說，邊繼續按摩著伃均壓力衣底下發癢的傷口。

不缺席的父親

無論在重建中心門口或每月一次醫院回診，結束時總會看到伃均的爸爸開車來接他與媽媽回家，雖不像媽媽總在伃均左右，也鮮少參與家屬、傷友的出遊或聊天，但他以默默陪伴的方式，在伃均這一年的復健中做出他的努力。

在採訪的篇幅外，父親未曾言說自己做過的事，每次來接伃均，父親也都是向其他復健的傷友點頭示意，然後打開車門讓母女倆上車，回到家裡，親自替女兒換好四肢傷口的紗布。

媽媽談及爸爸之所以會接下換藥這件事，除了覺得媽媽換藥動作太慢（爸爸說，媽媽換藥從吃完晚餐開始換，換完都要天亮了！要是他來做，只需要四到五個小時），一部分也是爲了承擔下媽媽的情緒。伃均是家中三個小孩裡年紀最小、也最黏爸爸的，而比起已經年長的父母，他本應擁有年輕的肌膚，仍有許多未來，還要找對象，也因此他們總是央求醫生可以把伃均治療好。

「怎麼好好一個人會變這樣？」爸爸問。

從小最疼伃均的爸爸愛女心切，過去伃均要是穿熱褲或背心出門被他看到，爸爸就會忍不住碎念，要他換上長褲出門。伃均說，現在想穿也沒辦法了，能夠露出的肌膚剩下肩頸處，還有可以上妝的臉龐。

去年八月剛出院，一家人無所適從，不知道怎麼照顧伃均身上許多清創後、仍待自行長皮的傷口，因此一出院便驅車前往新店陽光之家，學習燒燙傷患者的照顧。儘管捨不得、心疼，爸爸依舊接下媽媽遞來的紗布、藥膏，一層一層敷上傷口，照顧他最疼愛的小女兒。

等你好了，換你照顧我二十年

「他眞的是一個超棒的哥哥。」伃均這樣形容大他十二歲的哥哥晙恩。

在伃均居家復健時，哥哥錄下他刷牙時因穿著壓力衣而血流刺痛、需要不間斷舞動雙腳的影片，名為「刷牙舞」，放上FB。

哥哥回憶當初在加護病房的日子，全家出動，每個人情緒都十分緊繃，因為有工作在身，用掉特休仍不夠他在醫院與家中來回，後來有了家屬十五天休假，加上自己原有的特休，才有更多時間在醫院照顧妹妹。

「全家都滿辛苦的啦！每個人都背負很大的壓力，爸爸比較不會講，也不會在我們面前流淚，但我有看到他偷哭。」

看到伃均和其他傷者的負面情緒，無論是日常對話或FB文，他會用溫暖的方式回應：「雖然我知道有時再怎麼安慰也沒有用，還是只能講安慰的話、正面的想法，身為家屬跟旁邊的人，只能用這種方式表達。」

當傷者為自己難過，對著手上的疤痕問：「這樣的手誰會想要牽？」他就拍了張牽著伃均的手的照片。「我希望這些東西可以給他們一些溫暖，不然還滿痛苦的。沒辦法感受他們有多辛苦，但其實我也看得到、用想像也能夠體會有多辛苦。」他一邊講，一邊手也沒停的繼續幫妹妹把紗布底下的癢與不適努力拍開舒緩。

哥哥談起八仙事件將滿週年，這一年裡他拍了很多伃均的照片，每一次換藥、手術都用手機記錄妹妹的變化，然後趁有空時整理，他在翻照片、打資料時會湧上很多情緒，邊翻邊流淚。回想起一開始，每天跑醫院，也沒有心思在工作上，加上那時在加護病房狀況不穩定。「現在回想都覺得我們爲什麼可以這樣撐過來。」

伃均出院後仍每天陪伴他，哥哥說，可能外界看到他們有歡笑，便以爲他們已忘卻傷痕，實際上每天還是難過居多，因爲身體跟情緒的不適，讓伃均多半時間都待在家裡。哥哥看到其他傷友在FB上的部分貼文會呈現出正面的內容與心情：「看到很多傷友一起復健、一起玩、一起歡笑的樣子，家人會覺得，那他呢？也希望他能夠這樣。」然後就會拿他人跟伃均比較，把壓力加諸在伃均身上。雖然都是哥哥和爸媽的好意，卻造成伃均更多的壓力，反而讓他有時更封閉自己。

儘管如此，哥哥仍每天惦記著伃均，下班回家也會替伃均按摩。復健師說過，按摩是對疤痕最好的幫助，每天無時無刻就是要按，大概一個小時就要按五到十分鐘。因此每天哥哥在睡前就幫伃均按摩一個小時，看能不能讓伃均更好入睡。

「但我只要一離開，他就張開眼睛目送我回去，我說，我真的累了得睡了，然後趕快關門離開。」跟伃均同睡的媽媽比較辛苦，半夜伃均會痛會癢，就請媽媽幫忙，媽媽也比較沒辦法好好睡。「幫忙按摩會無聊，我就是放手機看影片，這樣時間過比較快一點，不然有時候就會按到嗖咕。」

言及這一年來的種種，哥哥仍會落淚，他一面拿衛生紙擦眼淚，一面不好意思的笑：「還好啦，我常常這樣，平常大家問候我，我講一講也會這樣，一下就好了。」

「現在我照顧你，等你好了，要換你照顧我二十年。」

這是兄妹倆日常的鬥嘴，包藏著哥哥對妹妹的深情。

姐姐以及他的朋友

姐姐學期結束，終於可以搭上飛機從澳洲回到臺灣，加入照顧伃均的行列。八仙事件發生時，家人怕遠在澳洲念書的姐姐擔心，打擾他的生活與工作，家中分裂成「要讓他知道」及「瞞著他」兩派。八仙事件發生後的一、兩週裡，哥哥幾次試著聯絡他，久沒聯繫，突然就頻頻敲他訊息，問他最近過得如何。

姐姐回憶：「那時我就覺得有點奇怪，忍不住打電話回臺灣。」那時他在澳洲的咖啡店工作，時近中午的時間，在電話中哥哥試探地說道：「你知道……八仙的事嗎？」

得知伃均就是八仙事件中受傷的一員後，他在工作場所中忍不住落淚，試著排出假，在伃均還在加護病房時飛回臺灣，陪伴從事件發生至今已心力交瘁的家人。

雖然無法久待，年底臨時的重建手術也無法飛回臺灣照顧，但他還是掛心著妹妹，等到假期一開始就回臺，來到病房，向已經照顧妹妹近一個月的哥哥及媽媽學習如何照顧手術後的妹妹。

拿著止癢神器按壓伃均壓力衣底下發癢的疤痕，七個月來，家人因爲幫忙拍打止癢而手痠過無數次，後來在百貨公司看到用來按摩肩頸的電動按摩器，震動頻率正好可用來止癢，如今認識的傷友都人人一支，一個人時也可以打開電源，讓機器幫忙止癢。

姐姐問仔均晚餐想吃什麼，他去醫院的地下街買，同時也對著手機自言自語：「不知道小護士什麼時候來……」他口中的小護士是他的朋友，因爲住在附近，事發時他無法馬上趕回臺灣，就託當護士的朋友來看顧家人。

「那時候他（姐姐）打給我，說他們家的人精神快撐不下去了。」那時仔均媽媽在醫院毫無歇息，哥哥也有工作，整個家精神緊繃到瀕臨崩潰。小護士任職的醫院中也有八仙傷者，下班後就會到仔均所在的醫院，至今也是如此，除了在醫療上給予許多幫助，他的參與也讓情緒緊繃的家庭多了更多溫馨的互動與緩衝。

再一次的手術

八仙事件當晚，仔均被救護車送往臺北榮總，全身四十七％的二、三級燒燙傷，傷及臉與肺部，經歷清創、植皮手術後，於八月出院，當時還被認爲是恢復狀況前幾名的。出院後，他與其他夥伴沒有回到學校，而是每日到陽光基金會的復健中心報到。

這天，仔均晚了一點來到陽光，因爲早上他去了門診，面臨是否要再度入院的決定。

第一次出院後，在事件即將滿半年的聖誕節前，因爲傷口持續滲液需定時換藥以及疤痕組織增生，復健不是很順利，使得腳與手部的功能無法恢復，仔均在聽了一天的臺灣疤痕協會年會後，重新回到醫院諮詢。

「年會聽了一天，其實一直在打瞌睡，但有聽到臺大燒燙傷中心主任楊永健的演講。」他決定再找醫生詢問。原本想到臺大醫院諮詢染料雷射，後來先到復健科測膝蓋處會影響功能的疤痕增生厚度，結果醫生一看就說：「哇，沒看過這麼厚的，人家都零點幾，你這一公分耶！」轉掛燒燙傷外科，醫生建議開刀爲佳，只是對要再從身上取一次皮，伃均仍有些卻步。

「我是擔心我的背。」此次植皮，醫生認爲頭皮太薄，因而選擇他背後沒有燒傷的皮膚。「我只有背是好的，現在你要把我挖去。」他對醫生說。

醫生看到他背後沒有受傷的皮膚，就說：「你皮還很多耶！」媽媽跟伃均在一旁哭笑不得，一路走來，只能以自身的皮膚去換。

媽媽說：「一開始他在加護病房，我們還不曉得只能用自己的皮植，我說可不可以用我們的皮植？他已經沒有好皮膚了。醫生說：不行。」

這是伃均第二次植皮手術，預計開刀的部位在事發生後就已經用頭皮進行過植皮，「之前在榮總都是取傷患的頭皮，所以要剃頭，榮總出來的都清一色短髮。」

出院後，原本預估會恢復的傷口，因爲每個人體質不同，恢復狀況也不太一樣，到現在仍包著紗布、得定時換藥，手指無法彎曲。「臺大的醫生是說不要一直放著，早一點植皮恢復功能，只用復健恢復的功能有限。」

事件過後便頻繁的出入醫院、法院，出院後依舊生理機能紊亂、內分泌失調，在法院判決書上，伃均仍屬「輕傷」，因爲疼痛與癢而倚靠安眠藥入睡，伃均被朋友笑說前一天講過的事情都記不得。

「什麼事情都記不起來，只有受傷的那一刻記的清楚。」

「聖誕節回去植皮，兩點就要過去準備住院，不然就是跨年那天手術，二選一。」伃均鬱悶的嘟起嘴。

經歷一番掙扎，伃均決定聖誕節當天入院，媽媽說：「自己帶你住院要用的東西。」

「我就只帶了枕頭跟一條充電線，只要這些就好了。」

但預計隔天的手術又推遲了兩天，先清創，接著是四個小時的手術從背部取皮，開了右半邊的手與腳踝，開到膝蓋部分時因爲血流過多，只得暫時結束手術。

媽媽聽取過背部皮的傷者分享，背部開刀傷口會悶癢，馬上去買了氣墊床加在伃均身下。

好友雁婷探望他時，帶他去認識同樣從其他醫院轉來、在臺大接受手術的八仙傷友，住院期間大家天天串門子；鋼鐵戰士莊雅菁也曾到醫院探視目前仍在進行治療的傷者，給大家打氣；其他幾位傷友也在晚餐後來探視疼痛減輕了點的伃均，彼此分享住院心得，相互打氣、鼓勵，每個人受傷程度不同，但對手術後的疼痛及照護都有同樣感受。當伃均聊起對手術的畏懼，傷友總予以正面、充滿希望的回饋：

「開一開很快就好了。」

「只是很痛而已……」

仍有下一次的手術，聽到還要再痛一次，伃均嘟起嘴來。媽媽看到伃均的臉，笑說：「我們家均均連嘟嘴都可愛。」

再次襲來的低潮

西晒的光線照上沉睡的伃均，哥哥說：「他早上拆線還有腳上的石膏，但沒有打止痛，再加上看到右腳又不能彎（動）了，所以哭了很久。」

重建手術後，得打石膏一段時間固定傷口，讓皮重新長回來，拆線當下，哥哥就在旁邊，看著線與血肉的拉扯卻無法走開，因爲妹妹緊緊抓住他的手，他雖無法體會，但僅用看的也十分不捨。疼痛之外，伃均發現原本入院前還可稍微彎曲的膝蓋，經過手術的靜養期後變得完全無法動彈，復健的進度要從頭再來，比起疼痛，這才是更讓他難過的事。

帶著哭腫的雙眼醒來，伃均心情不佳時會變得沉默。術後無法動彈的右腳，讓伃均彷彿又回到當初事件後歡欣出院回家，卻甫到家就意志消沉的日子。

「出院那陣子心情很差，因爲住院時以爲養好肉就好了，結果出院後開始長疤痕，坐在床上就一直掉眼淚。」伃均談起那段時間，「因爲我出院得早，同伴沒有很多，不知道大家的狀況，以爲自己會一直這樣，後來慢慢知道大家狀況，比較有同伴一起努力的感覺。」

復健就是在跟疤痕賽跑的時間，當時因爲疤痕開始長，開始害怕睡著，因爲有天他一睡醒，發覺自己四肢動彈不得，身體完全無法依照意志行動。他在床上呼喚著家人，家人才發覺他連起身都無法，得幫他活動一個一個關節，才能緩緩起身。那陣子入睡時都要彎曲四肢才安心，因此幾乎得吃安眠藥才有辦法入睡。

「剛出院時，看到身邊的爸媽、哥哥、姐姐都健健康康，只有我這樣，就心情不好、不想動。他們就會說『不行，你要動』，我就覺得自己好可憐，好像全世界都不要我了，都要這樣刁難我。」

那時他一個人沉靜下來時，一定會哭，所以要有人陪在旁邊。伃均回憶：「那陣子就是一直封閉自己，現在想起來還滿可怕的，我可以哭一個晚上不停，因爲傷口剛癒合很癢，而且不太能抓，一抓直接破皮，不只是起水泡而已。」

談起八仙事件後跟家人相處時的摩擦，他雖然明白那是家人的關心，但看著自己與家人之間身體的差異，仍感覺諷刺。後來到陽光復健，在那裡結交了老師與朋友，可以一起聊面對疤痕與復健的事情，才逐漸開心起來。

從去年底入院至今，在醫院已經待了一個多月，歷經重建手術，農曆年前終於可以出院返家，但現在依舊困擾伃均的是身上各處不時的抽痛，表層、深層皆有，一痛起來完全沒有辦法做任何事。

醫生巡房時聽到伃均的症狀，便說：「多動就好啦！」

「可是痛的時候，伃均就會心情不好，更不願意起來走動。」哥哥反映。

醫生見怪不怪的解釋：「現在肌肉綳得很緊，疤痕本來就會痛。一般人平常就會動到身上許多肌肉，但他們（傷友）不會，這種時候家人要多按摩，去促進他們肌肉的血液循環。」然後馬上往趴著的伃均身上馬殺雞起來，所有人都被醫生的舉動嚇一跳。

「這樣有沒有比較舒服一點？」

伃均笑個不停，對醫生點點頭。

「而且不能輕輕按喔，以後就要多幫他按摩。」

「聽到沒有！」伃均對哥哥說。

「什麼！」哥哥抗議道。

更珍惜團聚的時光

農曆年節，臺北陽光普照，伃均穿上壓力衣，讓手術後的疤痕努力不要那麼張狂的生長。搭上捷運在臺北到處走走，陪多年在國外生活的姐姐逛逛。

原本在事件前，伃均的夢想就是跟姐姐一樣，畢業後到澳洲工作。念書時，伃均就會到外面打工、賺零用錢，笑說：「因爲這樣買東西就不用跟家裡拿錢。」以前做過餐飲業但很消耗體力，所以轉至補教業，只是姐姐提到如果到澳洲工作，一開始都還是以勞力吃重的工作爲主。

年節是全家團聚的時刻，經歷過八仙事件，現在更珍惜可以聚在一起的時間。放完年假後姐姐就要返回澳洲，伃均說：「現在想先陪姐姐，他回去有點捨不得，家裡會變得比較安靜，至少他在的時候會多一個聲音，一直念我『手要動啊』、『不要一直躺在那』。」

姐姐在家，不時就會把忍不住想偷懶的伃均挖起來：「來，來拗手。」認眞的模樣讓伃均直呼好可怕，但還是乖乖把手交出去，被拗得哎哎叫，只要姐姐想到，他就逃不掉。但也因爲姐姐的嚴格，讓他在自醫院離開、回到陽光復健之間的空檔，仍可以（被強迫）繼續保持每日的功課，透過手術與復健相輔相成，讓他有一日能夠回到那個陶醉在陽光中、太陽的孩子一般的自己，繼續每天的進步。

繼續每天的進步

穿著帽T、腰間綁著格子襯衫，伃均神采奕奕的踏入陽光復健中心，今天的伃均不用媽媽在旁邊攙扶就可以自己走到位子上，臉上妝點著唇彩，跟住院時素淨的樣子截然不同。

他害羞的笑：「在醫院時比較邋遢一點。」回家後傷口復原狀況不錯，再加上能夠回來陽光與朋友一起談天復健，心情也輕鬆許多。「做完重建手術後，傷口眞的少很多，原本水泡很多、會一直長，現在只剩下開刀還沒好的傷口，也比較不會再長水泡。」伃均談起手術前後的差異，現在只有沒開過重建手術的左腳膝蓋仍有許多傷口、水泡，手術過的右腳僅剩零星幾塊。

原本無法抓握的右手現在也進步許多。「剛睡醒，比較硬。」努力伸展右手，不好意思的笑。「之前要一直換藥，換藥就要花兩、三個小時，現在一隻腳傷口少很多，大概一個多小時就好了，還是請家人換，因爲自己慢慢換要很久。」

過年後回到陽光復健已經第三天，身體上已經可以明顯感覺到差異。「回到家會偷懶不復健，回陽光才比較軟Q，差很多，第一天來還滿硬的。」

現在復健的重點主要是加強手部，分作被動與主動的復健方式。「綁手」是被動的進行復健，把手肘彎起至緊繃甚至疼痛的地步，然後用繃帶綁起，維持一段時間，讓緊縮的關節可以伸展開；另一種是「復健黏土」，主動進行手部的推拉等較爲精細的動作。「老師說主動去做恢復比較快，比被動還要好。」

見到重建手術後的成效不錯，每次復健都陪在旁邊的媽媽也鬆了口氣，但同時也希望可以催促他再把其他傷口較嚴重、上次來不及開的部位繼續手術，希望可以趕上今年九月的開學，不要因手術中斷學業。「畢竟還這麼年輕。」媽媽說。

伃均跟媽媽回學校找老師諮詢能否如期畢業，因為這場意外，大學三年級的課程暫時無法上、考試也無法考，看來要延畢。媽媽提及，雖然現在外表與正常人無異，但仍無法久坐。「畢竟他還不是一個正常的人，無法靠外表判斷。」媽媽說：「我要他不要想太多，現在就復健，畢不了業就延畢，現在他也沒有體力去上一整天的課，就慢慢修回來吧。」

伃均雖然也對手術成果表示滿意，但談起再次手術仍有所遲疑：「有在想，但覺得眞的好痛，所以很猶豫。雖然狀況好很多了，但想到我的皮，又要再痛，實在好懊惱。」

手術的成果並非沒有代價，為了把右腳、右手、左手臂三處的傷口重新植皮，取了原本沒有燒傷的背部皮膚，因為面積不夠，還取到了大腿皮，後果是本來不會癢的背部因為取皮而發癢，而且自己抓不到背，每次癢一發作，就只能跑去請人幫忙，喊著「救我救我」。

「睡覺時不會那麼癢，但不知道為什麼還是睡不好，現在還有在吃藥，痛的時候就趕快吃止痛藥。但不是手術的關係，是會一直抽痛，就很難過，覺得麻煩、覺得歹命。」伃均苦笑：「而且一直都這麼難睡。」

一邊聊著煩惱，一邊進行復健，每日的推和拉，都是讓自己可以重回生活的努力，並持續進步著。

一切只會更好

重建手術後，伃均原本還是穿布鞋出門，結果回診時腳背的皮破了，便不敢穿鞋子，出門都穿拖鞋。免得皮植好了又破，要重新植一次。「他們現在皮眞的很脆弱，穿個布鞋就破了。」媽媽說。

每天伃均都踩著拖鞋，一旁的傷友家屬見狀，提醒穿拖鞋很危險，容易滑倒，曾有傷友植皮後因爲跌倒，又必須重新植皮。對他們來講，身上的每一吋皮膚皆得來不易。

「因爲腳背的皮破了。」在跌倒的風險與皮的保護之間，伃均選了後者，儘管傷友家屬仍鍥而不捨的說可以在腳背鋪上紗布再穿布鞋，他也只是笑笑，不發一語。新植上的皮取自他原本完好的部位，每一處努力成長的新皮都帶著他處留下的疤痕，這種皮與皮之間的交易他人無法理解，尤其是好不容易補好的皮磨損後需重新補植的心情。

回診時，不太意外的，醫生說沒有重建的左腳還是要盡快手術，面對再次住院，伃均沒有太多掙扎就點頭答應。

左腿的壓力衣底下隱約還有紗布及滲血的痕跡，相較之下，開完重建手術的右腿傷口少上許多。「左腳都是傷口，右邊開刀植自己的皮後變比較好，左腳一下就是水泡變傷口，一直換藥，醫生說換藥要換到什麼時候，有傷口就有感染的機會。」

相較於兩個月前決定手術的掙扎，這次看到重建後的成效，也爲了可以早日回到學校繼續學業，這次面對入院，伃均看來不若上一次難受。

在復健室內，伃均正在進行右手的復健，用繃帶纏成握拳貌約十五分鐘，右腳掌也沒閒下來的套上輔具，把因爲疤痕生長而總是會翹起、無法著地的腳趾再凹回原本的樣子。復健師在一旁指導伃均拉弓箭步，可以拉大腿小腿後側還有腳板，並在椅子上維持跪姿，把膝蓋僵硬的疤痕拉開。

媽媽提及，去年八月出院後初次到陽光就是做這個動作。「現在就像他自己說的『重新再來』，已經很久沒做這動作了，現在要重新做，是怕疤又硬了所以要弄軟。他們復健就是這樣，對我們簡單的事情，他們都要做。」

復健不是沒有效果，畢竟以前復健過，腳的柔軟度還有一些，醫生也說，動了手術也不會全部從頭來過，只是得再復健。

又換了一個姿勢，彎曲一腳，然後俯身向前。治療師說這是瑜伽的動作，伃均隨著指導慢慢下彎，上半身貼到腳上，「這可以拉到很多身上的部位，背也可以，兩個、三個關節。」看到伃均的柔軟度很好，治療師問起是不是有運動的習慣，才知道他國中時就喜歡打籃球，身體的記憶仍在。

痛

第二次重建手術，要把左臂、左膝、左腿、腳踝上長得張狂的傷疤割開，重新縫合，未痊癒的部分補上自己的皮，取皮、植皮，新的傷口到來，疼痛當然也無法避免。

「手就跟之前一樣，切開來縫一條，很長的一條。」伃均指了指包裹紗布的左邊上臂說。

在動彈不得的恢復期中，自費的止痛針裝置「病患自控式疼痛控制（ＰＣＡ）」又掛了上去。前一次手術儘管有麻醉，術後的疼痛仍讓伃均整個人抽搐不停，家人見狀實在不忍，儘管這裝置健保並無給付，三天要價七千五百元，仍選擇這個方法替他減緩疼痛，只要吞藥以及意志難忍的疼痛襲來，不用等醫護人員來打針，自己按下按鈕，嗶一聲，強效止痛劑就直接打進血管裡，止痛，同時也讓自己麻痺、昏沉。因此伃均仍是能忍就忍，按的次數並不多。

聊著聊著，突然伃均緊緊皺眉，按了一下按鈕，然後低頭端詳手上的針頭，說：「媽媽，幫我叫護士姐姐。」發現因為跑針，止痛藥進不去。

輸液跟手術時的打針對傷友來講是大工程，因為疤痕下是許多新生的血管，並不那麼好找，能打的地方不多，常常手上瘀青一片。護士說：「我先幫你找右手，有些雖然找得到，但還是要扎得到。」為了打針，兩隻手的壓力衣都脫了下來。「幫你打好，這樣止痛針壓了藥才進得去。」

終於在原先打針的左手找到了位置，扎針的當下，均均忍不住哀號了一聲，護士看著新扎針的位置，說：「很順，共共流（臺），回血回得非常好耶。」並苦笑：「也沒有其他地方可以選了。」

媽媽只能站在一旁緊張的問：「有沒有比較好？」再度入院，媽媽仍不免有些情緒，傷後至今仍需讓小孩這樣忍受手術的疼痛，有氣憤，更多的也許是懊悔，相較於他人恢復的程度，伃均並不那麼順利，「為什麼當初我們植皮了還是不會長好？」忍不住希望找到可以怪罪的對象，讓積鬱的情緒有所抒發。

相較於媽媽的氣憤，一旁躺在床上的伃均淡淡的吐出話：「體質，沒辦法啊。」

打在兒身，痛在娘心。這一句俗語講述對於孩子的責打，母親也會有所感，但用在此處試圖貼近母親的心情，不只是在身體髮膚上的拉扯，更是在疲倦的傷後生活裡，無形中拉扯著傷者與親屬、世界之間的關係。

清明連假後，再次踏進病房，躺在床上的伃均說：「後天就要出院了。」得知可以出院的當下，他有些詫異，以爲還要再多做幾個部位的重建，但因爲現在回來醫院重建的人很多，病房皆已排滿，重建潮一波又一波，護理站也時常因爲排的手術多而忙不過來。

「本來想說傷口顧好一點，因爲回去總是比較困難，在醫院換藥速度很快，我們換藥都花好幾個鐘頭，專業的換比較快。」媽媽說。

原本預計要再開的部位是腳趾頭，因爲腳板往上翹，行走時其實是用骨頭在地上走，每踩一步就是痛，雖然可以透過輔具與手術改善，依舊需要花許多時間。大多數傷友也都是腳部的傷勢最嚴重，旁人所見到他們踏出的腳步，多少都帶著疼痛。

後續手術與否，要等出院後再回到門診評估，每一次進出醫院，對傷友而言都是一次重大的決定，需要下足勇氣，經歷一番心理掙扎，去面對手術後巨大的疼痛以及臥床的恢復期，也有些人雖然疤痕以及傷口影響到功能，但因爲想到手術的疼痛，而情願選擇以復健取代手術。

媽媽說：「就是怕，怕了，一而再再而三的，也不知道這一次手術可不可以順利恢復。」

九個月來，不曾睡過一天好覺

「九個月了，沒有睡過一天好覺。」凌晨四點，來自伃均發的動態，睡在他身邊的媽媽也幾乎整夜無眠。

儘管服用安眠藥帶來些許睡意，但隨著時間過去，在睡意正朦朧的時候，疼痛依舊不客氣的襲來，像電流般竄動的疼痛在疤痕之中不曾離去，就連在疲倦不堪的時刻也依舊存在，白天能忍，但疼痛不分日夜。

「我好想睡，可就是睡不著。」伃均哭著求救，在FB上發出難過的訊息，他這九個月來最大的願望就是可以好好睡上一覺。而這不是個案，在燒燙傷患者之中，是常態，有些人睡不著、尚有力氣時就起身看影片、做復健，但在力氣盡失、止痛安眠藥效過去的時候，就只能躺在床上，問道這樣的生活何時可以停止，直到天明才疲憊的睡去，穩定的作息成爲奢望。

媽媽在旁束手無策，只能在醫院回診時想辦法找尋協助，但開更強效的止痛藥並非長久之計，醫生說，眼下的選擇一則是仰賴意志力，不然就是重新手術，把帶來疼痛的疤痕去除，補上自己的皮。

還有皮能補嗎？媽媽說，原本只有五十％燒傷，現在把其他五十％的皮都拿來補，法院仍判爲「輕傷」，因此打算先把手術按下，試試看其他傷友開始做的雷射。

染料雷射並不便宜，打兩隻手臂就要一萬，每個月打一次，因此醫生說一部分的疤痕可先試試飛梭雷射，看效果如何。

走出診療室，伃均說：「沒感覺，連開始了我都不知道，大概是疤太厚了吧。」只有在手臂疤痕處多了一些黑點，他坐下來在傷口處抹上藥膏，覆上紗布，再穿上壓力衣。一旁打完雷射的燒燙傷患者及家屬也過來聊天，雖不是八仙事件的燒燙傷，但也對燙傷的頑強十分同理。伃均對剛打完雷射的女孩說，傷口要不要還是包紮一下，怕出去外面會照到陽光；媽媽則是馬上跟對方媽媽開始交換起心得，互相打氣。

散步到附近的飲料店，等爸爸下班來接他們，來的時候媽媽跟伃均搭捷運，從住的地方到醫院要近四十分鐘車程，搭乘過程中，壓力衣下的疤痕又癢了起來，媽媽想蹲下來幫他抓癢，但伃均阻止了他，覺得這樣不甚好看，只好自己找地方摩擦止癢。有時搭捷運若遇到太多人的車班，也寧願下車等下一班，雖然穿上衣服後看來跟他人無異，但衣服下的不適及心情依舊存在。

「身體要趕快養好，不然出門都是一筆開銷。」媽媽說，走出醫院時手機的鬧鐘響起，提醒吃藥。「我有高血壓，他睡不好我也沒辦法睡，他吃安眠藥我也吃安眠藥。」走到附近的地下街吃晚餐，看來是一對感情好的母女，對於生活別無所求，兩個人現下所冀求的，僅是一夜好眠。

醫生的好，我感受到了

到了每個月一度的回診，連續兩天都必須到醫院報到。一天是到整形外科讓醫生檢查傷口復原程度、換藥；另一天則是看上個月雷射除疤的效果如何。這個月才踏出整形外科門診，伃均跟媽媽就在電話中向家人報告：下週要住院切疤。

這樣輕鬆自在的提及再度入院，是經歷兩次重建手術後才有的餘裕，也因爲執刀手術的楊永健醫師讓他們放心，眞切感受到「變好」的可能。原本在長期復健中仍未有太大進步的手指關節，經過重建手術後，現在伃均又能拾起畫筆，妝點自己的面容，找回自信的自己。

媽媽說：「楊醫師眞的很有耐心，總是慢慢講，覺得這種醫生眞的很不錯。」

伃均也說：「他會聽你講什麼，想辦法幫你解決。」伃均提到傷疤依舊很癢，楊醫師就看著他發呆，思考要怎麼幫。「楊醫生還會說：『吃這麼多藥很傷身體耶。』說植皮可以一勞永逸，問我爲什麼要吃那麼多藥？想吃藥他還不讓我吃。」

當伃均說吃這個藥也癢、吃那個藥也會癢，楊醫師就問：「那你到底要吃什麼藥？」他問伃均哪裡癢，伃均說都很癢，他就嘆了口氣，搖搖頭又去開藥，說：「想給你減藥都不行。」

性情耿直的楊醫師成了伃均一家的浮木，先前在考慮用雷射除疤時，楊醫師也替他們想怎麼減緩開銷，儘管楊醫師時常有許多手術，但在巡房時仍會掌握病人的狀態，還會替伃均感到焦急，希望能早一點讓伃均身上的傷口減少、不用一直換藥，早日返回學校。「畢竟還這麼年輕。」楊醫師總是這樣說。

但在傷友之中，不是所有人都這麼喜歡楊醫師，因爲楊醫師主張開刀，許多傷友怕痛、不想再受切割皮肉的苦，而選擇其他醫院治療方法比較溫和，主張復健的醫師。

在事件發生時，沒太多選擇。爲了保命，收治病患的醫院都在拚零死亡率，這個時候，只要能活下來就是萬幸。而在保命、順利出院後，回過神來的家屬就多了許多方案：雷射醫美、重建手術、復健，無論哪一個方案在經濟上與精神上都是一筆開銷。傷者家屬的群組中時常有人提供各種訊息，就連醫院也會有新嘗試，對於自己像是實驗品一樣的存在，伃均十分坦然。

「都這麼糟了，不會再更糟了。」

夏日的挑戰

當初為了植皮而取的頭皮，理短的頭髮逐漸變長，事件發生前的伃均是長髮，而今短髮造型的他，也逐漸習慣自己的樣子。在夏天快要開端的四月底，他跑去染了紫灰色：「一開始連家人都沒有發現，爸爸到前幾天才發現，很厲害吧。」伃均說，「穿衣服比較好看，也比較有精神，之前很像不會整理。」

最近家裡時常有些摩擦，或是因為復原緩慢出現的低潮感，換個造型，多了新氣象。

天氣晴朗的週末，哥哥約伃均出門運動，他騎腳踏車，哥哥在後面慢跑。這是伃均受傷後第一次上路，穿著壓力衣，踩著腳踏車，在家附近騎了一陣便熱到滿身大汗。

「熱到發飆，後來還跑去7-11吹冷氣。」伃均說。

在事件前，他不時會到健身房報到，享受運動大汗淋漓的快意。現在還未進入初夏，只要在沒有冷氣的戶外走上一陣，熱跟癢就會找上門來，有時還會熱到頭暈。儘管這樣不舒服，伃均還是不敢脫下壓力衣，至少要穿三年的壓力衣，不穿疤就會變厚。因為身上還有零星傷口，在紗布上會先套一層絲襪避免摩擦，再穿壓力衣、拉上拉鍊，這樣多層的包覆，流汗的不適更加放大。

經歷這次經驗，伃均暫時對再騎上腳踏車有些遲疑，但哥哥仍鍥而不捨的約他出門。現在媽媽只要跟身邊的人提到哥哥，大家都想要幫他作媒，哥哥形容：「現在就像在照顧女兒一樣。」

「以後應該是個好爸爸。」媽媽說。媽媽跟伃均身邊的朋友只要看到哥哥的照片，就會說這是全臺灣、全世界最好的哥哥。媽媽忍不住有些醋意：大家都認識這個哥哥，連在臺大回診遇到的八仙傷友都是。

夏天漸漸到來，還未進入盛夏，臺北氣溫就已飆到三十八度，對穿著壓力衣的伃均來講，白天的活動是能免則免，「一到家樓下我就想回去了，壓力衣很快就濕掉，還會大飆汗，很容易中暑、頭昏，沒辦法出門。」入夏最大的考驗就是溫度及陽光，要去哪裡都只能晚上再出門，而且疤曬到太陽也會黑掉。

但他還是跟雁婷開始了學開車的計畫，一起報名晚間的駕訓班。想學開車，也是因爲現在的處境若出門有車子代步，會稍微舒服一點。

五月中，伃均跟哥哥、媽媽到華山藝文特區看了「#WE ARE THE SAME! 臉部平權特展」，是初夏裡難得的活動，伃均願意出門走走，留下了出遊的紀錄。

重新切疤的手術在復健師建議下決定暫緩，復健師認爲反覆的手術解決不了燒燙傷患者恢復的漫長過程，也不知道植皮完後長出來的疤還會不會變厚，以及會帶來的疼痛。「疤痕是一個過程，剛好現在處在這個過程當中，一痛就去植皮，當然永遠不會好。」

四個月前第一次重建的部位又開始增厚了。「可能眞的是體質關係，蟹足腫體質眞的太容易增生。」伃均說，「雖然有人說植皮的疤比較不會厚，但我還是厚了。」

八仙事件中的傷友每個人體質都不太一樣。「新的復健老師說我可能是疤痕很敏感的人，有些人是完全不敏感，完全不痛。」爲了避免長疤，伃均就算在太陽下也都穿壓力衣，有時捷運上有人會讓座、表示關心，也會遇到路人問他這麼熱的天氣穿這個不熱嗎？他也只能苦笑，「當然熱啊。」

還是沒有好，請再給我們一點時間

八仙事件後，這一年來，伃均經歷進出加護病房，出院後再度入院進行兩次重建手術。在這之中，每週都到新北陽光重建中心復健，身上的傷口逐漸少了，換藥速度也越來越快，但壓力衣跟復健仍是免不了，是跟疤痕的長期抗戰。只要與人交談時，伃均總是掛著笑容，有禮貌的問候，只是在笑容底下、夜深人靜無法入眠時，難過的情緒仍然存在，眼前漫長的復健之路，以及是否能返回學校，未來的目標又在哪，他依舊不是太樂觀。

談起一年來的心境，伃均說：「覺得好像還沒轉變，一直沉溺在那個（情緒），連出門都沒辦法，就覺得沒有辦法像其他人一樣，說出自己很好。其實旁邊的人不太會問，可能只是說聲加油。」一般人對燒燙傷的了解並不多，也不知道該如何關心起。旁人不敢直接向伃均本人問的，就會轉向哥哥或家人詢問。

哥哥說：「有些人不敢深入問本人，就來問我：他最近好嗎？狀況有沒有比較好？其實我眞的答不出來，因爲他眞的也並沒有好，還是每天必須要這樣，癢、痛、心情還是不好。」怎樣才算好？「我只能說時間還不夠，可能要滿長的。爸爸上班也都會被問，他也常常說他答不出來。到現在快過一年，疼痛跟疤痕一切都還沒有結束，不僅是他，我也依然身處其中，現在我做任何事情還是會考慮到他。」面對朋友邀約，哥哥沒辦法像過往一樣爽快答應：「我會想到我可以快樂去做這件事，但是我妹呢？」

哥哥過去也曾有過生病的經驗，全身皮膚不明原因的起紅疹、癢，雖然身體部分可以用衣服遮掩，但臉沒有辦法，也因此較能了解妹妹的感受、理解爲什麼伃均會封閉自己。

「因爲當時我也封閉了自己。身邊的人看到我們的狀況，眞的覺得他很勇敢，畢竟年紀這麼輕，其他人也許沒辦法想像日子該怎麼過下去。但到現在我也還沒有走出來，我也知道這是個過程，在陽光看到許多過來人，Selina 也是，現在他們也能過得自在。」哥哥說，「我也知道，他好，我們就會好，但就是再給我們一點時間，我們還需要一點時間，才能回到原本的生活。」

不會更糟，
就有機會變好

—林祺育—

採訪／佐渡守

奇遇，祺育

與祺育透過網路相約。

「我明天早上過去找你，ＯＫ?」並順附，如不方便打字，可改爲網路通話。

半晌後，視窗那端傳來簡短信息：「可以啊，不過我明天要去淨山。」

「淨山?!」這兩個字，與我採訪前所獲知的資訊如此違和——當我還在電腦前想像他的雙手操持日常有多麼舉「指」維艱，他的雙足卻已打算跟上社區阿伯阿桑的腳步，一起入山做環保。這……?

抱著猶疑，我決意隔日清早赴土城郊山尋找奇遇。

林祺育，二〇一五年十月剛滿二十一歲，就讀致理科大保險金融系，喜歡打球、健身、戶外運動；上有各間隔三歲的一兄一姐，下有一隻名叫「牛仔」的黃色短毛（卻很會掉毛）米克斯短腿狗；國中因品行優良具領導能力，被導師推舉擔任兩年班長；ＦＢ塗鴉牆上朋友稱他「冷笑話大王」、「小帥」、「老大」，但熱愛籃球的祺育，最常被球場上的死黨喚爲兄弟。

六月二十七日當天，被火紋身的那個晚上，祺育與兄弟死黨一行六人參加八仙樂園彩色派對，這群做什麼事都要同進同出的難兄難弟，最後也一起被送入加護病房。

「剛開始我以爲是活動特效，只見一陣橘光，還來不及感覺疼痛，一回神就已看見自己和身邊的人身上的皮都掉在地上。」回憶起來，祺育僅記得人群伴隨尖叫，混亂雜沓的往後跑，還有他打電話給媽媽，以及許多人拿水不停往他身上澆。

等他再度恢復意識，已是躺在加護病房的兩週後。

他自是見不到六月二十八日起，許多球友在他網頁上留言：「兄弟！起來！你快起來！」好像祺育只是球場跌跤，隊友同聲打氣，人生的下半場我們還要一起繼續；自然也毫不知悉那個他口中「人最好、最穩重、最孝順，總是替別人著想」的兄弟陳天順，在他昏迷期間已與大家天人永隔……

由於路途遙遠、交通不便，待我抵達淨山地點，活動已近尾聲。在一處休閒農場，我終於見到祺育，他在寒天微雨中仍穿著寬大及膝的籃球褲，見人就是一張乾淨清爽的微笑。

我被林媽媽延攬入列，混進林家的社區夥伴之間。林媽媽接續六二七那天的話題：「那晚接到電話，我衝去八仙，半個多小時後到現場，看見一、兩百個人躺在氣墊泳池裡，有如人間煉獄……」與談話內容相反，林媽媽語帶浩劫過後的調息與平靜。

除了不時幫祺育張羅吃食，他偶而必須轉頭回應好事人語：「八仙喔？那領到多少賠償？」他會嘲諷一句：「皮（臺語近賠）喔？皮黏在肉上。」

我見狀，不禁反問祺育，為何願意接受這長達半年的採訪計畫、噩夢重提？他眼睛望向母親，說：「因為他。」

因為慘痛的教訓不能忘，因為不願看到未來再有任何母親和他一樣面對相同的心酸。林媽媽說：「這些孩子的人生才剛開始啊！」一想到「人很好」的天順，林媽媽潸然淚下。

他認為社會需要正視公安眞相——公安問題的傷疤，不僅結在近五百個忍痛復健的年輕人身上；公安問題的瘡疤，也結在過往長期輕忽公共安全的社會之中。大眾無感於那條無形的危險邊界，事實一直存在於你我身邊。

復健之路迢迢，對社會、對祺育皆如是。

於是，我與祺育約定：「如你願意，下週我陪你一起復健。」

不再活在悲傷裡

運動男孩林祺育與死黨六人，在球場上被稱爲「七條好漢」，八仙事件後，除了一人當兵逃過劫難，一人二十八%燒燙面積傷勢較輕，一人不幸罹難，離開他們當天使去了，現在其餘四人至今每週一到五、每天六小時，依舊像過去相約打球一樣，只是如今改爲相約一同復健。

雖然六個好友同命，命運卻爲他們準備了不同的差別待遇。

祺育的傷勢最重，約有八十五%的燒傷面積，入院後經過七十三天搶救，才從加護轉入一般病房。「兩個多月的記憶模糊，不知道時間怎麼過的，在半昏迷狀態中，無法理解自己爲什麼住院，少有意識清醒的時候，但清醒唯一的感覺也只有疼痛。」祺育說。

一波未平，凶險又起。八仙事發五天後，祺育身上發現罕見的腹腔「腔室症候群」導致腸壞死，緊急切除後僅剩一、兩百公分的腸子。這是臺灣許多醫生只在課本上看過的首例，能否度過生死關除了拚上醫護全力，其餘也只能仰賴奇蹟。

那時祺育身上布滿十幾條管線，腸胃全數停擺，鼻胃管插到腸道，還有大面積燒燙傷併發多處器官衰竭。根據燒燙傷死亡率計算[3]，八十五%燒傷面積加上祺育的年齡二十一歲，幾乎百分之百。他的家人什麼都不敢多想，求神、拜佛，能做的都做了，也只能眼睜睜看著鬼門關徘徊的孩子逐漸清瘦，體重短短時間掉了二十公斤，家長還擔憂日後併發「短腸症候群」[4]。

或許是承過去健身與運動打下的基底，經過了一百一十一天死亡邊緣的奮戰，十月十五日，祺育終於出院了。

我問祺育持續復健的狀況，聽起來很穩定的往好處發展，「那麼現階段比較不方便的是？」

他說，穿壓力衣最不方便，都要媽媽幫忙穿；還有碰水也不方便，以前可以幫忙洗碗，現在也沒辦法了。洗個澡需要花快一小時，冬天冷，浴室只好加裝電暖設備。

未來即便康復，祺育身上也有六十%以上的毛囊壞死，終生無法排汗。不過祺育的態度很淡然，他眼前的期待很單純，只希望有天可以再做拿手的炒飯給家人吃。

他說：「人不能活在悲傷裡，要度過就要調適。現在首要就是復健第一，不然未來肌肉攣縮還要反覆開刀，切開、植皮，一切重來。我們還可以努力，但有十五個人連努力的餘地都沒有，就走了。」

因爲自己熱愛運動，祺育自認對痛的耐受度高，其他傷友的痛苦可想而知。至於對於一些好奇好

3　嚴重燒燙傷基本死亡分數＝燒傷面積（%）＋年齡＋17×（插管1、無插管0），死亡分數×0.8＝死亡率。因此祺育當時死亡率為（85＋21＋（17×1））×0.8＝98.4%（資料來源：《商業週刊》）。

4　一般小腸長度約三百到八百公分，當小腸切除七十%到七十五%時，因腸道長度縮短影響消化吸收功能，造成病人長期營養不良的情形（資料來源：《長庚醫學學報》）。

事之人有心或無意的對受傷的人說出白目的話，他反倒很能體諒。認爲人會因爲沒有經驗所以無知，但這種切身的經驗，任何人身上還是不要也罷。

放過今天的自己，就是對明天殘忍

祺育復健的地點是陽光社會福利基金會爲八仙傷患加開的新北陽光重建中心。從櫃臺前放眼望去，若不是裡頭的年輕人幾乎全數穿著壓力衣，這兒簡直跟設備齊全的健身中心沒兩樣。

在數十位埋首復健、身形相似的年輕人中，其實是男是女並不易分辨，因爲平均燒傷面積達五十％以上的八仙傷患，不管是燒傷或植皮的需求，不分男女出院時多半頂個小平頭。現下，女孩看起來也像小男生。

祺育躺在復健平臺上，雙腳直到腿部穿著一具充氣的巨大腳套，腳套隨著類似呼吸的頻率不斷規律的膨脹、洩氣。他張開眼睛解釋，這具新式的復健器材是利用氣體按摩，爲腿部活血去瘀。

結束這一回合的療程後，幫忙接送的家長已經等在樓下。除了淳右自行開車，維霆、勁綸、祺育相偕一起搭電梯下樓返家。

八仙事件似乎同時在許多年輕人身上產生兩種極端。一是肉體上，被迫回轉像小孩，衣食要接受照料、榻前被看顧，或像眼前這樣需家長合作輪班，每日跟接送小學生似的兩地往返；二是心靈上，與身體的不便相反，他們經歷浩劫重生的考驗，思想有了巨大翻轉，瞬間被擠壓，長大成人。

例如六個死黨中傷勢最輕的江天豪曾在其他媒體訪談中表示：「當我感覺疼痛難熬，我便想到還有許多人受的傷比我嚴重。我把八仙傷友當成生命共同體，感受他們比我加倍的苦痛。」也因此，他告訴自己要用兩倍的力量，好好過往後的人生。祺育也是一樣，面對父母不厭其煩的叮囑，他總安靜順服答是，像乖巧的孩子；但當他獨自面對採訪，表達就會多一些，儼然是獨立思考的成人。

除了頭部，全身上下都被壓力衣緊緊束縛的祺育說：「每個人都一樣，復健的過程沒有捷徑。」初期只能動彈不得的躺在病床上練練「抬手指」，之後練坐，再來練站。練的過程緩慢而漫長，光學站就練了一個月。

他說關節很難練，長疤後的患部很緊很痛，有時勤練後感覺變軟了，但一覺醒來發現又變硬了。漫長的時間不做他想，全數花在一點一點推進度，不敢去思考復健目標，因爲根本看不到前方的路還有多遠，唯一信念就是堅持下去，直到最後。

這天來接送的家長是勁綸爸爸。勁綸爸在返家的車上打開話匣：「八仙事件，不管多少年後問我都一樣，只有幾個字可形容——『心有餘悸，不堪回首』。到醫院時，孩子已經包起來，我認都認不得，即便已經止痛，刀往他的肉切下去那一刻，我清清楚楚聽到豬在叫，腿都嚇軟了，那哀號怎麼可能忘記？我的心都碎了……

「這事件眞要講，我可能得寫厚厚一本回憶錄。孩子的樂觀堅強，也只是選擇性不去想。活到這把年紀，我只有看到人類不斷重蹈同樣的錯誤，公安要做到什麼程度？我不是很有信心，但各相關單位乃至個人都要思考。努力改進還是要的，但眼前傷患及家屬的心態調適最重要。」

下車了。祺育進到家門，熱情的牛仔立刻擺尾迎接。不多時，祺育爸媽、姐姐也都回來。二度謀面的祺育爸把第一次沒機會講的話一股腦傾巢而出：「我要求祺育復健要超越自己體能，不能有惰性。放過今天的自己，就是對明天殘忍。」

屈腿、翹臀，這不是模特兒撩人的姿態，而是八仙傷友在復健初始共有的模樣。祺育爸對孩子雖叨叨絮絮不饒人，是沒得商量的嚴父，但說起祺育急起直追，復健成果後來居上，「他的腰桿就是比其他傷患來得挺立」時，可深深感受，他比誰都驕傲。

許願，一個都不能少

跨越二〇一六年的元月，祺育和家人到竹林寺還願。事發後，在存活率幾乎絕望的時刻，祺育的家屬曾心急如焚、求助無門的來這裡祈求菩薩保佑。經過漫長的治療與不懈的復健，如今祺育已從病榻站起來，即便還是舉足維艱、全身上下緊覆著宛如「拘束具」的壓力衣，家屬仍心念醫護人員的搶救、全臺各地善心人士的捐輸以及信仰的力量，便帶著祺育前來，將感激化為神佛前虔敬的禮拜，謝謝這些凝聚的願力，挽回祺育年輕的生命，讓他得以重啓人生。

前陣子摩羯座的勁綸生日，大夥兒趁集體復健的午休空檔為他慶生。在貼滿白色愛心的蛋糕上，勁綸插上蠟燭，許下他的心願，酷酷的說：「我只許一個願。我願意用我這輩子的願望，換取我們這群人趕快復原。」吹熄蠟燭後，他再補上一句：「祝大家的身體都平安快樂。」然後用壓力衣下僅剩指尖外露的雙手費力的切蛋糕，再一一分享給復健師與同在一室復健的傷友。

元旦當天，祺育與兄弟們聚會合照，PO網互祝新年快樂。維霆還在照片上tag七條好漢，包括在事件中不幸罹難的天順，寫下這句「新的一年，你們一個都不能少……」

祺育回想去世的天順時曾說：「他人最好了，很有責任感，個性穩重、從不抱怨，也不計較。」例如這群死黨曾租車一同出遊，天順駕駛技術最好，所以一路從臺北開到墾丁，全程少說六小時，他也不喊累，直到南部休息站有朋友堅持才換手，然而再度上路時他卻馬上睡著了。

「想到就很難過……」話本不多的祺育，提完天順後更加沉默。

天順本來復原情形良好，傷後七天還能自己做手部復健，未料七月四日突然惡化，最後腦部缺氧超過三十分鐘，宣告不治。面對好友原本有望康復卻猝然離世，自己存活無望卻奇蹟生還，祺育深刻體會命運的難以言說。

「現在最關注的就是官司。」祺育語帶堅決。八仙事件偵結後，二〇一五年十二月二十二日，這群年輕的傷友集體控告新北市政府瀆職。

對於告官，林媽媽怒道：「八仙是政府安檢過關的場所，出了事，不用哪個單位出來負責嗎？只要遞給消防單位幾疊門票就能遮掩各種安全漏洞嗎？這樣的政府如何信任？這些年輕人的未來才剛要起步，一輩子轟一聲就毀了，關係的不只是五百個人，而是五百個家庭啊！這件事若讓他『輕輕放下』，未來全民要一起承擔的就是更多的跨年、慶典、假期活動，大家一起置身各種人潮聚集卻沒有保障的風險裡，這如何交代得過去？全民真的能接受？」

我覺得沒有用啊！

經過數次的訪談，祺育開始顯露抗意與倦態。從不時低頭刷手機、對話時迴避視線，以及越來越被動與模稜兩可的問答中，祺育最後終於從嘴邊吐出幾個字：「我覺得沒有用啊！」

側面了解，與祺育一同受傷的死黨好友，對八仙事件發生以來媒體的報導，以及媒體造成的、氾濫的負面輿論十分反感且充滿戒心。在慶生的場合，雖然這群好友表現溫和有禮，也未明白拒絕記者在場，但當我小心探詢：「你願意談談現在的感受嗎？」每一個都報以近似的回答：「謝謝，不用了。我們只想平靜的過生活。」

從老師、同學、與家長的形容中即知，祺育從小就是個擅長察言觀色、善解人意的孩子，對於接受報導採訪與記者介入他和好友相處的生活片段，可以想見他對死黨應該是充滿歉意與爲難。經過溝通後，我們達成共識，先暫緩對祺育個人的近身採訪，尊重祺育「與死黨站在一起」、「任何事都阻擋不了他們同進退」的決定。

事實上，除了對媒體與輿論灰心，幾次訪談下來亦不難理解，包含祺育在內，許多傷友與家屬無法接受公部門對眞相釐清與究責的作爲及態度——「政府眞的與人民站在一起嗎？」一連串令人疑惑的團團迷霧，經過一百多天，在祺育與傷友心中挫折到只剩下一句「我覺得沒有用啊！」的結語。

祺育出院後，在新北陽光重建中心的復健幾乎全勤，從未間斷。諷刺的是，讓他無法保持全勤紀錄的唯一一次破例，是被士林地檢署找去問話。然而他所關注的究責問題，從未獲致滿意的答案。

有一次，祺育在媽媽陪同下一起前往慈濟分享生命故事。大愛的師姐們覺得祺育面對生命的鬥志與韌性，恰恰可以鼓勵那些找不到未來方向而喪志的成年人。活動結束的回程中，祺育問媽媽：「我這樣分享，也算回饋社會了嗎？」這件事從林媽媽口中說出，我看見他的眼睛閃爍著「我的孩子一百分！」的滿滿笑意。

祺育對自身的生命傷痛有無盡的毅力，對他者的生命傷痛有奉獻的溫度。唯獨對政府處理八仙這起重大公安事件的後續種種表示無言……

我們的「有關單位」，您，看見了嗎？

愛，很簡單

「我還記得那扇窗。」林媽媽的眼神望向遠方，讓記憶帶著他回到雙和醫院，那間祺育與死神奮戰的病房。

林媽媽說，其實時間過得很快，半年前的事如今依然歷歷在目，恍如昨夜。不僅如此，他還可以一一數算事發後每一個與祺育共度的日子，每一份煎熬，以及每一次的破涕為笑。

八月八日，第一次取頭皮做植皮手術，那天剛好農曆七月鬼門開，整整做了一個月的植皮；十月十五日出院，護理師都很疼他，幫他做了一本很精緻的紀念冊送給他；十一月八日，我陪他去關渡園區見上人，領受上人的祝福，上人還送他一串佛珠喔；十二月十日，我帶他去歡樂耶誕城，順便運動運動；一月十一日，回診，一位很照顧他的陳醫師生日，就買了小蛋糕跟咖啡去慶生……

平均每週一次，總共動了一、二十次手術，每次開完刀，醫生都說「看看能不能熬過這週」，每週都是周而復始的煎熬，所以更想時時陪在他身邊，親眼看見他平安度過危險期。

轉出加護病房後的祺育，二十四小時的看護全都林媽媽自己來，不願假手他人。「插管會讓喉嚨很乾，但每次只能喝五ＣＣ水；截去小腸後食量很小，一次也只能吃幾ＣＣ，且吃完就吐；大量的點滴讓尿量很大，大腿植皮怕感染，所以每小時都要處理……吃多少、喝多少、尿多少、大便多少，每樣都要秤重與登記，護理站與病房兩頭跑進跑出，二十四小時不分日夜，每小時都要重來一次。」林媽媽擦了擦眼角，繼續說：「我已經很慶幸、很安慰了，我的孩子終於回到我身邊，再怎麼辛苦付出都有了代價，想想有些父母，連付出的對象都沒有，努力的空間也沒有了……」這是第二次林媽媽爲失去孩子的父母落淚，在一旁的我也只能哽著酸楚的喉嚨無言。

林媽媽說，那時失去時間感的祺育，在加護病房裡從十五天的昏迷中醒來，插著呼吸器的他無法說話，於是艱難的用包著紗布的手，危顫顫的畫了一顆心，做爲甦醒後跟媽媽說的第一句話。

我想，筆畫很複雜的「愛」字，有時在人間誰都無法言說，卻在這次劫難之後，無論未來還有多少困頓，都已化爲一顆簡單又昭然的心，像祺育這對母子一般，刻入彼此眞情相待的親子、友朋、手足之中。

我的志願

這一日，與祺育媽媽相約在他的工作場所見面。進入公司大門，耳邊傳來響個不停的電話鈴聲，許多快步奔走的人影從我身旁錯身而過，還未見到林媽媽，就已感受這裡彌漫著新年度熱絡忙碌的氣氛。

我被林媽媽延攬至他的辦公區入座，放眼四面牆上，掛滿了琳琅滿目的證照、業績獎章、錦旗等功勳。說起來，林氏一門可謂「金融家族」，包含林祺育，從雙親到孩子四人，全都從事保險理財相關行業。

不過話說回來，祺育原本對未來的想像不是這樣的。

從林媽媽的口中得知，祺育從小作文寫〈我的志願〉，當別的小朋友還在天馬行空夢想未來要當總統、當科學家、當太空人遨遊宇宙，祺育那時就已經清楚篤定的寫道：「我想當獸醫。」在他的ＦＢ上，時不時就可以看見他與牛仔的親暱「對話」，或轉貼可愛動物照、或關心動保新聞，由此想見，除了熱衷運動，這些毛絨絨的動物夥伴就像他心裡的一塊糖，經常讓他暖暖地，嘴角上揚。

不過上大學後，一來當然是由於從小對雙親專業領域耳濡目染，二來向來順服的祺育也願聽從父母的勸說，於是他改變志向，從海洋大學轉讀致理科技大學的金融保險科系。

還不滿二十歲，祺育已啓動他未來的人生規畫。

轉學後，他爲自己設定目標：二十歲要考上證照，畢業後要驅策自己當上營業處主任，三十歲當上處經理。他說他常以一位學姐爲典範，將他擺在自己人生道路前方，做爲努力追趕上的標竿。

「數秒鐘轟的一聲，多少孩子的人生計畫就此被打亂了……」林媽媽感嘆：「祺育去年四月考上證照，五月開始從業，六月就出事了。」媽媽說，祺育剛開始摸索的第一個月才領到一萬多，比工讀生還少，但到了第二個月已經做到十幾萬，只花兩個月時間就拚到一張業績卓越獎狀。「我們公司有個限定資格的『旺年會』，我們營業處兩百人今年只有九人達標，其中就包括祺育。」

初試啼聲即戰功彪炳的新銳，兩個月的衝刺，在六二七那天戲劇化的戛然而止。「都已經這樣，不然要怎樣呢？」住院時，人緣很好的祺育幾乎每天都有不同人馬前來探訪，面對眾人替他惋惜、懊惱的各種聲音，他都以這樣的態度處之。

林媽媽回憶，祺育換藥時他發現藥很濕、很冰，藥布要浸過食鹽水避免受冷氣乾燥，等於傷患整個人像被泡在水裡、又躺在過低的空調中「冷藏」。就算蓋五件棉被還是惡寒，因此醫院會使用一種黃光來應變與保溫。

「許多八仙傷患看到黃光都很害怕，哭喊『不要不要！火呀！火呀！』，彷彿又重回八仙地獄般的現場。我問祺育，那你呢？你還好嗎？」林媽媽說：「祺育這孩子總是回答：都過去了、不去想它了。」

不去想它了……嗎？

爲避免耽誤林媽媽的工作，我看看時間，結束訪談，起身告辭。再度穿過忙碌鬧騰的辦公區，外在情境對比我方才聽聞祺育被「冷藏」的志願，虛長祺育許多歲數且僅僅旁觀的我，胸口依然充塞無法消解，人生那般激烈的翻轉怎堪？況乎才大三的他，以及其他近五百個年輕生命呢？

男生們的話題

農曆猴年的春節假期結束後，各行各業與學生都陸續開工、開學。這一日除了記者，可謂「男生日」。祺育家的女眷全數外出，在家的有林爺爺、林爸爸，加上祺育與一同前來的「《結痂週記》報導召集人」許主編，甚至連牛仔領銜迎接的三隻熱情狗狗，都是男生。

到了雄性為主的空間，果然自動產生男生特有的話題。主編甫坐不久，便跟祺育比畫起男生才懂的手指角力：「不錯喔！你還滿有力的欸！偷偷告訴我怎麼練的？」雖然祺育謙虛表示「還好啦」，仍難掩得意之情，畢竟是毫不間斷的勤奮復健才辛苦得來的成績啊。

「指力還好，但握拳比較困難，因爲指頭僵硬，需要熱身很久才能握，也不能很快的動作，許多人以爲受過傷後，（猜拳時）我只能出布或剪刀。」祺育輕鬆的調侃自己，還說：「我朋友還有比我進步更快的呢。」原來不多久前，新北市陽光重建中心舉辦投籃機競賽，祺育的球友兼死黨們挑戰S型運球時，發現都恢復不少球感與功力。「只有我還會掉球……不過想想，我（燒傷面積）八十五％呀！」

說到籃球，祺育變得健談，除了與主編交換美國職籃球評，還分享受傷前肌肉鍛鍊的心得：「男生就該ｍａｎ一點啊，所以跟體育系的朋友一起做重量訓練，那時喝很多豆漿、吃很多茶葉蛋。」祺育表示等狀況好點後，希望能回學校。甚至還說，若不是受傷後不用當兵了，不然他也很想像大家一樣當兵。

學校的課業並沒有因遭遇事故而荒廢，從醫院返家後，同學會來家裡幫他考試、協助整理報告，並將過程錄影，回報學校。至於成績如何？祺育說：「有學分就很開心了。」

看來返家後的日常，隨著時間逐漸步入正軌。「Selina說，受傷就像人生按了『暫停鍵』，跟我一起親身經歷的朋友則說：『我還以為這次要按下結束鍵了』呢！」慶幸生死關前走一遭回來，但暫停的人生，腳步也不能懈怠，祺育反而更叮嚀自己，為了「重新復出」，需要更加勤練。他說：「除了陽光年假那一週，不曾休息。」

談話中，祺育留意到沙發上逐漸瞌睡的阿公，幫忙蓋了被子。接著道：「我想跟厲害的人學習。」他繼續聊著人生話題，遭逢意外後，他深刻發現自己的保險志業原來真的可以幫助別人，無論醫療或意外險，希望未來有機會能將親身經歷分享給有需要的人。

但對於衛服部的「一人一案」與內政部「大型活動安全管理要點」，祺育則給了負評，不表信任。林爸爸也加入評論，認為傷友及家屬的組織與法扶開會時，沒有公部門列席，會流於閉門造車；各相關公部門之間看來至今也沒有很好的整合統籌。他說，或許這正是整起事件的檢討與處理缺乏效率的原因。

善款是人們善意的流動

綿綿陰雨的日子初晴，和祺育家人相約新店太平運動公園看木球比賽。農曆年後，祺育家經常「兵分多路」參加各項戶外活動。祺育與媽媽參加了陽光基金會舉辦的宜蘭香草菲菲之旅，順便復健；祺育與姐姐參加心儀藝人的二手衣義賣會順便做公益；今天的木球比賽，媽媽和姐姐都各有球隊參賽。

「我經常跟祺育講，你很幸運。」甫結束賽事的林媽媽在場邊告訴我。他一篇篇細看了《結痂週記》每個孩子的故事，有人療傷復健，同時也修補親子關係；有人反覆重回醫院開刀，努力不自棄；也有人心情起伏跌宕，在各種耳語中學習成長。

「反觀我們家親子關係向來很好，出院後也不會對祺育特別呵護，但他始終堅信全家人都會陪在他身邊。可是有些家庭就不那麼幸運了……」就他所知，有的家庭沒有餘力，出院後迫不得已必須讓孩子住進陽光基金會的陽光家園，過團體生活，接受護理師與復健師專業照顧。

「像我認識一個單親家庭，家長平日要照顧年邁又行動不便的長輩，如今孩子受傷，等於蠟燭兩頭燒，不僅要負擔往後無法計算的醫藥費，還要有超人的體力與全人看護的時間，我看大概半年無法工作吧。」

後來有不少善心人士親自跑到醫院，想捐款給這個家庭，結果這位家長很慌張，左右為難想拒絕，便求教於林媽媽。「你就收下吧！」林媽媽勸他：「就當作這是民間自發的『互助共濟行動』，等我們有能力時，記得回饋社會就好。」

這位家長立刻追問：「那我回饋到哪裡比較好？」

林媽媽說：「便利商店的ｉｂｏｎ就很方便，有小額捐款喔。」這位家長聽了這才放心下來。

社會輿論往往認為八仙事件的家屬談到錢就很難看，認為「自己的小孩愛玩卻要全民買單」，這些負面聲音聽在林媽媽耳裡，卻有清明篤定的答案。他認爲，善款是民間善意的流動，讓無能負擔的家庭可「救一時之急」，這樣的善意無論放在高雄氣爆、臺南震災，甚至日本三一一都一樣。「社會大眾幫助我們，換作他日有人遭遇困難，我們在能力之內回饋一點是一點，積少成多，對我沒有大負擔，對你卻是大幫助，社會就會更美好，這就是我認爲的互助共濟。」

這樣的心態也遺傳給祺育。除夕夜前，臺南震災的慘劇一發生，除夕夜後，祺育立刻一毛錢都不留的將所有紅包捐出來，一部分幫助玉井國中校舍坍塌的重建，一部分做爲救災義警義消的加菜金，都是專款專用。這件事假若不是記者追問，祺育根本爲善不欲人知。

但林媽媽對新北市的無作爲依然無法諒解：「反觀政府，利用善款借花獻佛，只是轉個手，就叫媒體大幅操作成『政府德政』。我看讓全民買單的是政府才對吧！將自己應負的責任轉嫁給人民替它承擔，比民間百姓還不如。」

到底什麼是「一人一案」？

事發至今，祺育的康復狀況一直讓家人與醫護人員甚感欣慰，唯一憂心的是祺育胸前整排的傷口已超過九個月了，依然無法癒合，每次洗澡換藥還是流出化膿的血水。醫生判斷，可能是當初截掉大部分的小腸，導致營養不足以吸收、長肉造成。每次回診不斷的換藥，有的藥一小塊就要五百多元，每趟回診都要花四、五千，還是無效；營養品補充也從未少過，仍不見起色。

「一般家庭收入怎麼受得了？遮在壓力衣底下的許多事，不說眞的沒有人知道，但說了，尋常人又能體會多少？」這感觸讓林媽媽回想起士林地檢署的兩次傳喚，他陪同祺育應訊的事：「第一次是八仙相關人等、包括政府都不起訴，只起訴呂宗吉那次；第二次是我們提出『八仙十三疑點』申請再議那次。到了法院，法官對傷者大概就問：『傷口如何？生活如何？心情如何？』，並要我們提供照片，受傷前跟受傷後，以及問我們要不要從重量刑。」

由於國內有《犯罪被害人保護法》，犯罪被害人得以申請犯罪被害（重傷）補償金，由法院支付，再向犯罪行爲人依法沒收。在法庭裡，法官問：「林祺育是重傷嗎？」林媽媽回：「燒燙傷面積八十五％，死亡率接近一百％，這不是重傷？什麼是重傷？」法官說：「可是診斷書上沒寫。」

林媽媽於是拿出祺育被截下來的小腸照片：「六、七百公分的腸子只剩一百公分，這不是重傷？什麼是重傷？」又拿出文件：「已有明文，六十％不能排汗就是重傷，沒看到『重傷』兩個字，大腦就不會判斷嗎？」法官被林媽媽的連珠炮反擊得瞠目結舌，霎時不知如何是好。

出了法庭，祺育說媽媽罵人不換氣也不跳針：「好像在罵爸爸喔。」

「我對這樣的訴訟不存指望，就想知道整個流程，政府到底怎麼看待人民、過程合不合理。有的人比較『古意』，被不知民間疾苦的法官問了白目問題就被唬住，遇到匪夷所思的對待也只能悶在心裡，但我從不把憂鬱帶回家，我都直接面對它。」不過即便如此理直氣壯，所謂「犯罪被害補償金」，林媽媽表示，到現在也沒聽到有誰申請下來。

法庭應訊的結果，呼應新北市政府的「一人一案」，林媽媽認爲也是同樣道理——「只聞樓梯響」，徒有形式。他說：「我還很想請政府來教教我，什麼是『一人一案』呢！我們傷友及家屬都搞不清楚。」他更認為「亞洲最大樂園，發生世界最大燒傷事件」到現在，所有檢討（勉強稱得上檢討的話）都是紙上談兵，政府怕事、因噎廢食，對未來任何活動只會更加刁難，以為統統取消便沒事，直到世人遺忘，不肖業者再鑽漏洞，事情依然無法解決。

「過年前的那個雨天，十二張遺照被家屬捧在手上，我舉著公平正義的牌子站在抗議行列中，只為求一個公道。」因為八仙一旦形成判例，未來將會影響其他公安事件的判決。林媽媽感慨：「但連媒體也不怎麼關心了，還能求什麼？所以能爭取就爭取，爭取不來，我也看開了。」

訴訟，曠日廢時的持久戰

二〇一六年四月九日，林媽媽參加完士林國中一場會議，隔天便邀我喝咖啡。

來到祺育家，不知是被媽媽要求見客還是自願，這次祺育也坐在客廳的老位置上，愉快打招呼。個性直爽的林媽媽，一見人便立刻拿出虹吸式咖啡壺，並遞過來一紙契約書要我幫忙看看。趁我閱讀這份名為「請求權讓與書」的文件時，他也沒閒著，快手快腳煮起本日咖啡來。

原來昨天是一場由傷友、法扶會、消基會與公部門均列席參加的大型會議，會中討論了幾個重要事項，例如官司，民事將委託消基會來代理求償（亦即那份請求權讓與書的由來），刑事則繼續委託法扶會負責。

事實上消基會於當日也發出新聞稿，表示目前已收到四十位當事人委託，將於八仙事件週年日正式對八仙樂園及其主事者提出團體訴訟。在四月底前，傷友都可透過請求權的讓與加入團體訴訟行列，此舉可免除裁判費，減輕傷者負擔。

林媽媽邀我喝咖啡，原來是爲了討論此事。他說：「打官司這種事沒有人在行，一般人也不願在行。纏訟時間少則三四年，六七年也常見，受害家庭回歸正常生活都來不及，每天照顧孩子的傷，人力時間也很吃緊，對小蝦米來說，實在是一場曠日廢時的持久戰。」

同樣也是持久戰的，是傷後復健與生活的安頓。

本次會議討論的另一項議題，是最後五億多善款的發放問題，需進行第三次疤痕鑑定、怎麼鑑定。林媽媽說：「四百九十九個孩子，有四百九十九種狀況，很難要求絕對客觀，但公平公正公開的考量是必要的。例如有人還在住院，疤痕怎麼鑑定？祺育整排傷口無法癒合，如何計算疤痕？還有重新植皮的人、已經走掉的天使呢？有人傷到眼角膜，一輩子無法正常生活的呢？

「會中有監事希望大家不要忘了逝去的天使，同樣爲人父母，他很能感同身受，覺得自己的孩子無論傷得多重，未來都有幸福的可能；而十五個天使的家人，日後團圓飯將永遠少一人，假如從善款發放名單中排除，就像被世界所遺忘。」他光想就很不忍心，現場許多人也有同感。

但他也明白，重大意外受害者的扶持與彌補，理應是政府與肇事者的責任，反觀善款是社會大眾急難救助的愛心，他亦理解有人建議應將剩餘善款保留，做日後四百九十九個家庭可能產生的急用。

不過由於新北市政府曾隱瞞事實，擅自挪用善款當作政府輔助，粉飾政府應負的責任，這件事已普遍造成傷友對新北市的不信任，因此大部分聲音仍主張應將善款餘額分配結清。

「過去這件事一路吵吵鬧鬧，輿論也指指點點，但坦白說，我每天摸著祺育的傷疤，那種抽癢痛，如同十八層地獄上刀山下油鍋般，萬一筋路僵直還要割開重來，就像爬山爬到一半被踢回谷底，但再怎麼煎熬日子一樣要過，回歸正常才是重點，善款只是幫眼前失序的生活拉一把，沒人能靠它支撐一輩子。相信每個人都寧想要健康，也不願失去健康來獲得任何一筆錢。

「更何況，這場官司還要好幾年，拖磨不是一天兩天，心境不想隨之起起伏伏，平常心看待才不會那麼痛苦。」

林媽媽說，在這過程中除了見識某些人性考驗，正面來看，確實也認識許多熱心家長，願意挺身爲大家服務。且這次會議後，也訂出未來每週六下午舉辦公開透明的定期會議，讓受害家庭都能帶著自己的意見前來參與。「再過兩個多月就滿一年了，過去被指責『黑箱』的人事等狀況，也該有個了結了。」

鎮定，是為人母的天職

「出遊是我們一家爲祺育設定的一個目標，就是希望他胸前的傷口能在八月前趕快好。」就像祺育還在加護病房時，全家人利用每個人的生日祈願一樣，一個個家人誕生的紀念日，就是一個個祺育能轉入普通病房、能下床走路、能順利出院，能一起慶生的期程願念。

事發至今已十個月了，當所有人即將進行第三次疤痕鑑定，而祺育胸口的傷卻仍完全無法癒合結疤。連醫生都找不出原因，也提不出有效辦法，讓復原陷入無進展、無止盡的低迷。

「面對這樣的問題該怎麼辦？除了繼續不斷換藥、四處尋求不同的醫院看診，一個人如何轉念很重要，不然失去支撐的力量，人會崩潰的。所以是人言人語重要？還是找一個自我激勵的目標重要？」林媽媽說，尤其面對危急時，剎那間叫自己穩住的理智絕對必須，這不是當事人很難體會，更不是網路鍵盤前人人隨意說得出口的那般輕巧。

「就像小燈泡的媽媽，那麼巨大的創傷，是多麼的痛！只要一對比我自己帶小孩的經驗，光想就充滿恐慌，卻還有人批評他太鎮定，到底要多冷血、多無知的心腸，才能說得這麼苛毒？」他很能理解那種鎮定，正是為人母必須的天職。「事發後，我急著開車去找祺育，一路上我不斷叮嚀自己『我一定要小心，我不能發生任何事，不然我的孩子怎麼辦？』到了關渡大橋，我還是心慌到不知該直走還是右轉，不得不停在路邊思考。

「終於到現場找到祺育，受傷的人實在太多了，誰也不知傷勢輕重，醫生判斷標準是有無意識，我想別人比較嚴重就讓他們先上救護車，我則拜託大家幫忙接力抬祺育，輾轉搬了五六趟才終於抵達救護車停靠處，很多媽媽一直哭一直哭，我告訴自己『不能哭！我的孩子還沒獲救！』我拜託祺育撐著，千萬不要睡著，結果他一上救護車就立刻不省人事……

「為母則強，軟弱是關起門來之後的事。這位媽媽只能夜深人靜兀自掉淚，祺育受傷後我也常躲進廁所偷哭。」他說，風涼話是舌尖上的刀，是傷口上撒鹽，說話的人從沒想過萬一當事人受不了刺激怎麼辦？「像八仙事件，就有一個爸爸無法承受自殺了，這教活下來的孩子情何以堪？」

包括傷友吸毒觸法一事，他也表達了看法，說：「我們把手伸出來就知道，自己指頭長短都不一了，如何要求四百九十九人都是模範生？更何況背後還有四百九十九個完全不同的家庭。」

受害，不等於正派。否則這個世界豈不只有模範生才出意外？林媽媽認爲，任何事件的發生，社會當然自有觀感，但就事論事、將心比心，才是比較公道合理的社會。

無常才是恆常，要即時的愛

五月最重要的日子是母親節，二〇一六年五月八日當天，適逢慈濟與臺北市政府聯合舉辦「浴佛大典暨孝親感恩祈福會」，祺育受邀參加，並在現場和許多親子檔一起上臺，向母親奉茶。

這次活動中，慈濟安排上臺的八仙傷友共有兩組，除了祺育，另一組爲母女檔，兩位傷友都身穿壓力衣，竭力克服身體重傷不便，同其他所有的親子一樣恭敬的跪下來，舉杯端正齊眉，將手中的茶敬獻給媽媽。

許多親子在這樣的公開場合，表現都很靦腆，但祺育這對母子平常行止就比一般人來得親密，因此一點也不在意鎂光燈，相當自然的擁抱燦笑，不但甜滋滋的放閃，祺育還俏皮的用國、臺、英語三聲道向林媽媽說：「我愛你！哇愛哩！I love you 唷！」

回家後，祺育送給媽媽一張母親節卡片，由於手指還未恢復過去的正常功能，上面歪歪扭扭寫了幾個大字，還像小學生一樣畫了名車、名牌包、名牌運動用品的標誌，加上牛仔的腳印，送給媽媽當作母親節禮物。林媽媽笑說：「很三八，不正經。」

事實上，在眾人面前總是扮演開心果的祺育，其心意林媽媽都收到了，因爲他在FB寫下這段話：

親愛的香香[5]　母親節快樂
要感謝你的事情太多了那就只好謝天了
感謝你在我受傷時一直陪在我身邊照顧我
明年的今天我一定會完全好起來的
而且等我好起來的話
我會像以前一樣把所有家事全都做好
讓你每天無憂無慮專心去健身房運動看帥哥
還有以後每年要帶你出國玩兩次
每次只去六個月就好了哈哈
阿母 I Love You 啦
祝所有辛苦的媽媽們母親節快樂哦

年輕人講話總是嘻皮笑臉、漫不經心，但林媽媽覺得無所謂，重點是一家人的心能緊緊相繫、坦然相對：「畢竟世事無常，與親愛的人相處的每一天都很珍貴。正因爲無常，所以愛更要及時，愛也需要不吝表達。」

5　香香是祺育對媽媽的暱稱。

他得知奉茶活動上的另外那對傷友母女檔，受傷的女兒還在復健中，媽媽也同時身受癌症的煎熬折磨，一家的重擔可想而知，令人十分不捨。他覺得，上天會帶給我們什麼樣的遭遇很難講，唯有愛能在困頓中支撐腳下的步履，內心安定的克服未來的艱難，一步步穩穩的走下去。

苦人所苦

受傷前的祺育，有次跟一個阿婆買地瓜，阿婆說：「能不能幫忙把剩下的都買了，讓我可以早點回家？」結果祺育花了早餐店打工的一天薪水，買下阿婆的所有地瓜。

受傷前的祺育，有次發現一位迷路的老爺爺在他家附近茫然失措的按門鈴，祺育上前一問恍然大悟，便騎機車載著老爺爺，從中和民享街一路送他回板橋民享街的家。

受傷前的祺育經常被媽媽說：「你要還我錢。」祺育都說好。因爲媽媽常常先斬後奏，用他的名義到處捐獻，事後再伸手向祺育催討。

五月，他參加陽光基金會舉辦的「臉部平權日」活動。在活動中，他聽聞了一些讓人同情不捨的故事，例如有臉部受損的傷友被房東拒絕租屋，理由是怕傷友的臉會嚇到其他租客。這樣的歧視當然讓人爲之不平叫屈，尤其被火紋身後的日子，八仙傷友也經常遭遇大眾的異樣眼光，因此更加感同身受。

「苦人所苦，才能夠存福氣。」

祺育小時候的保姆曾向林媽媽說，他對這句話深信不疑，尤其八仙事件過後，每回與人分享這個道理，他總會把祺育當成「活見證」，認爲倘若不是平時積攢很多很多的福氣，一個人要如何抵擋很低很低的存活率？然後在一次又一次命懸一線的風險中遇到對的人、正確的處置、善意的因緣與最佳的時機，齊來幫助他絕處逢生、逢凶化吉？

「所以只要老天爺賞賜給我們行善的機會，就應該慶幸感恩了！」長輩們總這麼說。不管放在臉部平權或任何需要將心比心的事物，道理都是一樣的。

逐漸進入夏季，天氣越加炎熱，八仙傷友將迎戰酷暑來襲，又要再次面對壓力衣密不透氣的煎熬。大愛感恩科技與陽光基金會爲此合作研發「涼感壓力衣」，意圖改善厚重悶熱不適感，陪伴更多燒燙傷患者走這條二十四小時貼身的長遠復健之路。據說，證嚴法師爲了同理傷友感受，親自試穿了三天的壓力衣，體會體膚受桎梏之下的坐立難安。

於是我們有理由相信，所謂「造福」，不僅是幫助別人，也是造自己的福。如果每個人都願苦人所苦，只要一人多一點善意，整個世界將積攢成一個大美好。而大環境的美好，相信也將迴向到每個人、包含我們自己的身上。

「算了吧、沒關係、都過去了」

在新北陽光重建中心復健，應該少有比祺育更持之以恆的傷友了吧。祺育的復原進度雖然緩慢，但很有耐心的在穩定中求發展。

如果燒燙傷的復原有一套ＳＯＰ，祺育從住院開始到現在，進度都比別人還晚兩個月。清創植皮比人慢，出院時間比人慢，量製壓力衣比人慢，長疤的過程也比人慢。

就要疤痕鑑定了，林媽媽說，正常人很難想像，燒燙傷的疤痕在人的身上竟可以硬得像鐵片、像龍蝦殼，他笑稱全身八十五%的燒傷面積，長疤後活像穿著盔甲的鋼鐵人。只是電影裡的鋼鐵人靈活帥氣，而堅硬的疤痕讓祺育手肘無法伸直，也摸不到肩膀，若被不經意一枷，疤痕竟然就出現傷口，這身疤痕製的鋼鐵衣，堅硬得像鐵片，脆弱得像餅乾。

據說龍蝦的生存法則裡，一生要脫去幾次龍蝦殼。脫殼是極其痛苦的過程，燒燙傷友也一樣，且龍蝦脫殼有週期性，傷友的疤痕不能急也急不得，還絲毫無法預期，只有進度表，沒有時間表。萬一疤痕長得不好，還要回到某個階段起點，一切重來。雖然無奈，也只能勤勞復健，耐心等待。

前些日子復原進度一直陷入膠著的胸前傷口，林家四處登門求解，甚至請教專家。經過疤痕諮詢，專家說，傷口長期無法癒合會是隱憂，未來恐將產生病變，甚至轉爲癌症。

祺育胸口植皮的交界處，十一個月以來雖細心照料到一長串傷口總算收了血水，長出新皮，但不多久又化膿，患部看起來不大，可是一經挑開立即又流出大量血水，形成幾倍大的新傷口，每每周而復始、功虧一簣。醫生說，最好再動一次手術將傷口縫合，以免發生病變。

長期不見起色加上病變之說，讓人心裡怕怕。所幸祺育胸口的傷最近幾週竟奇蹟似的開始收口，林家將近一年懸在半空的心，這才緩了下來。

八仙事件從事發到採訪至今已快屆滿一年，該是回頭檢證這一切的時候了。

「算了吧」、「沒關係」、「都過去了，不去想它」，這是網路盛傳的勵志小語，叫「三句話送給心煩的自己」，事實上，這差不多也是祺育一年來的口頭禪。

在陽光基金會復健，像上下班一樣日日照表操課，很多年輕傷友到現在還是想不開，情緒一來就憂鬱。但時間一拉長，人生還是有很多現實要面對。對祺育來說，「未來」二字比較重要，唉聲嘆氣就「算了吧」，別人的側目「沒關係」，焚身的噩夢「都過去了」。

他說：「疤痕是美麗的印記，是永遠跟著自己的一場教訓。」他會把所有力氣都花在專心面對未來之上。

一切都會變好

八仙事件滿週年前夕，祺育第二套壓力衣也已裁好，開始正式服役，陪伴祺育在事件發生跨越一個新的年度之際，繼續往前緩步徐行。由於祺育相當勤於復健，所以先前壓力衣磨損、迸裂、鬆脫的情形比其他人嚴重，幾乎每個月都要勞煩師傅修補。如今這套勤懇勞苦、補了又補的舊壓力衣終於完成它的任務，功成身退了。

量測新壓力衣時，協助他穿脫更衣的志工阿姨是認識久了的熟面孔，知道祺育這個年輕人禁得起玩笑，便調侃他：「少年仔，你嘛燒得很均勻欸。」

林媽媽曾經問過燒得很均勻的祺育，要不要跟他一起去健身房運動、順便復健？祺育說他不想去，因爲穿著壓力衣經常被好事者問候：「啊你八仙欸喔？」要回答的問題永遠同一套，他覺得煩不勝煩。

祺育說，他決定有朝一日跟壓力衣說掰掰時，再去健身房這樣的公眾場合，從事他喜愛的運動。

「沒有壓力衣還是會有疤痕啊！」但是祺育說沒關係。

祺育熱愛籃球，醫生告誡未來即便冬季，天氣再涼也不可以在戶外打球，以免因無法排汗而熱衰竭。醫生每回見慣常穿著運動衫的祺育一次，就要叮囑一次。

「即將屆滿週年了，課業怎麼樣啊？」我問。

「總之，肯定要延畢啊！」祺育原本打算休學，但思考過後，決定續修學分。

「即將屆滿週年了，工作怎麼樣啊？」我問。這個在保險業剛起步的職場新銳，並沒有因爲失去大展身手的機會而停滯不前，聽說在朋友間，他還是以身示範他的儲蓄經。經驗是最好的資產，他還在持續累積。

即將屆滿週年了，統計四百八十四名傷友，有十位手腳缺損截肢、三位腦損傷、三十七人傷燙傷面積八十%以上。祺育就在這三十七人的數據之中。

「會好的，」祺育有時個性依然像個小孩子，口裡卻說著大人才有的穩定成熟，鼓勵安慰其他傷友，還不忘補上一句：「我八十五%欸！」

林媽媽說：「八仙事件快一年了，糟糕的事不會再更糟，不會更糟的事就有機會變好。」

手燒傷仍要拚，我要當廚師

—張承騏—

採訪／劉惠敏

比起朋友，我的傷真的算「還好」

張承騏氣喘吁吁的進入陽光復健中心，看他臉色發白，就知道他拚命從一樓走到七樓，對一個全身超過半數燒燙傷的傷友，走樓梯也是復健的一部分。

「會不會太勉強？」

「還……還好啦！」還沒喘夠的他吃力的說，「一開始連爬一樓都不行呢！」

半年前，爬樓梯對二十歲的張承騏來說根本是「小菜一碟」。因爲熱愛運動、勤上健身房，爲一場場馬拉松預備；他也曾是學校的龍舟隊、拔河隊、田徑隊、籃球隊選手，簡直把普通高中當作體育學校。後來幸運的找到更符合志向的選擇，轉念餐飲學校。這個夏天，餐廳實習結束拿到畢業證書、申請提早入伍的他，每天除了一早去市場挑水果，自製、自售奶酪，就是跟朋友聚會、跑趴。充實每一天的生活並等待當兵，同時籌畫退伍後的夢想：到臺中法式餐廳實習兩年，茁壯自創的奶酪生意，再跟隨欣賞他的主廚到新加坡學習，未來回臺開自己的餐廳、lounge bar。

跟朋友相約參加八仙樂園彩色派對的這一天，張承騏還打算結束後，親送兩批奶酪給客人。

「我記得那個後來起火的燈。」張承騏回想，舞池區空氣又糟又熱，被地上晃動的特效燈照到時「超熱」，只見噴粉後霧茫一片，瞬間熱氣翻騰、尖叫，發現失火拔腿往後跑。跑出來第一時間遇到的香腸攤老闆還不知道發生大事、忙著烤香腸，未理會要水淋傷處的張承騏。

眞的太痛了，張承騏後來跟著工作人員指示到「漂漂河」泡水，一開始覺得自己應該是輕傷，在電話中跟媽媽回說沒事。直到被抬起才發現，「完了」，手、腳皮掉還帶血，東看西看才發現現場真的很慘，而他最好的朋友在意外四個月後去世。

因爲意識清楚，張承騏一開始上不了救護車，跟著一群傷友上了大巴士前往汐止國泰醫院，後來才轉到臺北國泰的加護病房。如今回想，當時醫護救難人員不知道一開始還能跑出來的是輕、中傷患者，更多重傷患者在其後已沒有大醫院可送，而那些會喊痛的恐怕還沒有那些不痛的人嚴重，「因爲燒到神經，所以都沒感覺了。」

「一開始我只知道我媽他們不能進病房。」張承騏說，燒傷的前兩、三天還沒什麼感覺，後來換藥時痛得「一直罵髒話」，才知道前兩天都是大量嗎啡、止痛藥幫忙，自己住進加護病房，全身五十五％燒傷，其中七％是一度、其他是二、三度燒傷。一開始的醫師說：「再不開刀右小腿得截肢。」不過因爲沉沉睡著，張承騏回憶當時害怕的感覺不多，只記得「護士姐姐還說馬上可以出院」，沒想到一住就是兩個月，其中一個半月在加護病房，而且每天都得要有安眠藥、鎮靜劑、止癢藥一起打才能睡著，再痛醒、再睡著。

「還好，」張承騏一邊搔著小腿一邊說，最後右腿筋膜切開術大概十六公分，加上補皮，「跟朋友比起來眞的還好了。」不過疤痕增生、清創後血液不循環，他們直到現在最大的敵人除了痛，還有癢。「所以傷友都不會太早睡的。」張承騏輕描淡寫的說，因爲夜裡總是特別的癢。

在手與腳的復健之間活著

喜歡戴著棒球帽、一身輕便運動風的張承騏，如果沒有露出戴著燒傷專用手套的雙手，一時難以分辨他是燒燙傷友。

「等傷口好了，我就會大量去運動！」張承騏講到運動時，語調聽得出興致勃勃。八仙事件至今已經六個月，他每週有五天到陽光復健中心報到，對他來說，運動、健身的往日生活是懷念、期待，也是目標。

爲了避彩色粉塵，張承騏八仙事件當天沒拿下護目鏡、遮口鼻的頭巾，幸運的保護到臉部。然而全身五十五％的嚴重燒傷遍及上、下肢。在醫院悉心照料下，終於出了加護病房，然而在可以下床的那一天，他卻難以開心起來。這天也是他第一次深刻體會，燒燙傷病人不是可下床、出院就一切好轉，連站幾秒鐘都困難的他，接下來還得面對漫長的復健。

「今天可以先做手部復健。」他先跟復健中心領綠色的治療性粘土，戴上一層塑膠手套，開始「玩」粘土。皮膚遭燒燙傷後，疤痕會攣縮、變形，每一次抓、捏、揉，將一節節關節壓在粘土上，張承騏一下皺眉、一下咬牙擠臉，因爲每一次的動作是扯開繃緊的皮，拉開可能僵硬的手部關節，偶爾，很偶爾才聽到他輕喊一下「好痛」。

一次只能復健一隻手？張承騏說：「是呀，我痛沒辦法一次痛兩邊，一定一次只能做一邊。其實感覺超差的耶！」他想到一手輪完、得再換另一手復健，「手復健完、腳也要復健，腳復健完、手又要重做、再來又是腳……好歹也給我一隻正常的手吧……」

想到還有傷友比他更辛苦，張承騏又覺得自己不該抱怨，更應該努力。「壓到痛時，很想放棄……但比我嚴重的都沒有放棄。」忍著疼痛捏粘土的他，小小抱怨一下又露出男孩氣的笑：「他們說不痛就不會好，那就痛吧。」不一會，又分析起自己的傷處，燒到指甲的手指特別痛，另外因為膝窩一邊燒到、一邊沒有，一手肘關節燒到、另一手沒有，「所以我還知道你們伸得直的感覺」，又可比較伸不直的燒傷處關節，以及那要持續復健的疼痛。「這樣大概都能了解其他傷友經歷的那些痛苦」。

但對他來說，現在只能拗手、拉筋的復健，即便疼痛已不小，還是無法滿足他的期望。因為兩天換一次藥，兩天才能洗一次澡，而養好傷口，就可以大量運動、不怕流汗。揉捏著粘土，同時也為自己揉捏著夢想，總有一天，可以盼到自在揮灑汗水的那天。

叱吒廚房的夢想不滅

想為傷友打氣，張承騏傷後第一次重新做奶酪，只不過不能像以前一樣親力親為。

開始奶酪生意是無心插柳。早早確定大廚夢想的張承騏，才完成知名臺菜餐廳的實習，正準備到臺中法式餐廳學習。談到廚藝，眼前二十歲的年輕人充滿自信。例如拿手菜之一是臺菜餐廳的名菜「菜脯蛋」，講究、厚實的菜脯蛋得掌握油量，繁複的繞鍋、用筷子收邊，完成圓弧完美、內材均勻的成果，是他犧牲休息時間一次次練習換來，最後不僅自己滿意，主管也稱讚。

「還沒想過要做甜點呢。」剛好媽媽公司舉辦義賣活動，不知道要賣什麼就報名參加的媽媽，回家與兒子討論，「就做奶酪吧！」。

本來只是平常在家會吃的小甜點，挑嘴母子倆的成果頗受歡迎。因爲公司同事陸續詢問，就繼續做了下去。有「客戶」建議芒果口味，張承騏臨時拿了家裡的芒果試做果醬，後來陸續選用當季水果，有了芒果、奇異果、草莓口味。朋友、朋友的朋友也加入團購，人數愈來愈多，還開了ＦＢ粉絲頁。兩個多月的時間，早上到菜市場買水果、食材，經常要一天趕出一、兩百杯奶酪，常常作業到凌晨兩、三點，有時還得自己送貨。與時常來幫忙的好友王韋博邊做奶酪邊構思未來：把味道調到滿意，甚至開家實體奶酪店。

如今，一起構築奶酪生意夢想的夥伴「不在了、飛天了」，張承騏如此形容朋友的遠去，語氣淡淡，看不出情緒。一起參加彩色派對的王韋博是當天第一批送至臺北榮總的傷患，從住進加護病房直到過世，四個月都沒醒來。

爲什麼近期不想再做奶酪？「我不太會請人家做事，會有點憂慮，不能安心啦！」受傷半年後再做奶酪，還在復健的張承騏雙手不如以往有力、靈活，也站不久，只能出張嘴巴，請人幫忙切丁、攪拌，連調整味道還得讓其他人拿湯匙給他嘗。

「感覺超差的啊！」沒辦法親手碰觸食材、持鍋甚至調匙，對一個夢想叱吒廚房的廚師而言，難免挫折。「我想所有計畫都得延兩、三年吧。」張承騏沒有放棄夢想，期待傷口痊癒、手感體力恢復的那一天。

刺青是有期待的痛，不像燒傷又累又痛

客廳桌上一盒盒塞滿藥膏、藥水、噴劑、紗布、棉棒、乳液等瓶瓶罐罐的醫藥盒，一排附輪可移動式的塑膠抽屜，上面貼著人工皮、敷料等標籤，張承騏坐在沙發上看平板電腦，雙腳也不得閒，掛著副木對抗著傷口癒合的疤痕攣縮，一手拿平板、一手拿擀麵棍來回輕敲、輕搓著總是發癢的雙腿。

爲什麼是擀麵棍？「就剛好家裡有，」張承騏補充：「其實『不求人』更好用。」在瘢痕組織生長時、新生皮膚特別容易搔癢，雖然多數的照護建議是最好別抓癢、搓揉以免破壞疤痕皮膚，但對燒燙傷的病人來說，除了冰敷、止癢藥膏，種種可以稍稍止癢的工具也是必備。掛戴著副木也不如旁人看得輕鬆，每天都得好幾次，利用副木重量將攣縮的疤痕牽引開來。

「現在好多了。」他回想，一開始每次換藥都是「崩潰邊緣」。從醫院回家後，水泡瘋狂長，一邊破掉，另一邊又長出大片水泡。每兩天洗澡、換藥是一大工程，在浴室坐在洗澡椅上，要把會充血的腳先抬高，再慢慢洗頭、洗身體，慢慢開始拆卸雙腳、手部紗布，輕輕洗掉傷口髒東西，「不過那些邊緣皮屑，通常不可能完全洗乾淨。」因爲皮、肉相連，有時一刷就流血，他試著鉅細靡遺的形容那留不住、不小心被他刷掉的皮膚，讓人不禁想像被砂紙磨皮的感覺。

接下來得靠媽媽幫忙慢慢清理傷口、擦藥、按摩，等擦上的乳液、凝膠乾了，才可以穿壓力衣，一開始每次都得花上四個小時，時常對媽媽喊不要再剪了、不要再壓了。

「最近我媽動作滿快的、大概兩小時可解決。」張承騏說。

雙腿、雙手都燒傷，但張承騏手臂上的刺青幾乎都完整，展示著五朵玫瑰、大十字架為中心的圖騰畫布般的手臂，好像有刺青的部位都避開了火吻，他開玩笑說：「早知道應該多刺一些地方。」他的刺青師父也開玩笑說，應該兩手都包起來刺。

「等壓疤壓好了就再去刺青，」張承騏又開始計畫著刺青，「不過我可能會被我媽趕出家門。」說這些話時，承騏媽媽剛好進門，他還是不停說，想刺個浴火重生的象徵，順便刺上意外當天的日期。媽媽還是堅持寧願花大錢除疤，也不想看到刺青。

張承騏腿上傷口復原的皮膚有很明顯的格紋，「不知道為什麼有人淡、有人看不到、有人像我這樣很明顯。」難道不怕刺青的痛？「痛啊！」刺十字架時的六小時都在搥枕頭，但不同於燒傷的「又痛又累」，刺青的痛是有期待，一個美麗藝術的完成。也許未來幾年，要不要在復原的傷疤上刺青，仍會是母子倆鬥嘴的話題之一。

從兩公斤啞鈴到十公斤

幾天暖陽、又幾天陰雨，今年冬天的低溫晚出現，異常感到冷寒。午後的陽光復健中心相對溫暖許多，復健者不少是這次八仙的傷者。雙腿剛吊完沙包，專心舉抬小啞鈴的張承騏說，其實這樣的天氣最好，不會流汗，舒服很多。

「以前我超愛流汗的耶！」張承騏暫停舉抬動作才能說話，輕輕喘氣，「以前也特別喜歡曬太陽。」不意外，熱愛運動者往往都愛那揮汗的暢快。雖是小啞鈴，舉來並不輕，他從九公斤換成十公斤重的啞鈴，改練手臂後側肌群。因爲目前復健進度不錯，復健中心的老師讓張承騏自己設定進度。一開始他還不敢拿最小的兩公斤啞鈴，怕拿起來就掉下去。如今已經可以試著藉由重量訓練鍛鍊手臂肌肉。

旁邊風扇直吹是爲了不要流汗，畢竟傷口還未完全癒合，盡量不要天天洗澡、換藥。他期待著傷口好的那一天，再開始慢跑，希望到了夏天也不再擔心流汗，「應該可以……應該……」他說了好幾次「應該」。

「他本來是要當健身教練的。」張承騏轉而介紹旁邊踩腳踏車的傷友，拱他拿出以前的照片。照片中，肌肉線條是健身多時的見證，這位傷友本來在八仙派對的隔週就要去健身中心應徵教練職，如今全身都縮小了一圈，但體重有回來了一些，彈性壓力頭套下的臉部皮膚已透著粉紅，兩人討論了一會這陣子的進展，又跟其他傷友聊天，討論等下要不要搭便車回家。

八仙事件後，因意外受傷、接受燒燙傷治療及復健的這群年輕人像是結識久遠的好朋友。近傍晚，大部分傷友的復健行程差不多結尾。另一位傷友劉嘉舜走來開心打招呼，當初全身七十%嚴重燒燙傷的他不僅堅持復健，甚至爲自己制定進度超前的運動規畫，運動夾克及棒球帽下的他壯碩的像一名運動員。

「我剩下嘴巴復健啦！」也完成今日功課的劉嘉舜開玩笑說，馬上稱讚起張承騏的新髮型。「你知道嗎？」劉嘉舜摸了摸他的棒球帽，說明他的復健理論之一，穿著打扮愈時髦的傷友，往往復健動力、毅力最好，因爲想要變帥變美的意願高。手部動了幾次清創植皮手術的他，靈巧的拿下帽子再帥氣戴上，「就是爲了這個動作。」原來，旁人看似簡單的耍帥動作，是忍著痛將攣縮皮膚牽引開，讓一會就僵硬的手指關節伸展，不間斷復健的成果。

倒退是最大的打擊

不過前幾天，張承騏還精神奕奕的展示復健成果，開玩笑的說，我會不會進步太快啊。這天卻哭喪著臉說「眞慘」、「很後悔」，原來因爲雷射手術後，好幾天全身又痛又癢，讓他開心不起來。

雷射是燒燙傷疤痕治療的選擇之一，可以淡化疤痕、幫助皮膚重建。不過對於張承騏這樣五十五％燒傷面積的傷友來說，雷射可不是一般美容手術，施打的面積不小。因爲聽到一些傷友雷射後效果不錯，尤其是疤痕軟化、淡化，希望早有效果，可以雷射的疤痕幾乎都被處理，他連手指上的疤痕也打雷射。

不過第一次接受疤痕雷射，也許是體質關係，雷射後疼痛異常。

「超難受的……」每兩、三句話後他都用「難受」結尾。其他傷友很少出現這種副作用，因此醫師、親友都安慰如此不適可能僅是過渡期。不過對他來說，疼痛、睡不安穩都還不是最難受，本來大部分生活已可自理的他，早上起床等日常活動又得靠家人協助，雙腿痛腫，疤痕緊縮使得腳趾翹起更多，「連副木都拉不下來。」對他來說，倒退，是最大的打擊。

「遇到退步很想哭啊。」也許就是在痊癒復健期因進步而感到的喜樂，讓他更感挫折。「明明一直在進步，怎麼會又回去？」對這個大男孩來說，想哭，幾乎是他最極致的情緒，除了好朋友離去的眼淚，連換藥都沒哭的他說：「現在好想哭。」

士林檢察署依業務過失致死等罪，起訴八仙彩虹派對活動主辦人呂忠吉一人，八仙樂園負責人等均獲不起訴處分。

輿論的淡漠

二〇一六農曆年前的陰雨天，八仙事件受害者及家屬齊聚臺北二二八公園，穿著壓力衣的傷友及家人，手捧十五名死者的遺照，在「還我公平正義、點亮司法」的呼喊聲中走到高檢署，遞交意見書要求重啓調查，起訴八仙樂園董座陳柏廷等人。

那天，張承騏從王韋博爸爸手中接下韋博的遺照，因爲他想親手捧著好朋友走完既定的遊行路線。因爲雨天，不少本來計畫坐輪椅出席的傷友無法到，但出席的這些張承騏所謂「算還好」的傷友們，其實也無法久站，等待過程中得數度坐回塑膠椅上。即便復健多時，張承騏覺得要能像以前久站，恐怕還要兩、三年。

「其實，從二二八到高檢署我就快受不了了。」張承騏說，並不是累，而是難以忍受的癢，因爲行進隊伍走得慢，慢行反而讓他們感覺特別癢，拿著遺照的雙手又疼。然而他的第一次街頭遊行，感受最深的是輿論的淡漠。

「我不懂，明明這麼多立委、張承中都來了，新聞怎麼還這樣？」

年後第一次回診，他膝窩後帶膿的傷口擴大，幾近一個手掌的大小，醫師要他立刻住進燒燙傷加護病房，無預警的又回到先前的病房、同一張床。國泰醫院的燒燙傷加護病房有四張床，但都是實體的隔間區分，每間病房櫃上滿滿的藥水、藥膏，小小的電視螢幕閃爍著當天新聞。他抱怨，賀歲片票房不如預期關我什麼事？麻辣火鍋店的鴨血問題有必要從早到晚大篇幅報導嗎？八仙事件幾乎消失，連那天上百人的抗議，也不過是當天新聞數十秒的一閃，馬上就被遺忘。

傷友的內在競爭力

年後無預警的再度住院，張承騏在醫院待了八天。雖然傷口比六個多月前小得多，大部分也都可以自己照顧自己，但住院悶得慌，「實在不太想再回去了」。

膝窩後的傷口可能因爲關節時常使用，傷口恢復不如預期。這次出現綠膿桿菌感染，醫師要他留院好好處理傷口。護士每天用大型棉花棒輕輕將傷口的膿、組織液等「髒東西」清乾淨，傷口通常都會滲血一陣子，得以一根根棉花棒輕壓止血、清除乾淨後換藥，再換上更好的敷料，十五至二十分鐘的「儀式」完成，再來就是打抗生素。

張承騏現在覺得換藥不再是痛苦的事，但在醫院的夜晚無法好好入眠，爲什麼？「病房很陰耶」，在加護病房的四個晚上，隔壁床不是昏迷就是插著呼吸器的燒燙傷病人，冷清安靜得令人感到詭異，他都要求護理師把燈開著，早上反而才能睡。因爲太無聊，不是上FB、打電動，也上網看了好幾部電影。

六個多月前，同樣的病房，四床都是因八仙事件受傷的傷友，「那時還比較歡樂。」他回想那一個半月的住院期間，因爲傷口癢，大家兩、三點之前睡不著，不如隔空聊天，護理師也會在各床中間加入，之後因麻醉藥、「睡覺藥」作用，睡得比較好。

最後三天轉進普通病房，他好不容易捱到兩邊床都有病人「入住」，但夜半兩邊鼾聲連連，又是徹夜難眠。第八天出院，剪頭髮、吃飯回家，他倒在沙發上立刻入睡。

住院前一天剛好是情人節，不過張承騏跟女朋友各自忙碌。他們兩個是六個多月前住院期間認識的，女朋友是學妹的朋友，跟著學妹探病，聊著聊著就在一起了，還常被護理師糗：「張承騏在加護病房也能交到女朋友，其他人該學學啊。」

然感情之事他不想多談。受傷後，張承騏與其他傷友總會聊到不少情侶在事件後分手，但也有不少對情侶，甚至是只有一方受傷的都還堅持在一起。但，「女生比較重情重義啦」，他以看到的實例下了個總結，通常女生比較不會離開受傷的另一半。

「但壓力衣脫掉之後，又是另一個考驗。」張承騏又用了「競爭力」來形容傷友與其他人的差別。

「你說的競爭力是指外型？」我問。

「是啊。」他說。也許傷友比較能理解傷友，爲什麼晚上會癢得睡不著、換藥有多痛、復健有多長，還有八仙起火那天共同的恐懼與慌亂。「不過，三年後吧，等手上的疤痕穩定，就用刺青包起來，至於腳的疤痕，穿上運動壓力褲或束褲就看不到。」

非常重視外在形象的他說，復健中心的傷友內心都很強，如同生孩子痛的一次次換藥，分別經歷這麼多手術，必須耐著性子復健，每一次都比前一次堅強，他形容爲內在的競爭力很強，「這大概是一般人在社會上學不到的。」

把手插進褲袋裡的困難

八天住院後，出院隔天，張承騏就騎腳踏車到陽光臺北民生重建中心。天母的家到民生東路的重健中心，騎機車都得快一小時，實在令人驚訝，「這樣太拚了吧？」他輕鬆的說：「反正也不急，就慢慢騎。」剛好是微涼的天氣，開心一路與涼爽的風相伴，不過家裡的越野車還是沒出動，畢竟出門總會有坡度不小的上下坡，所以他先到捷運站租了Ubike，一路平坦的騎來大約一個半小時，也不會流汗。

上了跑步機，他將機器設定爲上坡，再照著過去的節奏舉了舉啞鈴，用沙包把緊繃的雙腳再次「掰」開，一邊把玩著治療性粘土，一邊聊天，小小抱怨身體比過年前僵硬。他把手掌打開再試著握拳時略微發抖，其實不太痛，只是手上疤痕緊縮，讓他得一次次操作我們平時覺得簡單的手掌、手指運用。

「現在很羡慕人家可以輕鬆揮手、把手插進褲袋裡。」張承騏隨口說說，我才突然想到，他說的「揮手」其實是擺手，對雙手燒傷的傷友來說，原來將雙手放在身體兩邊，隨著步伐擺動也不再是理所當然，他們走路時，穿著壓力衣的雙手總是放在身體前，不易收合的關節，讓兩手有點像是樂高玩具模型人的雙手，多只能固定曲著。

「我也好想練瑜伽，」因爲聊到喜歡的運動，他接著說：「還想練鋼琴、打拳擊、餐飲技巧進修……」除了餐飲本行，其他都是在受傷前沒有想過的事。現在的他除了希望傷口快點痊癒，能夠繼續跑步、健身，腦袋中想學的計畫一個一個蹦出來。「老實講，受傷前只想賺錢還有玩。」透過所愛的廚房工作，一路出師到海外闖一闖再回國開店，慢慢轉往經營管理，就可以時常出國旅遊、海邊衝浪，然而現在這個夢想對他來說似乎太簡單，「受傷後才想應該要讓人生充實些，不要再過『紙醉金迷』的生活。」

我忍不住笑：「你以前過得很紙醉金迷嗎？」這個二十出頭的大男孩，現在更肯定享受生活與持續學習的重要性了。

彈鋼琴應該也是很好的復健，我們聊到住三總的八仙傷友，一個愛彈琴的女孩，因爲開始在三總院內的大廳彈奏，雙手的靈活度進展快，也鼓舞了自己及其他病友。

「我應該學得會鋼琴吧？」張承騏又扳弄起手指關節，興奮的說：「總之我想學的東西很多。」邊講邊持續著手部復健，腦袋裡好像還在想著要學什麼。

無法出院的朋友

事件後八個多月過去，還有人沒踏出過醫院。

提早離開重建中心，張承騏到臺大醫院探望朋友，那些回醫院再動手術的、還有一直住院的傷友。我們先到便利商店覓食，他拿了一個甜甜圈及飲料，「之前剛出院、傷口多，很煩，就很想吃，尤其是甜的。」原來不是胃口變差，因爲傷口愈來愈好、復健運動多，對甜食零食的慾望也少了。

結帳時，我在門口看著他蹦跳的踏步著，其實滿顯眼的。想到先前才問他，是否有受到「關注」的眼光？除了露出的手套壓力衣，從外觀不易察覺張承騏燒傷的烙印，不過因爲生長的疤痕會癢，他即便坐電梯也得原地踏步止癢，在捷運車廂內還可以一節一節車廂走，腳背開始硬了再找個位子坐下來，膝蓋可放高些，也會舒服些。「還好大部分時間車廂都很空，還沒有需要坐博愛座的困擾。」他比較的是先前傷友因爲坐博愛座被指責的新聞事件。

倒是有一次買外套，老闆問他手怎麼了，他大方脫下手套露出傷疤，對方知道他是八仙受害者，最後主動給出八折價，祝他早日康復，「這個社會也是很多溫暖的。」他笑得開心。

跟著他一進燒燙傷病房，就看到住院傷友的爸爸熱絡的打招呼，這位傷友九十二％的二、三度燒傷，剛從榮總轉院到臺大，八個多月來還沒機會離開醫院，轉院來還是先住進加護病房。即便是開放的探病時間，一間房也只能有兩位親友進去，此時，傷友媽媽幫忙餵食晚餐，承騏接替了這位爸爸進去加油打氣。

傷友的爸爸連珠炮的訴說這一陣子治療、復健的難處，也深刻比較臺大「鐵腕型」復健師的好處，復健之痛之辛苦常人難體會。臺大復健師較嚴厲，不管傷友如何「求饒」，仍逼著他們動。因爲元旦後又經歷一兩次手術，這位傷友又動彈不得好一陣子，如今可以坐在床邊、手扶碗或自持餐具，即便還不靈活，對他們來說已是驚喜。

轉到一般病房去看梅凱翔。凱翔本來是張承騏朋友的朋友，雖玩在一起但不熟，不過一起在陽光重建中心復健的日子，兩人愈來愈熟悉。梅媽媽先熱烈的打招呼，劈里啪啦的講述兒子這次手術及復健需求，梅凱翔腳背的植皮手術因爲骨骼歪曲，還打了腳釘。等待手術的他已經餓了快一天，虛弱的說話，耳朵卻靈敏的聽到遠處護理站的電話聲，因爲某一通電話，會是call他進手術房的通知。然而拆除腳釘後，不知道還有多少手術及術後復健等著他。

隔壁房也有回來住院的傷友，媽媽們又要張承騏去「巡房」。他笑說：「我差不多是地下的社工主任。」的確，傷友爲傷友打氣效果更好，他這一陣子努力復健的成果也是最好的鼓舞。梅媽媽總愛重複的稱讚：「就是要像承騏一樣多復健啦！」

再一次住院

張承騏又住院了，但他說這一次挺開心的。

爲了軟疤，他再次接受雷射。因爲上次雷射後的嚴重不適，這次能量特別減輕些，要打的範圍大，雖然身上的傷口愈來愈少，但仍有感染風險，醫師建議他乾脆再住院，好好把所有傷口都養好。大概是難得有如此開朗的病人，護理師換班時都會來跟他招呼、聊天，病房時常熱鬧著。

這次住院，他終於把上次出院後買的紓壓著色畫本拿出來，一筆一筆上色，曲著身體在病床上「作畫」時，這個好動寶寶似乎有難得的專注及安靜。「其實說不上療癒，畫到一半會煩躁，但畫完一張圖，超有成就感的！」近年流行的紓壓著色畫，多是細緻的線條及圖案，他揮了揮畫一半的曼陀鈴圖案明信片，「要把這張送給醫師，謝謝他。」

除了畫畫、打電動、看網路上的電影，他花更多時間在塗乳液。「現在我眞的懂爲什麼女生那麼喜歡去按摩。」把乳液擠在小腿上，他在壓力衣手套外再套上塑膠手套，來回按壓、塗揉滿布傷疤的皮膚，眞的很舒服，聊天聊了快一個小時，我發現他不過進展到另一腿。「現在疤痕超軟的耶！」他這次眞的十分滿意雷射後的效果，其實來回按摩也很費力，他卻甘之如飴，認眞按摩不僅有助於皮膚疤痕軟化，也對手部復健有幫助。

「再來有點髒喔！」他講話的語氣一點也不像警告，而是淘氣的「歡迎觀賞」，乳液後要用濕紙巾搓揉雷射後一塊塊的黑色結痂，不小心碰到了小傷口，鮮紅的血滲出，還是不疾不徐的處理完旁邊的結痂，才請護理師幫他拿沾濕的棉花棒止血。

上乳液後的疤痕皮膚狀況不錯，但腳趾上的疤痕不一會又繃緊，他拿沙包套在腳趾上，再次撐開緊繃的疤痕。受傷後的兩腳腫大，他現在只能穿上唯一買得到的十三號大尺寸運動鞋，以前十一號的愛鞋們暫時不見天日。

下個月，他答應上電視節目，還有傷友苑玲幫攝影師召集的攝影計畫，傷友們以展現傷疤的形式拍照，重視形象的他說，無論如何還是瘦點好看。他卻突然轉念問，外界會不會因爲他復健得好，忽略了還有很多八仙傷友正努力、辛苦的復健及抵抗復健。

畢竟復健的最大動力來源是自己，還要捱得住，復健成果永遠都是一點一滴的呈現，少有突飛猛進的喜悅。他就勸不動另一個女孩再回陽光重建中心一起復健，「他很漂亮，眞的。」但因爲緬懷過去的美麗，反而更難關注燒傷後改變的面貌，不相信可能因復健進展的改變。

「唉，也不知道要怎麼幫。」張承騏長吁了一口氣。

辭職陪孩子復健的母親

本來又是約在陽光重建中心的日子，張承騏突然得去送貨，與好友江重宥開著車繞了大臺北一圈、又到桃園，將剛做好的新鮮奶酪一一送到訂購者手上。

因爲受傷而停擺的奶酪生意，如今反而成爲媽媽王鈺秀的新事業。九個多月前八仙事件發生，擔任職場主管的王鈺秀決定放下工作，全心照顧受傷的兒子。「他最需要我陪伴的時候，工作就不是最重要的事。」他說，經濟也算過得去，希望能成爲兒子最大的精神支柱，尤其是這個時候。

看母子倆拌嘴，感覺像朋友一般，「有些人可能會覺得他沒禮貌，但我還是有我的原則及底線。」畢竟孩子長大、有自己的生活，兩人各忙各的，這一次的八仙事件倒成了他們重新認識彼此的機會。

陪張承騏傷癒、復健的半年後，王鈺秀又有工作找上門。但忙碌的工作後才能回家幫兒子換藥，每回換藥到半夜、凌晨，母子倆總是天南地北的閒聊，閒聊中兩人想到之前的奶酪生意，王鈺秀一個月後乾脆辭職，專心思考如何經營母子倆的奶酪事業。

「他會進廚房、學餐飲，應該多少是我們家的遺傳因子吧。」王鈺秀從小就看著愛做菜的母親，自己也端得出不少佳餚。兩人談傷口、討論未來的路，開始有了創業的想法，加上過去從基層做起，以及行銷、業務管理所累積的經驗，做奶酪、賣奶酪、開店應該不是問題。

家裡的廚房又開始啓動奶酪生產流程，兩人像是事業夥伴，討論該用什麼材料，該怎麼包裝……

也是餐飲學校畢業的好友江重宥加入，新事業逐步上軌道。不過，須花時間心力復健、得穿壓力衣手套的張承騏仍無法像以前一般參與，「我連一半人力都不到啦！」即便是切水果、攪拌熱鍋等工作，對他來說都不容易。這天張承騏坐在副駕駛座聯絡訂購單上的訂戶，說著至少在交由宅配流程前，媽媽沒空時就來送送貨吧。

事發九個月來，王鈺秀發揮高效率、追根究柢的功力，處理應對涉及公共安全的八仙事件大小瑣事，諸如新北市社會局、衛生局或傷友家屬之間的協調、成立協會等，承騏看在眼裡，忍不住打從心底稱讚媽媽，直說：「我不得不承認你很強、你眞的很厲害！」

說起事件後政府部門的協調、善款處置，王鈺秀滔滔不絕，邏輯力依舊，也不客氣的批評新北市政府的粗糙及冷漠作風、不合理的處置。大砲型的批判當然引來不少壓力，面對吃力不討好的工作，連承騏也幾次跟媽媽說乾脆不要管了，但王鈺秀依舊快言快語：「這些過程包括黑暗面，對兒子來說也是很好的學習，不過依我的個性，實在很難善罷甘休。」王鈺秀臉上掛著堅毅的神情。

吸毒不對，但我們不知道他為何吸毒

「四百九十九個人彷彿一個小型社會，這個小社會裡就是有形形色色、不同生活的人。」張承騏很常這樣說。

不同的人有不同應對社會善意的方式，在復健的過程面對不同的壓力，並且有著截然不同的生活方式。在六月二十七日那一晚，四百九十九個傷者及逝者，從此是「八仙事件的孩子」。這個被迫冠上的群體代稱揮之不去、一輩子相隨。往往一個人做的事情，就變成大家做的事情，張承騏一再提到因吸毒被捕的八仙傷友，口氣中透露無奈及氣憤。

一個十八歲的男孩，九個月前還因爲全身燒傷面積達八十％陷入重度昏迷、傷口發生感染，上次上新聞是因爲脫離險境，且因日本植皮技術成爲國內使用人工眞皮移植的第一人，這次再上新聞，卻是「不惜命吸毒」、「糟蹋身體遭譴斥」。

「又開始說毒趴一家親了。」這讓張承騏非常在意。傷後及復健這幾個月來，每每看到網友指責八仙的傷友活該、愛玩，他一定挑戰回文，「能講一個是一個」，在所謂「合法」的場地、活動中受傷，「爲什麼我們就是活該？」但吸毒傷友的負面新聞又是一次打擊。

「當初我朋友九十％燒傷，還把能用日本植皮技術的機會讓出來。」張承騏說的這位朋友仍在醫院接受治療。當初日本植皮技術的名額只有二十人，幾乎都用在最嚴重的燒傷病人身上，包括承騏過世的好友。傷者身上小面積的皮膚，搭機送至日本實驗室培養，變成一張張人工眞皮，植皮後不易排斥，復康速度比傳統植皮快上數週。

他忍不住想責怪吸毒的傷友，畢竟八仙傷友的確使用社會的資源、接受捐款，還有醫療人員、陽光基金會老師、志工們的辛勞，這些他們點滴在心，但「有人不知道什麼該做、什麼不該做」，一個人錯誤的選擇，卻得讓所有八仙傷友共同承擔，但還有更多人都在努力讓自己恢復原來的生活。

張承騏直說，八仙傷友有的是放鬆或慶生、慶祝畢業，甚至也有的人是第一次參加這樣的派對活動，「如果是由市政府主辦的一〇一煙火出問題，大家會不會怪受傷的人『爲什麼要去看煙火』？」

他眞心希望這個社會能更多一點理解，「吸毒的確不對，但我們也不知道他所處的環境到底是怎樣？」是的，理解的核心需要同理及思考，同理事件的當事人，思考眞正問題在哪，而因此能更少指責，更多正面的改變。

全世界最快樂的那幾秒

張承騏有時覺得自己的生活好像有些平淡，其實他忙得很，家裡開始的奶酪生意，常突發要包貨、送貨，所以好一陣子沒進陽光重健中心，我們乾脆相約車上，陪他開車載著草莓等水果回家。

看似回到了生活軌道，不過燒傷後的十一個月，總是不經意突襲的疲累及疼痛，不再像以前一般讓人自信的體能，實在無法說服承騏這就是生活的正軌。

因爲腳趾中間的燒傷、凸起的疤痕也需要加壓，五趾之間的指縫塞入他們戲稱「紅龜粿」的特製粉紅矽膠片支撐，久了還是會疼痛不適，現在大概是一天半就會受不了。張承騏一回家就得先脫掉腳上的襪子、壓力衣、矽膠片等束縛，再在腳板疊上三公斤重的沙包，撐開整天下來因站著和開車，導致疤痕攣縮又變硬的腳背。拿起副木撐開腳趾，再用按摩器在腳板、小腿上來回按摩。

「在其他人面前不太好意思隨便脫鞋耶。」張承騏按摩了一陣子，才有點不好意思的說。悶了一陣子的雙腳難免有些異味。原本在家裡塵封一陣子的肩頸器如今發揮功效，「這感覺跟上次在重健中心看到的打疤槍很像，很爽。」他說傷友們都形容「全世界最快樂的就這幾秒」。借助按摩器或打疤槍軟疤，最舒服的其實是止癢，按摩器發出滴滴滴聲音，「比打疤槍安靜些……眞的好幸福、好快樂。」彷彿廣告文案的誇張形容，應該是他們最能表達的眞實感受，因爲即便是微微的癢、痛，但無止盡纏繞身心的不適，能暫離幾秒鐘、幾分鐘都是天堂。

張承騏想到在廚房的日子，廚師學徒的工作少說也要花上十二小時，包括備料、洗菜、清理。但站在原地最大的敵人是「癢」，「癢得我沒辦法專心做想做的事。」他突然動了念頭，是不是該繼續念書？「受傷前我不屑讀大學耶」，因爲對以前的他來說，體力、毅力及熱情，便足以學習一切他想要培養的能力，在廚房得心應手的能力，在受傷後卻突然遙不可及。

「是比較回到生活了，但還是不方便。」張承騏說，自己是重傷傷友中「比較輕的」，「實在也很不想抱怨……也不想大家看到我，以爲傷友們都恢復得很好。」在每週的採訪中，似乎不免出現如此的討論，不僅是在復健生活的日常，我們每個人何嘗不是在尋找生活的軌道？

閒談之中，他腳板上的沙包滑落、掉在地上，「不用撿，這表示我腳背又拉平了，又可以出門了，走吧！」

不是傷好就好了

新聞臺、電視節目、商業雜誌、親子雜誌陸續約訪，我們開玩笑的說，張承騏最近的生活愈來愈像名人。他也自認從小到大的確喜歡受矚目、被關注，有時非常乖、有時又愛搞怪，吸引老師、大人的目光，也非常喜愛自拍，朋友們互拍也懂得設計「情境畫面」，諸如在廚房帥氣揮鏟、翻鍋，馬拉松、健身房的運動英姿，「照片拍得像有個隨行攝影師在旁就對啦」。

爲配合媒體採訪行程，張承騏有時得因此先放下自己的事，但還是希望外界認識他們，其實就像你、我一樣，讀書、工作、生活，也有娛樂活動，只不過在那次八仙的派對上，遇上臺灣最嚴重的公安事故。直到現在，網路上看到對八仙事件善款、對傷友的誤會或酸言批評，他總要「衝鋒陷陣」，在網路上留言應對。其實，認定他們傷友是「玩咖」、「活該」的酸言背後，多數是僵固、無法對話的匿名者，不一定能透過對話相互理解，但承騏說，能講一個是一個，還要朋友看到什麼消息就tag他，無論對方友善與否，還是想要大聲說：「代誌不是你們想像得這麼簡單！」

進攝影棚拍寫眞，露出四肢燒傷的傷口、疤痕，他很開心，「因爲這就是我當下的樣子，我也不是一輩子都會這樣。」面對專業攝影師朝他「喀嚓、喀嚓」，他說感覺很棒，不過進一步聊到疤痕，他也不掩飾自嘲回應：「因爲燒傷備受矚目，還是有點小小遺憾。」

平時壓力衣包覆著疤痕，承騏看來與以前無異。我看到其他人小心翼翼的問：「怎麼了？」或友善回應，或輕聲安慰「加油」、「就不要想受傷的事就好了」。我們兩個相視而笑，也不多說，像是「只有我們才懂」。

實際看到如雜枝叢生的疤痕，或一再了解傷口復原期間對抗痛、癢的日常，就會發現對傷友來說，身體會時刻提醒著，不是只要不想受傷的事，一切就可迎刃而解。張承騏回想，當初也覺得自己半年就不會有傷口了，也就不會這麼不舒服了，雖然需要復健，「復健不就好了」，他說。

不是「傷好了就好了，復健也很麻煩」，最近感情上的事也讓他很有感觸，未來的對象要能接受我的疤痕，也得更能理解燒傷後的復健，是難料時間、成果的過程。但他還是很有自信，也許要花再多一些時間，但不會一輩子都這樣。

一審的判決

「我第一次被記者追著跑耶。」八仙事件一審判決那天，張承騏照樣跟協會到場。在法庭外，傷友、家屬舉著布條「點亮司法、還我公理正義」、「侯友宜副市長，您答應不會讓八仙過海」表達訴求。因爲癢得不舒服、承騏刻意退到人群後，沒想到鏡頭、麥克風還是對著他問：「你覺得判決怎麼樣？」

一審判決，舉辦彩色派對的玩色創意負責人呂忠吉依業務過失致死罪判處四年十個月徒刑。「如果要問判決，那問那些小孩已經當天使的家屬吧。」在大批鏡頭前，承騏講話比平時保守許多，記者問到傷情，他也回答得簡單：「就很癢、很難受啊。」新聞小標大致出現的是：「傷友張承騏表示，穿著壓力衣很癢。」

相關活動必出席的承騏與媽媽王鈺秀，往往也成爲媒體報導的焦點之一，判決後隔天還有電視臺特別到他們家採訪。承騏說：「自己講話要很斟酌，很擔心變成箭靶。」先前社會輿論對家屬代表猛擊的陰影仍在。

「其實這個判刑算重的，以現有法令來說。」因爲八仙事件，承騏對相關法令了解不少。實際上，業務過失致死罪最重刑度就是五年，「其實更重要的是，八仙（樂園）的權責呢？我比較在意的是有沒有負責、不是多少錢。」先前士林地檢署認定意外是器材所致，不起訴出借場地的八仙樂園董座等人。不過協會認爲，八仙樂園違法營業在先，因其活動泳池違法營業多年，且過去一再放行的主管機關新北市政府、交通部觀光局都應負起責任。

記者也追問承騏：「判決要賠償多少錢才合理？」新聞報導受害者及家屬對呂忠吉等提起附帶民事求償，包括精神慰撫金、醫藥費合計兩百一十億元。承騏覺得這樣的數字其實有些「沒概念」，新北市政府代替死傷者聲請對八仙樂園假扣押也僅有一・六九億元。求償金額還是應該實際從個人醫療、復健費用及無法工作的損失等基礎來計算。

難得討論起嚴肅主題，他又忍不住嘆，其實不想看不想聽、也不想管了。那幾天，至今仍住院的朋友爸爸在FB留言，燒傷的兒子又進手術房，看到一片血淋淋，憤怒又難以抑制，尤其是看到應該要負責的人並沒有擔起責任。承騏看到留言也心疼，「所以說，我們的傷能恢復多少更重要。」

承騏的電話響起，看他禮貌的對話，請對方晚上再通話，我以爲又是記者約採訪。「是專管中心啦，好像我只要上電視，就會來電話。」專管中心協助提供傷友後續身心與生活重建的服務。不過對承騏來說，現在的專管中心只是詢問「身體好不好、復健好不好、傷口有沒有惡化」的關心電話而已。

晒不了太陽的陽光男孩

聊天過程中，張承騏突然摸著腳背喊痛，我嚇了一跳。「也沒什麼，神經痛，每個人都會有。」他一邊摸著、語氣彷彿再熟悉不過。

「每個傷友都會？」我很好奇他以前好像沒說過。

他試著形容：「刺刺痛痛的，陣痛，每次點都不一定一樣。」之前大概是傷口的復原、疤痕的癢痛比較重要，這種偶爾出現的小小刺痛顯得感受不大，「應該對其他傷友來說也滿正常的。」他的手、腳疤痕處偶爾會出現這樣短暫的陣痛，微微的、但也很難忽略，很有可能是先前燒傷損及的神經在復原、生長過程的一些小痛。

「轉移注意力就沒事了……只是感覺很差。」

最近夜晚仍有涼風，他跟朋友相約騎單車，從天母騎到饒河夜市，或到以前常打籃球的天母棒球場看看球友、投投籃。不過跟受傷前不一樣的，在夜市大快朵頤後，他已經沒力氣像以前一樣騎單車回家，也不想騎車回家太晚，畢竟回家洗澡還得洗一、兩個小時。而在籃球場，投出去的球多數碰不到籃框。

張承騏比較，雖然現在體力不如以前，但最關鍵的可能還是手腕的傷處，即便關節沒問題，手腕到手背仍在生長期的疤痕，肘關節的小傷口，讓運球、投球都「卡卡的」，以前站在罰球線上，手輕輕一推球就碰到籃板或進球，如今投球卻屢屢碰不到籃框，「雖然有預期，但我沒想過沒力的感覺這麼眞實。」

張承騏過去在球場上的「戰功」，是花了不少時間流汗而來，就算只有一個人，也會頂著大太陽、趁球場沒什麼人時打球。現在要能盡情晒太陽，恐怕還要等四年。原來先前醫師提醒他，至少五年都不要直晒太陽，避免疤痕色素沉澱嚴重，他一直默默倒數回到「陽光男孩」的日子。而且，暫時還脫不了壓力衣的這段時間，讓他感覺好像一年四季都穿發熱衣，氣溫稍高就想躲進冷氣房，車內的冷氣也低到讓其他乘客都不免哆嗦。

雙手還需要復健，不過腳傷讓他比較煩惱，承騏敲了敲桌面，試著形容那硬邦邦的腳背，因爲又厚又硬的疤痕，硬度說像皮革都還不夠，尤其赤腳走路時，「因爲皮只夠這樣」，他的腳趾頭翹起、無法擺平。即便每天按摩，時常用副木、沙包拉。其實這段時間，他偶爾就提起想要動個腳背、腳趾的重建手術，醫師鼓勵他復健比重建好，再多努力一陣子。他從座位站起來，又抖動了幾下，「看吧，現在又變硬了。」看來他還會一直跟醫師討價還價，討論是否可以進行重建手術，切開腳背皮膚再補皮，「也許那樣會比較輕鬆吧。」

一起復健的好伙伴

「他眞的超努力在復健的！」張承騏說的是梅凱翔，八仙意外那一天他們彼此只是朋友的朋友，然而這幾個月來，則是一起復健與成長的夥伴。

除了回醫院，梅凱翔幾乎天天都到陽光重建中心報到。最近沒出現則是因再度住院——爲了第三次的重建手術。

到醫院探望梅凱翔，難得見到沒戴頭套的他，一時認不太出來，也難得見到他羞赧的微笑。兩人病房塞了八、九人，熱鬧得很。鄰床、隔壁房的，以及過去曾在醫院共患難的八仙傷友剛好都聚在一起，閒聊彼此的近況，少不了的話題是重建、復健的日常，還有不同醫院醫師對燒傷面積判定的極大差異。

「就我們這間最熱鬧！」剛從外面回來的梅媽媽開心的招呼，他很開心凱翔願意跟我聊，尤其是六二七意外後昏迷了兩、三週的凱翔，一開始總傷感自問：「爲什麼是我？」不想面對親人、朋友、同學與同事的關心，把自己封閉了起來。

如今，凱翔已能侃侃而談。當時他從火場跑出來後，一位外國朋友把他抬出去，即便溝通僅能以「我的爛英文配上他的爛中文」，但一直陪伴的溫暖安慰是永遠忘不了的支持。「凱翔說，感覺等了好久好久，直抵醫院後才失去意識，在臺大醫院加護病房再次醒來，已經是兩、三週之後了。事後也才知道自己一度危急，在醫護、強心針的急救下保命，六十四%的燒傷面積中，三度的嚴重燒傷居多，手、腳及臉部都燒傷，上唇本來還燒成一個洞。

這場意外，梅凱翔中斷了大學三年級的學業，也打亂他健身教練的職涯規畫。從高中就是柔道校隊，梅凱翔在大學愛上健身，在便利商店打工的他本來在六二七隔天要去健身房應徵，邊打工邊學習、考證照。

近一年來他努力復健，十點左右就去陽光重建中心，直到下午四點半才回家吃飯、換藥，自律的度過每一天。透過重建手術，挖除壞去組織及攣縮硬化的疤痕再植皮，讓本來似「雞爪」無法平展的手、腳，慢慢恢復手、腳的平伸及活動能力，三次的重建手術都包含臉部，加上兩次雷射打疤，逐漸將原先臉下半部大範圍的疤痕抹去，異位的嘴也回到原先的位置上。

每一次手術後得重新經歷又一次的傷口復原過程，也使復健進度重回起點，「但一定會越來越好。」凱翔很滿意這幾次術後的進步。他抬起被紗布層層包裹的雙手，解釋說之前大拇指骨及虎口處蜷曲、僵硬，怎麼凹都無法打開，手術後至少已經從六成進步到八成，雖不完美但仍可接受，未來就是復健的工作了。

梅媽媽跟另一位傷友媽媽正在看手機裡剛動完手術的傷口照片，討論術後的進度。難受的癢、血淋淋的照片、彼此打氣的互助，已是他們習以為常的生活。

七月，再一次的手術

酷熱，是八仙傷友接下來要更常面對的考驗。

因為天氣熱，他在戶外待不了太久，幸好平時還可以開車，總把車內溫度調得跟冰箱差不多。不過，承騏計畫下個月跟著媽媽去柬埔寨度假，「那不是更熱」？聽到的人都笑問。他說：「看情況啊，不然實在悶壞了。」他心裡知道，也可能到了當地，有冷氣的飯店會是他最終選擇。

這一陣子，承騏忙上加忙，奶酪生意愈來愈上軌道，即將要開幕的店面裝潢進行中。每週都有不少訂單，家中廚房的奶酪作業得一大早就開始，還是傷兵的他雖然可以睡晚些，但早上九點多起床沒多久，就得跟上工作腳步，不能只讓媽媽及一起工作的朋友忙，裝填一瓶瓶的奶酪，再裝箱、填送貨單，幫忙煮奶酪及果醬，雖然動作緩慢，但戴上塑膠手套，至少已經可以重新拿刀削些水果，剝葡萄、荔枝等。

聽到可以拿刀，我比他還興奮。他倒是一副淡然，一天一天些微的進步，雖然手部功能比半年前進展得多，對他來說只不過是削水果。晚上煮完了果醬，就是他上健身房的時間，愈來愈少揉捏粘土復健，他把舉啞鈴當作手部復健，旁人擔心他運動太勤會影響手腕、手肘關節的傷口，他對每個人都回答：「我覺得還好啦。」

不過才一週多的時間，見面又問他最近的健身房生活，他才說已經暫停了。不是不想動，而是不能再動，原來手肘一直沒有完全癒合的傷口因爲過度健身練習，擴大爲一個接近五十元硬幣的傷口，他才乖乖暫緩健身的速度。

雖然手部要多休息，不過硬邦邦的腳背似乎有解。因爲一次次用副木、沙包拉長了腳背、腳趾的攣縮疤痕，不一會，腳背又會變成「木板一塊」、行動受限。他終於取得醫師同意，預計七月中下旬進行腳背的清創、重建手術。重建手術要將腳背割開、植皮，他不免回想當初一年前的傷後，第一次下床，腿軟、站立不住、挫折許久，無論如何這次都得再經歷一遍。

雖然滿懷期待，這次的手術是跟醫師討論許久才有的結論，是他一直想要的手術，畢竟努力了近一年，腳背的活動度還是進步有限，但需要經歷手術、術後的重新開始，難免令他有些擔心。又話鋒一轉：「所以要先出去走走。」夏天再度來臨，出國度假對他們來說是調整心情，再回來準備店面的開幕，迎戰再一次的手術。

「反正該來的總是要來。」承騏覺悟般的說。

停止抓癢的快門瞬間

八仙事件的一週年前夕，張承騏及其他二十三名傷友先前拍的攝影作品，以「迴祿」之名舉辦攝影展。「回祿」是火神，「迴」祿是攝影師期望人們「迴旋」，不斷審視八仙事件之意。

拍攝前後我們聊過了幾次，從他爲什麼想拍、自己想拍的動作，以及他對作品的滿意。這一次終於看到了成品，在極黑的背景前，主角們的紅紋傷疤顯得眞實清晰。攝影展現場除了攝影師李天賀忙裡忙出，承騏也忙著招呼傷友、朋友，還有不同的紀錄片團隊。

好不容易才有機會一起坐下，看看攝影師送的三幅攝影作品，每一位傷友除了有一幅展出的作品複本，還有另外兩幅精選作品。其一照片裡的承騏幾近全裸展現火神留下的全身烙印，他依舊自在，已經打算將照片掛在他們即將營業的奶酪店門市，「因爲這廚房的故事背後，就是八仙的故事。」是他與媽媽在八仙事件後，再一次的轉捩點。

在爸爸的建議、引薦下，承騏打算若資格取得順利，今年九月進大學餐飲科念書。考慮了一陣子到底要不要念書，現在他說，對大學的期待僅是「交朋友」，他認爲，最終的歸屬及學習還是在自己的廚房。

因爲八仙事件，法式餐廳、新加坡餐廳的海外學習機會告吹，卻催生了媽媽與他的新事業，既然也有了店面，想過再做早午餐，但營業在即又換了調，決定主攻甜點。「白白的奶酪會膩、太無聊。」他用他的語言討論腦袋的創新，以奶酪同樣的瓶身做麵包布丁、提拉米蘇、起酥蛋糕……「不錯吧？」雖然是問句，但他很肯定自家產品必屬佳作。

回到攝影展，張承騏說：「其實我更希望怵目驚心一些。」相較於他們實際面對的傷口，牆上的照片的確是「藝術」多了。

我問：「你想要更寫實些？」

他很務實的說：「是啊，不夠警惕人。」如果說對攝影展有什麼期待，他希望八仙事件給更多人警惕。在四百八十四名的八仙受傷者中，近半非常嚴重，而這次願意參與拍攝的傷友們，他認爲有九成是重傷中又比較不嚴重的，「像我，眞的算還好的」。

剛好路過的另一位傷友加入談話，聊起一位因燒傷截去三肢的八仙傷友，「他那才是樂觀、勇敢。」兩人一致點頭稱是，承騏突然補充：「我就應該無法承受。」

回想拍照時，他脫下壓力衣發癢得很，多數傷友也無法長時間站、坐。所以其實每個人拍攝時間僅有半小時，照片中他們展現傷疤的靜態，是停止抓癢、甚至暫時屏息下，攝影師按下快門的那瞬間。

「人生也就這一次。」承騏說，這些疤痕也許會跟著他們一輩子，但當下的狀態，攝影所記錄下的也是他某一階段的人生。《結痂週記》也是，他幾乎都不拒絕的媒體採訪也是，身爲一個「上過最多電視的配角」，他還是願意繼續述說，那些對他來說千篇一律的傷口、復健及各樣感想，只爲了讓大家記得。

「幸運」少年

—詹閎鈞—

採訪／章凱閎

人生的第二次成長痛

二〇一六年元月下旬，「帝王寒流」抵達臺灣，桃園車站前的路人被凍得穿起厚重衣物，包得全身密不透風。驟降的氣溫也讓詹閔鈞重溫了半年多前那段隱身人群、「正常人」般的生活。

「冬天穿比較多，大家不容易察覺。」的確，現在若不仔細觀察他外露的手部，以及褲管和鞋口遮不到的腳踝，大概不會注意到這位少年正穿著肉色壓力衣，更不會發現在層層衣物下，藏著一大片焰火紋上的紫紅色疤痕。

八仙樂園彩色派對上的近五百名受害者，詹閔鈞是其中之一。與許多傷患不一樣，他的臉上沒有眼淚、心裡沒有夢碎；相反的，他總是告訴別人：「我眞的很幸運。」

詹閔鈞回憶，當天彩色派對舉辦在一座由鷹架圍成「ㄇ」字型的露天場地，左右兩側的鋼架有黑色布幕蓋住，「布幕掀起來，可以鑽出去」。會知道這件小事是因爲在意外發生前不久，他正巧瞥見其他遊客爲求方便，從那兒爬出去上廁所。

這不經意的一瞥，使他與死神擦身而過。

晚間八點三十二分，粉塵瞬間閃燃，不過幾秒時間火勢即蔓延全場，燒得又急又快，近千人死命往後頭的出口跑。「但從頭跑到尾的人，最後是從頭燒到尾。」當時站在主舞臺前方的詹閔鈞，本該擠在人潮中被燒得體無完膚，但他選擇了不一樣的逃生路線，直奔右側圍欄，掀起布幕，鑽過鷹架，順利出場。

或許是從國中一路練跆拳道而累積的經驗，詹閎鈞在緊要關頭發揮應變能力。只是火舌的威力仍讓詹閎鈞全身燒傷面積三十八％，雙膝以下三度燒燙傷，小腿皮膚幾乎焦黑，但比起全身燒達五十％以上、甚至傷勢擴及臉部、關節處的傷患，他不禁再次說道：「我眞的很幸運。」

然而，這個「幸運」是要帶括號的。過去半年多來，詹閎鈞曾住院近兩個月，經歷兩次清創、植皮手術，甚至一度面臨截肢危機，如今仍在復健之路上前行。俗稱的「成長痛」是指身體成長時引發的痛楚，常疼得發育期的孩子哭鬧不休。詹閎鈞似乎正在經歷人生第二次的「成長痛」，只不過這次是「痛」在外頭，「成長」在裡頭。

灼足的跆拳道選手

八仙事件滿七個月，詹閎鈞的起居已不再與病床爲伍，一週也只需至復健中心報到一次，連治療師都稱讚他復原狀況實在不錯，但藏在他褲管之下，雙腳上的紫紅色疤痕，至今仍隱隱侵蝕著他原本生活的重心——跆拳道。

事實上，在八仙事件發生前不到兩個月，詹閎鈞才拿下一〇四年全國大專校院運動會「跆拳道公開男子組（甲組）六十三公斤級對打」第三名。

詹閎鈞與跆拳道的緣分要從他十二歲那年說起。當時閎鈞的父親認爲，練體育可以鍛鍊身心，升國中的他因而進入桃園市仁和國中體育班就讀，展開一段爲期六年、一般生難以想像的求學歷程。「早上六點起床，到學校晨操；晚上十點回家，繼續寫訓練日誌。」早出晚歸是體育生必備的作息規律，而且平時在學校不僅練跆拳道，也要和田徑隊一樣環操場、跑跨欄，有時還會前往鄰近的虎頭山「衝山」跑階梯，冬季甚至要下水游泳，「游到嘴唇都發紫。天天累得跟狗一樣。」詹閎鈞回憶。

除了龐大的運動量，體育生也沒有寒、暑假，甚至在保送桃園縣治平高中體育班後，就開始住校生活，「比賽前，週末也不能回家。」用膳、就寢都是集體進行，「像監獄一樣」。一週中僅一個晚上能「放風」出校門到附近走晃。這麼苦，曾經有想放棄的念頭嗎？

「沒辦法，就苦中作樂嘛！而且那時候太乖了，不懂得反抗。」詹閎鈞調侃自己。

跆拳道實實在在的占據了詹閎鈞的青春歲月，也在潛移默化中塑造出他現在的性格，「苦中作樂」就是其中一項。所幸，當時八仙火焰狠燒他的雙腳時，並沒有燒去他這份特質。

「復健時，練跆拳道那種『苦的感覺』又回來了。」詹閎鈞回想住院的五十五天，充斥痛苦與乏味的記憶，「只好安慰自己是補放國、高中沒放過的暑假吧。」至於所有傷患最恐懼、血淋淋的換藥，他則想像成以前訓練前的拉筋過程，「要把腳拉成一字馬，像劈腿那樣。」

總之，既然熬過那六年了，住院治療再艱辛也沒有理由放棄。只是等著詹閎鈞的還有出院之後，那更大、且至今仍未落幕的考驗……

傷後的轉捩點

跆拳道在詹閎鈞的人生中發生過兩次大轉變。第一次是他升大學填志願那年，當時他知道自己雖然踢得不錯，但就是中上水準，沒到能當國手。因此他轉了個彎，沒念體育學院，以體保生身分進入中原大學企管系，跆拳道就當興趣；第二次大轉變就是八仙事件。只是這一次，跆拳道可能連當「興趣」都有困難。

二〇一五年八月底，詹閎鈞出院，九月便準時開學，中原大學跆拳社的社課一堂也沒缺席。「第一天大家看到我都嚇一跳，眼睛睜得好大。」原來隊上成員都以為他休學去養傷了。

人雖然到了，能做的卻很少。一個學期以來，詹閎鈞幾乎都坐在軟墊上休息，因為他一站起來血液便開始往下堆積，沒多久腳就會僵住，接著會痲、癢。數分鐘後，連跆拳道「壓腳背」的基礎動作也無法做。這對昔日擔任跆拳道隊長、常奪牌的他來說，不僅是生理上的壓力，更是心理上的不適。

詹閎鈞說，以前在格鬥場上對打，想踢哪就踢哪，「但現在大概一個小女生也打不過。」這句話當然沒有歧視的意思，更多的是心有餘而力不足的哀傷。

如果這裡是傷心地，為何不離開？詹閎鈞坦言：「因為跆拳道是我最熟悉的。」他所指的不只是大學時光最熟悉的朋友，更是那些有形無形的空間、環境及記憶。

中原大學跆拳道社的活動空間位在體育館二樓，裡頭有跆拳道必備的速度靶、防禦靶；教室左側有詹閎鈞編碼六十九號的置物櫃，上頭別著一只道服吊飾。「只要空堂沒課，我都會假借跆拳道的名義去借鑰匙，跑來睡覺。」似乎在這裡，有一個專屬於他的位置。

儘管詹閎鈞平時只是在一旁待著，整個學期每週三次的社課他也沒缺席過，期末甚至還拿了全勤獎。跆拳道社指導老師說：「他真的很有心，全隊三十幾個人，只有五人全勤，閎鈞是其中之一。」

第一次到詹閎鈞家中拜訪，客廳裡的兩樣東西立刻抓住我的目光。第一件是他擺在電視機旁、練了七年跆拳道所獲得的一堆獎狀、獎牌；至於第二件，就是晾在那些「戰利品」下方，一塊塊尚未晒乾的壓力衣布。

「最近常在想，是不是該把那些獎狀、獎牌清了。反正放在那也是占空間，積灰塵。」詹閎鈞淡淡的說。

「不會捨不得嗎？」

「幹嘛捨不得？那都是過去式了。」他的話裡沒有一絲猶豫。

眼前這位少年的豁達實在令人感到不可置信，心中始終狐疑為何他能看這麼開？直到後來，詹閎鈞分享了他與賴教練的故事後，才意識到原來這一路上，他並不孤單。

賴教練是奧運金牌國手朱木炎在平鎮國中體育班的同期學員，也是詹閎鈞在仁和國中體育班的教練。「很年輕，就像大姐姐一樣。」十多年前，是賴教練跆拳道場上最叱吒風雲的時刻，只是天不從人願，賴教練在大二那年因韌帶斷裂，膝蓋開了一刀，從此脫下戰袍，不過賴教練並未停下腳步，他拐了個彎，轉向考取教師執照，成了跆拳道教練，如今還開了自己的道館，培養新一批的跆拳子弟兵。

雖然詹閎鈞與賴教練的經驗不盡相同，但教練勇於面對、勇往直前的精神和態度，確實激勵他跨出下一步的勇氣。除了賴教練，包括奧運銀牌國手、前立委黃志雄，以及中原大學跆拳道社許多成績優異、有出國交換經驗的學長姐，前人的足跡皆令閎鈞相信，「跆拳道也能多元發展嘛，我能做的事還有很多。」

「那跆拳道算是『過去式』了嗎？」

「也不是說『過去式』，只是，就不一樣了。」詹閎鈞回答。他所指的「不一樣」，不只是曾經他最擅長、最自信的跆拳道已不再一樣，更是要告別過去的自己，擁抱更多生命的可能。或許轉個心態，八仙事件可以不再是夢魘，而是重生的契機。

談到自己的下一步，閎鈞說，第一要務是盡力扮演好大學生的角色，顧好課業。但他強調，成績只是其二，更重要的是對未來不設限，摸索自己的志向，「如果有無限量的時間，我每一件事都想嘗試。老天關了你一扇門，必定會開你一扇窗。只是我還在找那一扇窗。」他堅定的說。

搔、抓、扒、癢，過一天

詹閎鈞與疤痕的戰爭纏鬥了超過半年之久，雙方戰線至今仍拉鋸著，似乎還未能看見休戰的曙光。這是三度燒傷的代價，也是許多八仙傷患都必須走過、最艱辛的一哩路。

三度燒傷意即整層皮膚遭破壞殆盡，深度擴及表皮、真皮、皮膚軟組織……「燒到神經都沒了，什麼感覺也沒有。」雖然經過清創、植皮手術後，傷口得以癒合，但皮膚軟組織已嚴重損傷，身體必須轉由「纖維組織」扛起修補皮膚的要務，此時增生的新組織，就是所謂的「疤痕」。

疤痕不是正常組織，除了質地實韌、色澤紫紅，表面還會呈現不規則的瘤狀增生，使得整個皮膚凹凸不平，「甚至長到連我的阿基里斯腱都消失不見。」詹閎鈞邊說，邊拉起他的褲管。

疤痕駭人的外觀還只是小事，真正恐怖的是增生期間永無止盡的癢感。由於末梢神經正在恢復，皮膚相當敏感，一丁點刺激都會產生陣陣麻癢；另一方面，疤痕內並無汗腺和毛囊，體內熱氣全悶在裡頭，加劇不適。雖然實際癢的程度會因各人體質而異，很不巧的，詹閎鈞就是屬於會比較癢的類型。吃飯、上課、念書……癢感籠罩在詹閎鈞一天中的每個時刻，連騎機車等紅燈不過幾十秒時間，他也要彎下身子抓一抓。而平時久站，疤痕會充血刺激神經，整個人就變成熱鍋上的螞蟻，渾身不自在；躺著也沒多好，雙腳一接觸到物體，立刻就癢到睡不著，非得好好搔、抓、扒上一回。換言之，只要疤痕還在增生，詹閎鈞的雙手就沒有閒下來的一刻。

抓癢也有學問，由於指甲銳利，直接扒下去恐把疤痕撕裂，因此他學會握緊拳頭，用手背上凸起的指關節來摩擦疤痕，舒緩癢處；半年多來，關節處甚至抓到長出了數顆厚繭。

多數人不能體會詹閎鈞的癢，常提醒他少抓一點。事實上，這種癢不是能忍得了的。詹閎鈞的治療師說道，「感覺像整隻腳在被上千上萬隻螞蟻啃咬。」詹閎鈞在一旁點頭如搗蒜，似乎這就是最貼切的比喻。

「但醫生有說過，痛是代表身體的警訊，癢是代表身體在復原。」詹閎鈞說道。醫生的這句話就是他最好的安慰劑。

有趣的是，天天與癢感生活的詹閎鈞，久而久之也學會與它共存。現在他最喜愛的姿勢就是一屁股坐著，雙腳微向前伸，讓手能順暢的搔小腿上整片的疤痕，「我可以這樣搔一整天，」他邊說，臉上掛著一抹淺淺的笑容，「抓到後來還滿爽的。」

要多久時間，癢感才會消失呢？治療師回答：「每個人的情況不一定，一年後應該會舒緩些，但癢感要消失，得等到疤痕成熟後，可能要兩年。」

坐在旁邊的詹閔鈞不發一語，手繼續扒著疤痕。也許，他這雙手還要再忙上好一陣子。

去日本「移地訓練」

詹閔鈞今年的農曆新年有些不同，初三清晨便起身打包行囊，與姐姐及其友人一同前往日本五日行。這次雖說不是詹閔鈞的第一次出國，但意義確實不同以往。上次搭飛機已是十年前，記憶幾乎流逝殆盡，「出國玩」對他而言仍是件新鮮的體驗；另一方面，這次出走，詹閔鈞花的是自己存的錢，特別有一點獨立的意味在。行前之際，姐姐擔心他的腳傷，詹閔鈞只說：「八仙發生後，我覺得人還是要及時行樂。」下定決心要出走。

儘管詹閔鈞有著滿腔熱血，這次日本行終究是一趟「有勇無謀」的折騰旅程。回臺後他直呼：「腳走到快爛掉！」五天四夜稱不上遊玩，反倒像極限挑戰。「一天行程的走路量根本可抵在臺灣的一個月。」

在日本，白天走訪觀光景點，夜晚在城市裡逛街購物；長途行動也倚靠大眾運輸工具，搶不到位子時，只得直挺挺的抓緊車廂握環。雙腳得不到片刻安寧，血液不斷向下堆積，充血的疤痕變得又硬又腫，換來強烈且揮之不去的麻癢感。「你知道那種不舒服到整個人心跳加速、氣喘吁吁，完全沒有思緒的感覺嗎？」詹閔鈞說，那就是他當時的感受。

八仙的腳傷讓詹閔鈞的日本行變了調，當姐姐和友人在東京的藥妝店血拚時，他一個人偷偷蹲坐在店內用來拿取高處物品的板凳上，假挑選商品之名藉機休息；一行人前往大阪海遊館時，「人家是在看動物，我則是東張西望在找『椅子在哪裡』。」詹閔鈞苦笑。

看到詹閔鈞為腳傷所苦，同行的大家多少會慰問，只是關心歸關心，疤痕畢竟還是長在詹閔鈞腳上，他直白的說：「是不舒服啊，可是有其他更好的方案嗎？」大夥也只能硬著頭皮，繼續往下個目的地前行。

詹閔鈞說，五天來最悲慘的時刻是第四天在京都的清水寺。由於當時已累積數天「腳勞」，往返景點近兩公里的路程已是沉重的負荷，沒想到回程居然碰到大雨攪局，搭公車又遇上尖峰時段，麻癢到崩潰的詹閔鈞擠在人滿為患的潮濕車廂裡，連彎腰抓癢的空間也無。一路上只能輪流抬起單腳，用鞋尖、鞋跟來回摩擦小腿的疤痕處，「腳還踢到隔壁的日本人三次，害我一直跟他說『すみません（對不起）』……」談起這段經過，詹閔鈞的臉上滿是尷尬。

「你都不知道我回旅館看到床的那一刻，心裡有多感動。」詹閔鈞說，在日本每天晚上回到房間，他都是二話不說奔向床舖，仰身高舉雙腳，令堆積腿部的血液逆流，舒緩腫脹的疤痕。似乎在那一刻，他才有了度假的感覺。

不過，詹閔鈞雖然嘴上說得日本行像是「花錢受罪」，但返家後的他很快就發現，歷經如此密集、高壓的「特訓」，雙腳漸漸能走得更久、更遠，疤痕能承受的壓力也更多、更大。

「復健本來就是要多動，讓它痛，讓它癢。」詹閔鈞突然想起治療師曾經說過的話，「所以，就當這次是強度復健吧！」他邊說邊聳肩，為這次「難忘」的出國經驗留下這個註腳。

過年穿新「衣」

一過完農曆新年，詹閎鈞便趕緊趁著開學前僅剩的假期，到陽光臺北民生重建中心，訂製他的新年新「衣」——壓力衣。

壓力衣是燒燙傷患穿套在疤痕增生處的彈性衣料，雖然名字裡有個「衣」字，但論其功能，更像一層從裡到外的防護罩。由於進入增生期的疤痕會拚命向外長，造成組織腫脹、關節活動力下降，必須盡早穿壓力衣，均勻施壓於未成熟的疤痕。一方面抑制其增生攣縮，導致肢體變形，一方面也減少新生皮膚受到外界刺激時的不適感。

只是這個復健幫手也是有時效的，平均一件壓力衣穿戴半年後就會大幅失去原有彈力，必須重新裁剪或訂製新衣。「舊的已經鬆到像在套襪子，很沒『感』啦！」詹閎鈞一邊拉著腳踝上已鬆弛的壓力衣，一邊怨嘆。

這天下午，陽光重建中心聚集了許多傷友，診療間的三張病床沒有一刻是閒置的。預約時間一到，治療師送走前一位傷友，便招呼詹閎鈞坐上空出的床位，準備檢查壓力衣的狀況。除了詹閎鈞，其他待診的傷友也等著治療師照應，他一個人分身乏術，忙得焦頭爛額。

「沒辦法，最近八仙的傷患開始回流做壓力衣了。」這是自八仙事件後的第二波壓力衣訂製潮。

第一波是從二〇一五年七月底開始，八仙傷患經歷約一個月的手術治療期，傷口逐漸結痂、癒合，開始披上復健期必備的壓力衣，步入第二階段的搏鬥。然而，短時間遽增的服務人數，對未曾處理過大量傷患潮的陽光基金會而言完全是空前的挑戰。

每位傷患的體型、受傷部位不一，一件件壓力頭套、袖套、指套……皆得量身訂做。而臺灣製作壓力衣的人力也十分稀少，以陽光基金會爲例，二〇一五年八至十月的壓力衣訂製高峰期，四位打版、車縫人員便製作了二千二百四十二件壓力衣，服務人數達一百九十八位。當時不僅天天加班到晚上十點、週末要到工廠報到，「午休時間還聽得到縫紉機達達作響，用餐、上廁所也都匆匆完成。」

爲避免舊事重演，陽光基金會在二〇一六年元旦特地於內湖成立壓力衣工廠，擴增逾一倍人手，專門應付這段非常時期，「壓力衣一穿就是兩、三年，而且每半年就要更換。」治療師說。成立工廠似乎是唯一能一勞永逸的法子。

如今，半年期限已至，重建中心的大夥再度忙碌起來。治療師左手拿著皮尺，右手握著鉛筆，快速且細心的記錄詹閎鈞燒傷部位的尺寸；後臺的車縫人員則流暢的裁剪舊壓力衣，讓詹閎鈞在新衣到手之前能先將就著穿。

大概受夠了「像襪子一般」的壓力衣，這次訂製新衣的詹閎鈞不斷提醒治療師，「這次做緊一點，緊一點好不好？」

「這麼緊，小心腳部壓力太大耶。」治療師回應。

「不會啦，這樣我喜歡。」

「到時候太緊，你自己負責喔。」

「好！」詹閎鈞露出滿意的笑容。

重回跆拳道場上的第一戰

開學了，詹閎鈞在新的學期接了一項新任務：中原大學跆拳道社隊長。

意外的是，詹閎鈞臉上並沒有想像中的春風滿面：「這不算什麼好消息吧。選一個燒燙傷的當隊長，講出去會被別人笑。」狠狠澆了自己一桶冷水。

「來，大家圍一圈。」聽到隊長一聲令下，跆拳道社員紛紛集合在軟墊上坐定。「要比賽的，護具、手套什麼的，自己要準備好啊。」詹閎鈞叮嚀著隊友們，深怕在最後一刻出紕漏，因爲接下來，他們將出征到臺中弘光科技大學，參加弘光盃全國大專校院跆拳道錦標賽（以下稱弘光盃）。

在跆拳道圈子中，弘光盃雖說規模小，仍有非常重要的意義。它是目前辦給全國大專生的跆拳道賽事裡唯一開放「色帶組」[6]的盃賽，而中原大學跆拳社正好有許多從白帶開始入門的乙組學生，弘光盃確實提供他們一個難得的格鬥舞臺。

弘光盃的「賣點」並非黑帶組，一般甲組選手的參賽心態，常常是「去玩玩就好」，加上弘光盃賽事從比賽流程到空間設計都比較隨性，因此對詹閎鈞這曾經的甲組選手來說，參加弘光盃對他來說感受複雜。

然而，今年詹閎鈞雖然嘴上仍稱弘光盃爲「菜市仔盃」，骨子裡的心情卻截然不同。八仙事件發生前，詹閎鈞每年的備賽重心放在五月的全國大專校院運動會（以下稱大專盃），弘光盃充其量不過是「暖身賽」。大專盃的每項量級，各校只能派出一位選手，在八仙事件負傷的他，深知今年大專盃很難被派上場，這意味著弘光盃將是他今年唯一上場的機會。

這天晚上雖說是比賽前最後一次練習，但訓練強度意外的比以往輕鬆許多。詹閎鈞說，這時候練「啷」一些，是避免大家在倒數關頭受傷，也讓心情保持平靜。更實際的是：「最後一天再來拚，其實也來不及了啦！」

轉眼時間已過晚上九點，賽前最後的練習也進入尾聲。大夥陸陸續續換好衣服、穿上鞋子準備返家，此刻的詹閎鈞獨自安靜的坐在軟墊上，收拾每次比賽都會攜帶的道服、護具，及這次爲了應付傷疤在搏鬥時裂開而準備的繃帶和生理食鹽水。

八仙事件後，詹閎鈞的腳踝上多了一層肥厚的增生疤痕，這是他在跆拳道場上最大的阻礙。傷疤充血腫脹時，關節活動力下降，難以打直腳背進行踢擊；此外，雙肢上的新生疤痕也恐承受不了過大的撞擊力道。因此這次比賽，詹閎鈞的攻擊方式將以腳掌爲主力，「對打時不用踢的，用踩的。」

弘光盃正倒數計時著，詹閎鈞也即將再次回歸戰場。對他而言，這一戰本是爲自己所熱愛之事，盡力拚一場；結果是輸或贏，無關緊要。

傷後第一戰，詹閎鈞已經準備好了。

6 相對於黑帶，色帶是跆拳道初學者的象徵，等級包括黃帶、藍帶、紅帶等，完成色帶階段者才可考核黑帶。

贏了一面冒牌金牌

二○一六年三月十九日，弘光盃在臺中大肚山半山腰上的弘光科技大學開打，原本冷清的週末校園因爲比賽會場內外的踢靶聲、歡呼聲而喧鬧不已。

上午時分，代表中原大學跆拳道社的詹閎鈞已換上道服、繫緊黑帶在場邊熱身，醞釀搏鬥情緒。只是誰也沒想到，即將出征下午場賽事、蓄勢待發的的他，意外從學弟口中得知一項消息……

「學長，剛大會宣布，與你比同個量級的選手全都棄權了。」學弟說。

原來，預計有三人參賽的黑帶男子公開組六十三—六十八公斤級，其中一位選手在「過磅[7]」時沒現身，另一位則直接未繳交報名費，雙雙棄權，現場選手只剩下詹閎鈞。這意味著還沒開戰，他就成了整場盃賽中第一位拿下金牌的人。

聽到這個消息，當時的詹閎鈞臉上閃現一抹暗影，腦中只有一個想法。

「幹。」

「這樣很沒有運動家精神欸！」隊上夥伴聞訊後，紛紛爲詹閎鈞抱不平，砲口一致對外，顯然這突如其來的消息，看在運動員眼裡是多麼令人沮喪。

「太瞎了。」詹閎鈞換下一塵未染的道服和護具，把它們原封不動的裝回行李箱，這是他練跆拳道八年來頭一次遇到這個狀況，「不戰而勝的感覺眞的爛死了。」然而更折磨人的時刻還在後頭。

「獲獎的選手請到臺上集合！」大會的廣播聲響遍全場。頒獎臺左右兩側擺列著數排座椅，得名的選手按照其組別、量級、名次，依序入座其中。詹閎鈞坐在黑帶男子公開組六十三—六十八公斤級那排椅子的最外圍處，只是他左手邊的幾張座椅，空無一人。

在他人眼中既榮耀又風光的頒獎場景，卻令他坐立難安。他獨自在位子上一臉尷尬、羞赧，頒獎臺上彷彿有巨大的黑雲籠罩著他，看不出欣喜、感受不到振奮與自信他直言，要不是身旁的人們好說歹說，後悔上臺的他甚至一度想直接閃人，「獎」也索性不領了……

「這量級只有一個人嗎？」現場觀眾傳出這樣的疑慮。

「這還叫作比賽嗎？」詹閎鈞語氣裡滿是情緒，隨即把頒獎人掛在他脖子上的金牌取下，轉身走回休息區，把閃亮的獎牌和獎狀塞藏到陰暗的角落處，看到隊友也絕口不提此事，彷彿這一切都未曾發生。

遙想二〇一五年十二月與詹閎鈞初次見面，他就表露過自己想重回賽場的冀盼，但度過數月復健、賽前集訓，甚至舟車勞頓攜著行囊下臺中，戰士重回了他的戰場，面對的卻是缺席的對手，贏了一面不戰而勝的冒牌金牌，只能算是一場徒勞。

更令詹閎鈞失落的是，弘光盃極可能是他今年度首次、也是唯一一次的比賽機會。「大專盃當然要找一個四肢健全的上啊，幹嘛派我這種燒燙傷的？」他淡淡的說：「眞是連站在舞臺上的資格也沒有。」一句話，直白的令人心酸。

7 跆拳道比賽於開賽前會為選手秤重，確認其參賽的量級。

「塞翁失馬，焉知非福」的生命態度一直是詹閎鈞過去給人的招牌形象。「或許這次，是老天爺怕我比賽時又傷到腳吧……」同樣的句型再度出現，這次卻倍感蒼涼與落寞。詹閎鈞可能沒意識到的是，少了那一絲正能量，卻顯得此刻的他格外眞實。

「等我回去，就把那面金牌給資源回收掉。」沒有人懷疑他是在說笑。

一位傷患，四位社工

八仙事件發生時，政府、民間紛紛大規模動員各地社工，投入服務燒燙傷患的行列，總計派出醫務社工、地方社工達上萬人員。「這眞的是非常特別的狀況，」陽光基金會桃竹服務中心的卓社工掐指一算，「平均下來，每位傷患基本上會有四位社工提供支援。」包括來自中央、地方政府，以及醫院和重建中心的社工。

詹閎鈞接觸過的社工正好就在「平均值」，除了陽光基金會的卓社工，還有在國泰醫院住院期間的醫務社工、桃園市政府社會局社工及專管中心社工。

有些人會誤解社工爲類似看護或保母的職業，他們眞正的使命其實是扮演資源的連結者。卓社工解釋，一般在接到個案後，第一要務便是理解其處境，接著再依照他的生理、心理狀態及需求轉介給治療師、心理師。有時遇上其他疑難雜症也要尋求外援，例如協助申請醫療物資或法律扶助。

千萬別以爲「發現需求」、「給予幫助」，在社工實務上是一成不變的SOP，光是最初的「認識個案」即是件相當複雜的工程。

「社工就是一門人際互動的藝術。」卓社工說，要讓傷友敞開心胸、表達內心想法，必須與他們建立信任關係，相處時也要小心一舉一動，避免在互動中形成壓力及傷害，「連看著傷疤時，能夠盯多少秒數，都要經過訓練。」更重要的是，每位傷友的身心狀況各不相同，有些人至今仍在復健低潮中，有些人則開始準備回歸校園或職場……如何提供最佳助力，滿足個案切身的需要，在在考驗著社工過往累積的經驗和判斷能力。

此外，社工依照所屬的機構，扮演的角色及能取得的資源種類也有差異。舉例來說，醫務社工及陽光基金會社工的輔導時間，分別以住院及復健期爲主；出院後到重建中心間的空窗期、回歸社會的後續觀察則需要地方政府社會局社工介入；而由中央支援的專管中心觸手能擴及各部會，像是連結教育部、勞動部，協助傷友的求學、就業問題。

只是，現實卻不是人人都領這份社工情。由於工作性質緣故，社工時常要關切個案、進行家庭訪視，但在八仙「多人顧一案」的情況下，社工間若缺乏細緻的溝通及交換訊息，傷友便很容易面臨反覆且雷同的提問。久而久之，當他們厭倦這樣的互動模式後，結局就是換來一句：「我很好，請你們不用再打給我了。」

不過，詹閎鈞倒是對負責自己的社工讚譽有加。「有人幫忙我，不是很好的事嗎？」尤其許多補助申請、法律訴訟的手續與程序他不熟悉，申請保險、醫療診斷證明或復健的疑難雜症，皆要倚靠社工的協助，「爸爸忙工作，我忙課業，有他們在眞的便利很多。」

話雖如此，遇到些「心裡事」時，他可是一點也不會想找人幫忙。

不聊心事的男孩

詹閎鈞是個不聊心事的男孩。有時走進陽光基金會，能看見傷友聚在一塊聊彼此的生活瑣事，他卻一人坐在躺椅上低頭玩手機；有時，大夥也會一同去做團體諮商，他總是自個兒留在復健室。但與詹閎鈞相處百餘個日子後，漸漸發現他那冷靜的外表，並非全貌。

八仙即將事滿一年，許多傷友已逐步習慣並接受了新的生活樣態，但事件帶來的驟變、燒燙傷後伴隨的疤痕及外人異樣的眼光，就算時間能沖淡一切，也不代表他們面對這些種種時，就能從此「不痛」、「不在意」了；黑色的暗潮如今仍在他們的內心洶湧，當然，也包括詹閎鈞。

八仙事件是詹閎鈞經歷過最大的一次巨變，最明顯的變化就在他的跆拳道生涯，但影響更深遠的其實是在他背上「燒燙傷者」身分後，在社會上的處境和位置開始與常人有了差異，彼此的互動、對話也產生陌生的疏離感。

舉例來說，正處在疤痕增生期的詹閎鈞，常因雙腳上揮之不去的麻癢感惹得渾身不適，雙手隨時緊黏著小腿扒搔著；然而，一般人看到他抓癢時，腦海中只會類比蚊子叮咬的「癢」，而非燒傷疤痕上那種被千萬隻螞蟻啃咬的「癢」。「這樣抓不好吧？要不要少抓一點。」每當聽到旁人這些關心但少了同理心的話語，詹閎鈞就會在心裡翻個白眼。

「大家就是不了解燒燙傷者嘛！」從詹閎鈞口中聽到這話的次數，已不下十次。

問詹閎鈞為何把話壓在心裡不說？他卻反問：「難道說了問題就會解決嗎？講這些不就是一種懦

弱的表現嗎？而且這種事說了，別人大概也覺得煩吧。」接著鋒利的說：「男生就是要有擔當，沒有抱怨的權利。」就算心裡有怨懟、苦痛，也得吞進肚子裡，待時間把負面情緒消化殆盡。

八仙事件發生後，詹閎鈞曾流過兩次眼淚；一次是住院期間，他想到隨行的朋友仍在加護病房裡生死未卜；一次是聽了歌手林俊傑、羅文裕為傷患創作的歌曲〈我爲你祈禱〉後，觸景傷情，忍不住就紅了眼眶。這件事幾乎沒有人知道，而他們對詹閎鈞的印象就是個冷靜、堅強的「男子漢」。

「如果用一個字來形容閎鈞，你會說什麼？」記者問卓社工。

「很『撐』。」卓社工這樣說，並不是沒來由的。

回憶起二〇一五年十月至今，卓社工說，許多八仙傷友來到陽光基金會復健後，都曾經歷一段含著悲傷、否定、憤怒情緒的心路歷程。「但閎鈞不一樣，他用很快的速度讓自己站起來，」倚著運動員堅強的心理素質，獨自撐過低潮時刻。只是這件事看在旁人眼中，心裡多少有些不捨。

「會想告訴他，就算倒下了，也沒有人會怪他。」卓社工語重心長。

「所以關於心中的苦痛，一個人的說與不說，眞的會造成什麼差異嗎？」

卓社工解釋，對話是理解彼此最容易的方式，或許說出來，問題不一定能被解決，「但對話仍有撫平傷痕的力量，能整理自己的思緒，抒發糾結的情感。」不過，他話鋒一轉：「當然，對話不是唯一解，每個人都有自己處理情緒的方法。」換言之，說與不說並非重點，而是在尋覓出屬於自己的疏通之道。「我想這部分，閎鈞是有的。」雖然詹閎鈞採取的並非典型的「對話療法」。

雖說詹閎鈞不善於分享，卻十分擅長傾聽和觀察。過去半年來，儘管不常看他與人密切接觸，但每當聊到重建中心裡的其他傷友時，詹閎鈞總會出其不意的說出一些他們的故事和經歷；偶時滑到他於FB上轉貼的傷友故事，也能讀到他在動態上隔空給他們的加油打氣。

「閎鈞是個細心、善解人意的孩子，」卓社工說：「他不是會陷在自己世界裡的人，他是眞正關心別人、理解他人需求的……」

「看見需求」、「給予幫助」，不過幾個簡單的字眼，背後蘊藏著對人性的尊重以及深刻的處事智慧。

兩個月見一次面的媽媽

每隔兩個月，詹閎鈞的媽媽就會從高雄北上，專程來看住在桃園的孩子們。這個規律從詹閎鈞小學五年級那年爸媽離婚後就開始了。從小學畢業，國、高中的體育班時光，到之後升大學都一直是如此。這維持十年之久的習慣，卻因爲去年的八仙事件，出現唯一一次例外。

八仙事件發生那一夜，詹媽媽十點接到詹閎鈞阿嬤打來的電話，「我聽了趕快開電視新聞，看到好多人躺在擔架上，結果發現其中一位，啊！是我兒子。」他隨即抓了幾件衣服，搭上凌晨的統聯客運，直奔臺北國泰醫院。然後這一待，就是足足兩個月。

詹媽媽十分多愁善感，回顧陪伴詹閎鈞住院的往事，雖然少了許多當下的悲痛與臨場的激動，但一想到自己的孩子曾走過那段血淋淋的治療期，身爲人母的他，情緒難免起伏。與記者在餐廳聊了兩個鐘頭，眼淚沒停過。

詹媽媽說，詹閎鈞這孩子與別人不一樣，個性特別ㄍㄧㄥ，「換藥時，傷口比他淺的，每個都哇哇大叫，就他不叫。醫院心理師還跑來問我說，（詹閎鈞）是不是有什麼偏差？」但他知道，那是他骨子裡的堅強使然，不是什麼「偏差」。

有一次，詹閎鈞的左小腿再次細菌感染，令他高燒不退，心跳直逼每分鐘兩百下。剝掉紗布一看，血色的傷口上竟布滿綠藻色的膿汁，情況很不樂觀。當時詹媽媽心急如焚，甚至向醫生脫口而出：「我兒子的腳截肢掉，我就死給你看。」反而是詹閎鈞依舊冷靜，還告訴媽媽不要責怪醫護人員。

「他從小就是這樣，很認命、很認分。」詹媽媽語重心長。

他回憶，念小學時的詹閎鈞總是做完作業才願意吃晚餐。某次，老師規定錯字要訂正二十次，他誤解成二十行，寫到晚上十一點還沒寫完。「我告訴他，『你一定聽錯了，老師不可能要你們寫二十行，』叫他先來吃飯，他卻說『是我沒寫好，是我不對』……」談起兒子，太多回憶湧上心頭，一則則故事從詹媽媽口中譜出，說話的嘴停不下來。

「阿姨你覺得這些年來，閎鈞有什麼改變嗎？」

詹媽媽立刻搖頭：「沒有變，還是那麼乖、那麼善良。但他就是這樣乖，才讓我更自責。」

關於每次北上見孩子們，詹媽媽不諱言：「總是大家坐下來吃個飯，吃完就各自回去工作、念書。」兩個月一次的母子相聚，其實也只有一頓飯的時間。

要在如此短暫的時刻裡補齊彼此的近況，並非易事，閒話家常中描繪出的生活樣貌，終究是缺乏細節的輪廓。儘管過去十年間，母子聯繫不曾間斷，兩人卻沒在對方的腦海中留下太多痕跡。也正因如此，整整兩個月住院期間，既陌生又熟悉的母子倆，互動免不了摩擦。

回想那段滿是紗布與鮮血的病房記憶，雖說傷口是長在詹閎鈞身上，痛苦卻從來不是單人份的。兩個月來，看著自己的兒子在病床上受罪，經歷一場又一場的清創、植皮手術，術後還有血肉模糊的換藥、進度緩慢的復健，詹媽媽心裡也是煎熬。焦慮情緒轉化成母親對孩子無時無刻的關心話語，但聽在平常不習慣有媽媽在旁的詹閎鈞耳中，卻是無止盡的嘮叨和囉唆。

「噓，不要講這些了。」詹閎鈞把食指放在嘴唇上。

還有一次令詹閎鈞耿耿於懷的，是某次媽媽準備了炸雞給他當點心，殊不知他最討厭吃的正是油炸類垃圾食物。當時，他給了他一記閉門羹。「有沒有見過一個媽媽，連小孩不喜歡吃什麼都不知道？」詹閎鈞以埋怨的口吻呢喃著。

「沒關係，我給你罵，如果這會讓你舒服一點。」當時的詹媽媽這樣告訴自己，因爲他深知劇烈的生理疼痛會惹得一個人心煩意亂，若他的憂心成了詹閎鈞的負擔，那再多關心也只是徒增治療時的負能量。所以，當孩子偶爾心有不耐，他便將想說的話先往肚子裡吞；有時候眼淚忍不住，則逕自離開病房，在外頭流淚。

不過，在相處的磨合外，詹閎鈞與媽媽的重聚依舊留下了令人動容的點滴。詹媽媽回憶，兒時的詹閎鈞不像許多小孩有吸奶嘴、抱小毯的嗜好，唯一就是喜歡握著媽媽的左手指頭。每天晚上，他一定要抓著他的手摸摸自己的小臉龐，才能換得一覺好眠。「媽媽你的手粗粗的，是我的。」兒子的童言童語，詹媽媽至今言猶在耳。

「在住院的晚上，閎鈞也是一樣，要摸一摸、拉一拉我的手，才睡得著覺。」詹媽媽邊說著，字句間流露出一絲為人母才能體會的淡淡幸福。顯然隨著歲月流逝，仍有些事物是永遠不會變的。

折騰了兩個月後，詹閎鈞終於出院返家，媽媽也南下高雄，兩人各自繼續往後的生活，母子回歸兩個月見一次的頻率。但媽媽養成每天早晚傳LINE關心問候他的習慣，就算現在他的生活起居已和正常人沒有兩樣。「家人永遠沒辦法把你當『正常人』看待，因為他們太愛你了。」他說道。

因一場意外而得來的共處時光，詹閎鈞與媽媽感受到的喜怒哀樂、酸甜苦辣，仍是三言兩語述說不盡的。然而，若說這段經歷帶給兩人什麼樣的收穫？或許正是彼此終於在詹閎鈞小五那年之後，寫下了一段新生且深刻的母子印象。

詹爸爸的鐵漢柔情

半年來，陸續造訪過詹閎鈞在桃園的家、中壢的燒燙傷復健中心、中原大學的跆拳道社，記者一直期待著有一天能與和他朝夕相處的詹爸爸「不期而遇」，可惜這個希望落空了好多次。

雖說住在同一個屋簷下，從事土地開發的詹爸爸總是在外奔波，父母離異後，媽媽移居高雄，爸爸早出晚歸，家裡常處在沒大人的情況。詹爸爸坦言，那段日子確實特別難熬，尤其是對小兒子詹閎鈞來說。

詹閎鈞在家中排行老么，上頭有個差五歲的哥哥和大四歲的二姐，「當時閎鈞的哥哥、姐姐差不多上高中了，都能打理自己的生活，就他年紀還小，最需要人陪。」剛開始詹爸爸沒意識到此事，直到某次晚上返家後，發現已經熟睡的詹閎鈞躺在床上，「我走近一摸，發現他枕頭是濕的。」才讓詹爸爸體會到需要多關心這孩子。

其實，當初會送詹閎鈞去學跆拳道，詹爸爸不諱言：「也是我聽他姐姐說，閎鈞在學校個性比較衝，想跟別人幹架，才打算讓他練體育，有一些發洩的管道。」只是誰也沒想到，小個頭的他居然能一路踢出如此優異的成績。

詹爸爸翻找電視機旁的櫃子，從抽屜搜出好幾捆獎牌，裡頭全是詹閎鈞從國小一路累積而來的戰利品。雖然如今已有幾枚牌面的光澤開始褪色，但詹爸爸對於兒子在賽場上的記憶卻絲毫未因時間流逝而淡忘。

「爸爸你不要來看啦，我會緊張。」詹爸爸回想起國小某次比賽，詹閎鈞叫他待在家裡，不要到場幫他加油，雖然詹爸爸口頭上說不去，後來還是跑到觀眾席上偷看。「然後就看著他一路打到冠軍。而且站在第一名的頒獎臺上，每個選手都高他半個頭以上。」

詹爸爸說，詹閎鈞不是家裡最會念書的孩子，但他做事踏實、吃得了苦，讀體育班時寒、暑假都得日夜特訓，「比我當兵時還操」，仍不曾聽他抱怨放棄。加上他的心理素質穩健、臨場反應佳，「有些現任國手，在求學時期都是詹閎鈞的手下敗將呢。」做為父親的驕傲，詹爸爸在字句間顯露無遺。

後來詹閎鈞升上國中，開始早上六點晨操、晚上十點回家的體育班生活，「我能陪他的時間就是早上載他去學校前的這段時間。」因此，詹爸爸也跟著天天清大早起床，親自煎牛排、鮭魚排給兒子當早餐，「閎鈞吃到後來還告訴我『爸爸你不要再煎了，我吃到都快吐了』。」

雖然每日的通勤時光僅短短幾十分鐘，但多年下來，一點一滴的相處互動，仍生成不需言語便能溝通的父子默契。

八仙事件後，除了燒燙傷必然改變的身體樣貌及生活型態，關於詹閎鈞的傷後性格及心理狀況，幾乎無人察覺到異常之處，包括詹閎鈞自己。唯獨詹爸爸斬釘截鐵地說：「我的兒子不一樣了。」

詹爸爸會如此肯定並非無憑無據，在與兒子相處的日常點滴裡，他觀察到不少蛛絲馬跡。例如，詹閎鈞在農曆新年時，對燒紙錢的金爐感到恐懼，現在在家也不大敢開火；以往愛和朋友往外頭跑的他，週末卻變得喜歡宅在家裡，足不出戶。

「我很擔心他是不是得了人家說的『創傷壓力症候群』？」詹爸爸欲言又止：「畢竟我也不是什麼心理醫師，唉……但我知道八仙的事，真的讓他受傷了。」詹爸爸指的傷不只是皮肉傷，還有詹閎鈞生理不適而逐漸侵蝕他內心的隱形之傷。

最令他印象深刻的是某次父子倆坐在沙發上，結果詹閎鈞突然說：「爸爸，我可以摸摸你的腳嗎？」接著便摸著爸爸的小腿，一邊搥打自己色澤紫紅、質地粗硬的雙腳傷疤。「摸起來好軟好舒服喔，我都忘記正常人的腳是什麼樣子了。」

詹閎鈞無心的一句話，令詹爸爸五味雜陳，「聽到他那樣說，心裡真的只有心疼啊。」

其實這一年來詹閎鈞所受的痛，爸爸心底都明瞭。洗壓力衣時，只要瞥見上頭咖啡色、乾掉的血漬，他便知道兒子腳上的疤痕又裂開了。他也深知，疤痕增生時的癢感常惹得詹閎鈞只能在夜裡屈著腿、坐著睡，睡眠品質奇差無比。

「你不要看我不講話，其實心裡很不捨，只是閎鈞內心承受的已經夠多了，他不需要聽太多無謂的關心。」有些話他選擇不跟詹閎鈞說，而是跟那些能夠幫助他的人說。

像是當初詹閎鈞出院返家、準備到陽光基金會開始復健時，詹爸爸便特別拜託卓社工多照顧「這悶悶的孩子」；與記者初次見面，也直說：「你寫的每篇文章我都有看，這段時間眞謝謝你陪伴他。」雖然常爲了工作四處奔波，但詹爸爸一直把這孩子放在心上。

前陣子中原大學導師也曾打電話給詹爸爸，關切詹閎鈞課業落後的狀況。

「老師，我們家閎鈞以前是體保生，雖然書念得不多，但他眞的有心好好念。只是燒燙傷後的整片疤痕常讓他不舒服，整晚無法好好睡覺，手指都抓癢抓到長繭了，希望老師能給他多點時間和機會……」詹爸爸這樣告訴詹閎鈞的老師，這件事，他從來沒讓兒子知道。

「我可以從旁拉他一把，但最終能眞正幫助到他的只有他自己。」畢竟，傷口仍是長在孩子身上，身爲家人，能做的就是在孩子需要協助時伸出援手；不需要時則給予空間。

詹爸爸男子漢外表下那一抹爲人父的溫柔漸漸顯現，記者忍不住說：「談到兒子的詹爸爸，特別給人一種鐵漢柔情之感啊。」

「哎呀，因爲那是疼愛的心啊。」詹爸爸邊說，右手邊摸著左胸，那個心上的位置。

樂觀的真相

「關於八仙，你真的把它看很淡對不對？」聽完我的提問，閎鈞點點頭。

這是埋藏在我心中已久的好奇。閎鈞曾說過，八仙是他人生中發生過最嚴重的事件，甚至住院期間還在鬼門關前走過一遭，但他總能雲淡風輕的樂觀以對八仙的傷勢帶來狗屁倒灶的衰事，彷彿一陣風就能吹走一切負面情緒，完全不留痕跡。

「看很淡是因爲在八仙事件裡，我看到太多比我更慘的人了。」閎鈞娓娓道出。

在陽光基金會復健中心裡有位八仙傷友，四肢與頭部有間歇性抽搐的毛病，聽說是進行清創手術時突然在開刀過程中驚醒，意外撞見自己的小腿組織被「攤開」在手術臺的畫面，當場嚇昏，一度休克死亡。雖然當時醫生急救成功，救回他一命，但那段時間腦部缺氧，讓他在漫長的燒燙傷復健，多了搖頭晃手的後遺症。

悲慘的案例不只這位傷友。閎鈞拿出手機，滑著通訊軟體裡的歷史訊息，突然停下動作，「來，你繼續往上滑，那張照片太可怕了，我不想再看一次。」我接過手機向上一翻，看到一隻受到三度燒傷的腳，割除壞死部位後，小腿幾乎僅剩下一根細細的骨頭。類似的案例，數也數不清。

「每次看到他們這樣辛苦，就會覺得自己很幸運，這點傷不算什麼。」聽到閎鈞這句話，我才恍然大悟，原來在樂觀的背後，眞相就是「比下有餘」。

人們總說「不要拿你的人生與別人的相比」，藉以告誡善於比較的人，將因爲「比上不足」而不滿於現狀；但同時，人們又說：「看看非洲小孩都沒得吃，吃好穿暖的我們應該惜福。」透過「比下有餘」的過程，告訴彼此做人得樂觀知足。然而，對那些被視爲「比下有餘」判準的生命而言，又情何以堪呢？

回顧八仙事件以來在媒體上的曝光，那一則則訴說血淚傷痛的報導、一張張怵目驚心的新聞照片……不禁令人擔憂，是否八仙受害者的形象已經與「悲慘」畫上等號，成爲另類的社會共識？

或許這也是爲何當災難發生時，總有聲音提醒著媒體與民眾，「不要散播可憐！不要販賣同情！」因爲每一位死者、每一位傷友都不該淪爲正常人「比下有餘」的標準。畢竟，當整個社會都以「慘」來定義一個人的處境時，他的生活想必將成爲一件更加艱難的事。

「有時遇上那些沒被燒燙傷過的人，你會去跟他們比較嗎？」還記得我當時問閎鈞的最後一個問題後，他毫不假思索的回答我「當然不會」——

「不然會嫉妒啊。」

後記／他們不堅強，但也不脆弱

《結痂週記》報導召集人／許伯崧

新聞報導災難，甚至媒體有時也會帶來災難。當災難新聞隨著報導週期拉長，不論是題材貧乏，或閱聽眾在感受災難後逐漸回到日常，這些周而復始的潮起潮落相信我們都不陌生。而災難新聞在某種程度上則難以避免將事件予以數字化，如四九九是總傷亡人數，又如六二七是那個驚心動魄的夜晚，但這些數字中，有個日子我至今記憶猶新。

二〇一六年七月一日，那日是願景青年工作室完成「八個人的八仙」，即八仙事件追蹤報導階段性任務的一天，之後該團隊正式由報導者的身分退出。在前幾日的六月二十七日，是八仙事件一週年，聯合報系願景工程透過八名傷友長達六個月的貼身採訪，並至英國與荷蘭向當地的災害管理經驗取經——尤其是荷蘭於二〇〇〇年發生的福倫丹大火，造成兩百多名年輕人死傷的歷史。

同時，報導團隊也從多媒體的敘事呈現，試著在不同載具、以不同方式將這場臺灣史上最震撼的公安事故傳遞給更多國人了解，被火紋身的生命如何從死亡幽谷中被搶救回此岸，而孱弱的生命則面臨哪些生命的難關，當他在生死兩側迴盪，他面對了哪些生命的抉擇——這些決定不是生與死的課題，而是當你決定活下來後，該如何面對眼前那不敢想像的未來？

儘管眼前依舊充滿險惡，生命的韌性終究將戰贏災難，在與八仙傷友互動的經驗中，即便每個人的生命經驗難以概括，但多有一套自己的求生法則。他們不約而同的告訴我：「不是我多勇敢，不是我多樂觀，不是我多想活，不是我有多偉大，而是生命就是自然的把我往前推，而我因此來到這裡。」

或許聽起來不易想像，也或許與苦難勵志的敘事文本有些落差，面對厄運降臨，我常認為那樣的經歷旁人往往難以「同理」，若我們能承認旁觀他人之痛苦不消說為一種天性的話，只願這樣的「旁觀」可帶來多一些的感同身受，且試著理解不同生命之複雜，認識這場意外絕非僅是「愛玩」，也並非只是傷友自己的責任而已。

在臺灣過去的社會氛圍與教育傾向中——至少在我這一輩——甚少認識到何為「風險」，什麼又是「風險意識」，即便社會新聞中偶見公共場所的意外事故，坦白說我也會在心中興起「我應該不會這麼倒霉」的念頭，於是九十秒的報導結束，我也撇過頭去，繼續過自己的生活，直到下一則公安報導重回輿論浪潮。

面對由蒼白與陌生澆灌而出的惡荒土地，《結痂週記》在八個傷友的「結痂」歷程以外，另外由幾位國內災害管理與應變的學者與一線工作者，撰文介紹相關的理論與實務工作，《結痂週記》逐漸癒合的除了身上層層的厚疤，也必須讓風險所可能導致的危害結痂。唯有透過正確的認識，深入的明瞭與採取正確的管理手段，臺灣社會才有機會正確的面對風險、處理風險，而非因害怕擔憂而採禁制手段，以爲禁絕了特定活動就此便可不再發生，並讓風險成爲不可言說的敏感詞，由運氣主宰你的人生，這不是面對風險的正確態度。

因應本書出版，我重讀《結痂週記》中這八名接受半年貼身採訪的八仙傷友的火後故事，隨著記者的報導，八名傷友的個性與面臨的處境相異其趣，如簡苑玲急公好義的個人特質，讓他縱然身上有七十五%的燒傷，在傷後卻又忍著痛楚與不便，號召並成立了八仙傷友的臉書社團，以傷友支持團體的方式，讓這群素未謀面的「陌生人」因意外事件成爲彼此分享傷後心情與交流復健訊息的朋友。此外，《結痂週記》的追蹤報導得以完成進而出版，是藉由簡苑玲的網絡一一聯繫、詢問而成。而他令人印象深刻的另一特質，我想就是將傷痛幽默化的本事，甚至達至「地獄梗」的境界了。

又如楊芷淩的「快節奏」感，正如他所述，他在傷前是個動作「咻咻咻」的時下年輕人，但八仙事件讓他被迫慢下腳步、重新端詳這個事件，而他在校閱書稿時所呈現的態度更是一絲不苟，所展現出的精準態度令人敬佩；陳依欣，我還記得當年我們唯一碰過一面是在花蓮慈濟醫院，當時與依欣和他的父親有次深刻的談話，所稱深刻不見得是充滿見地，而是我看到一位父親爲全身七十%燒傷、來回數十次大小手術的女兒所付出的一切，是可以如何的不求代價，那一句「把女兒當一歲，我二十五歲」的誓言是如何流露眞心，爲人父親者，莫過於此。

不只父親，八名傷友的母親的形象同樣堅毅與自信。記得第一次與張承騏通電話，他在電話另一端淒厲喊叫——母親正在爲他換藥。而在八仙事件後的倡議與陳情行動中，承騏的母親明快與堅決的形象深植人心；全身八十五％燒傷的林祺育的媽媽，則是在一次次回憶起當晚情景時，那份心急如焚的心情如何讓他潸然落淚，又在面對外人詢問祺育拿了多少賠償時的妙語如珠，令人切實明白爲何林媽媽時常將那句「爲母則強」掛在嘴邊。

此外，鄭伃均一家人的緊密情感——尤其是哥哥照顧伃均的情景——描繪出家人彼此扶持、共同照應的家庭風景；善於以繪畫詮釋心情的羅雁婷，與家人的互動則在事件後更親近，雁婷回首三年前發生的一切，認爲八仙事件讓他更成熟，也學會以不同角度看待；最後，「跆拳少年」詹閎鈞雖然因這場意外恐怕無緣國手夢，但面對災後人生，「很撐」的閎鈞常以那份自認「幸運」的樂觀做爲自我調適，或許這是運動員身分給他的訓練：面對當下的挫折，多想也沒用，不如認眞準備下一場比賽。

如同每一起苦難中總會看到綻放人性光亮的一面，在《結痂週記》前期規畫時，有位最後未列入報導的傷友的小故事，容我用一點篇幅介紹。

當時在尋找願意受訪的八位傷友之際，聯繫上這位傷友，同樣有著嚴重燒傷，也有意願發聲，但在幾回聯繫後，他主動表示希望把受訪機會讓給其他比他還嚴重的朋友，因爲他們更需要被關注，再三堅持後便退出追蹤報導計畫的名單。之後，我們也順利找到其他傷友，然而這個故事如熱鐵般深烙在我記憶深處——縱然在此刻，這群傷友不忘相互支持與陪伴，即使同爲重傷之人，仍希望把資源讓給其他更有需要的人。有如事發當晚，一片混亂中，依然有負傷者讓出水源給其他傷友澆灌，在魆黑的緊急時刻，總是這股無私的光芒照亮眼前的混沌，讓我們繼續前行。

永遠不要把他們想得太脆弱，也永遠不要把他們想得太堅強。在進與退之間保持敏感與彈性，眞正聆聽他說的、體會他想的，而非企圖從對方身上找自己所認爲的答案。

這是我對《結痂週記》的體悟，也期待你的解讀。

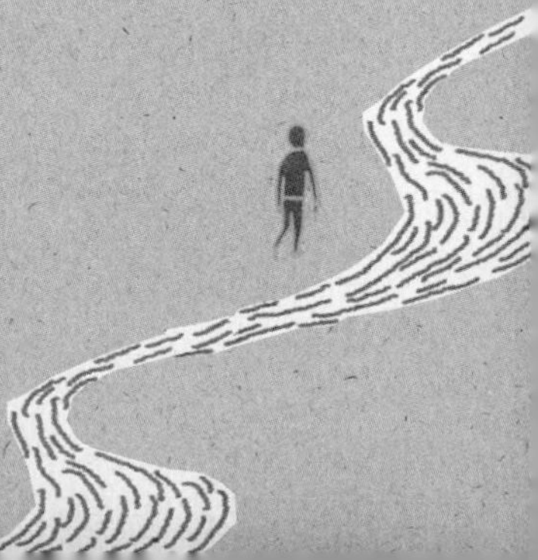

結痂的過程，
他們的身影

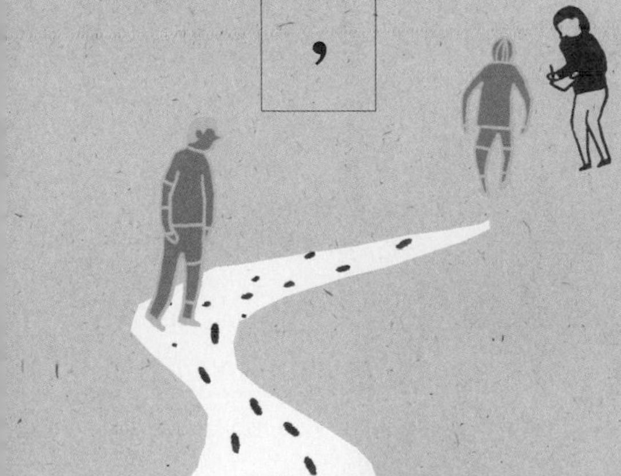

簡苑玲

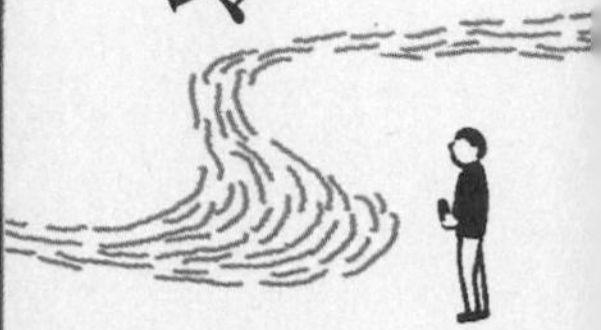

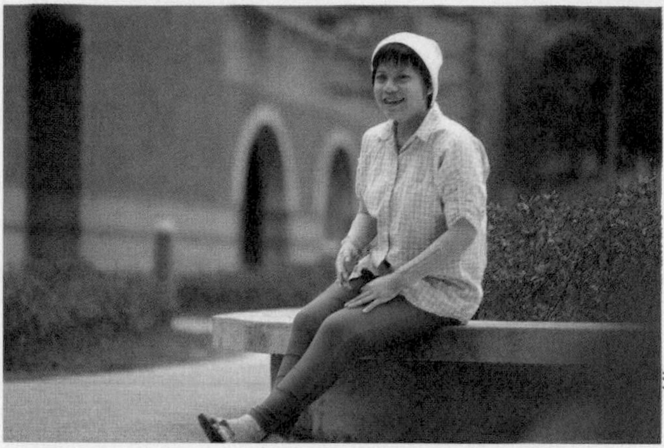

簡苑玲意志堅強、行動力十足，成為凝聚傷友的力量。（攝影／李賢霖）

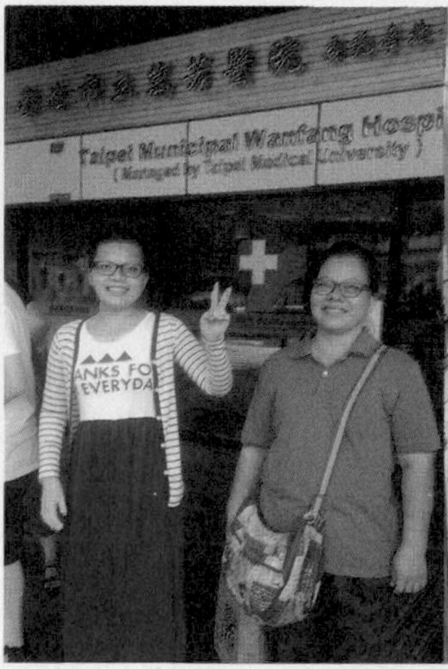

簡媽媽與苑玲想法一致，想讓事故產生價值，就必須好好去體會，將來才能幫助與自己同樣有切身之痛的人。（圖／簡苑玲提供）

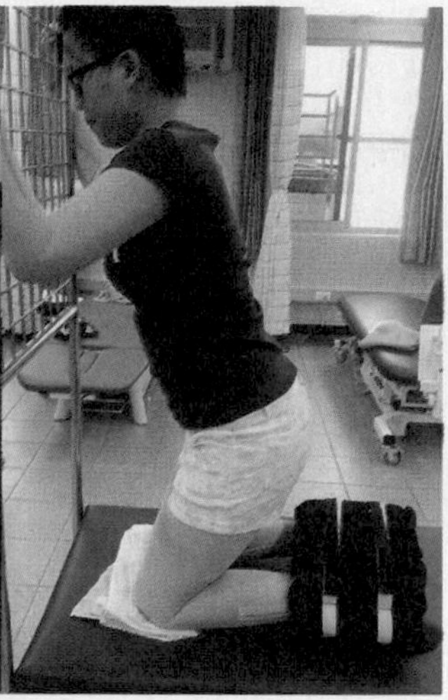

雖然知道復健很重要，但有陣子苑玲就是沒有動力，連在家自己做都不願意。（圖／簡苑玲提供）

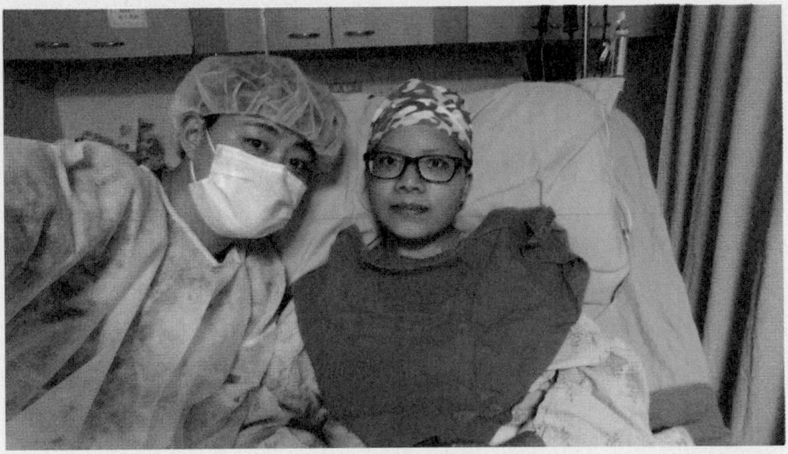

好友 Tijn 探望苑玲。（圖／Tijn 提供）

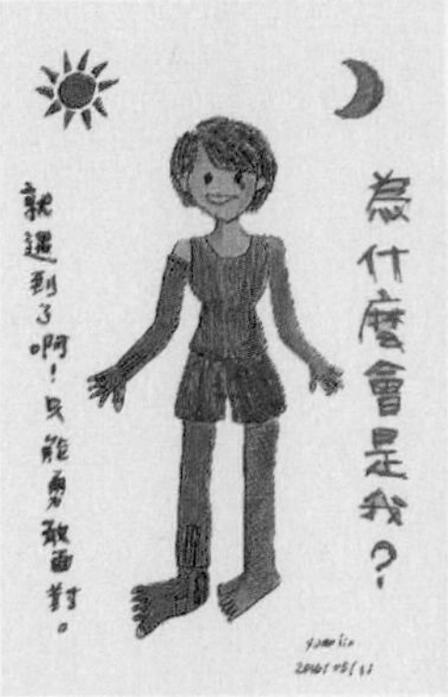

苑玲用畫畫記錄自己的心情。
（圖／簡苑玲提供）

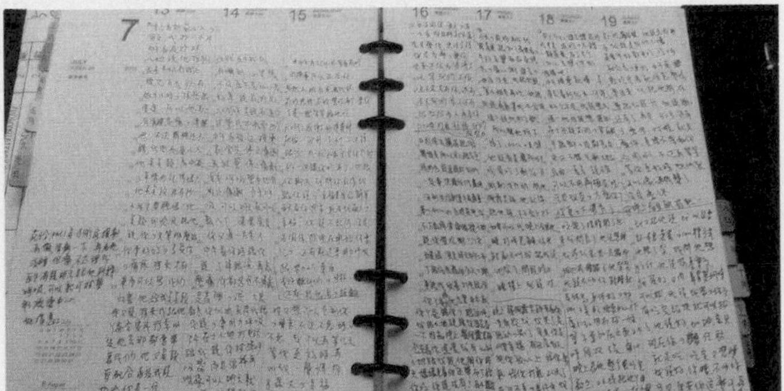

事發後，媽媽每天都寫日記，記錄苑玲一切狀況。（圖／簡苑玲提供）

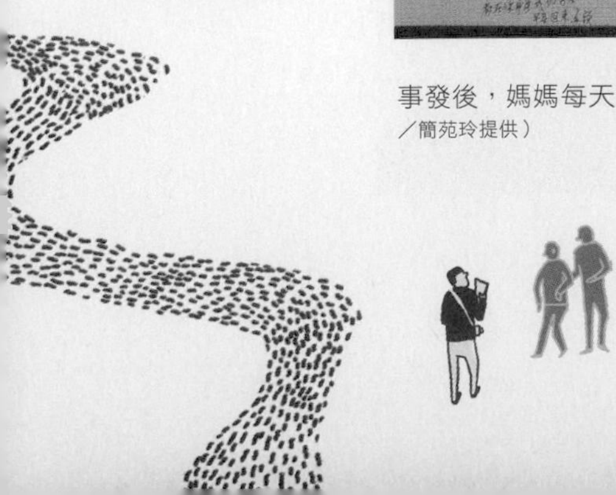

楊芷凌

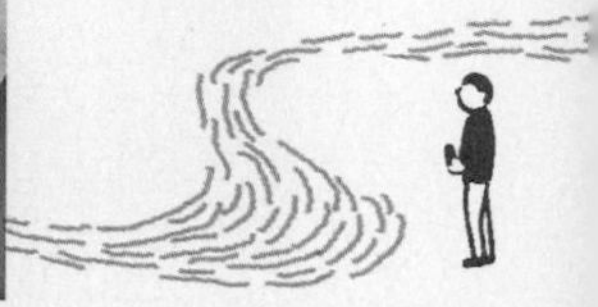

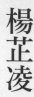

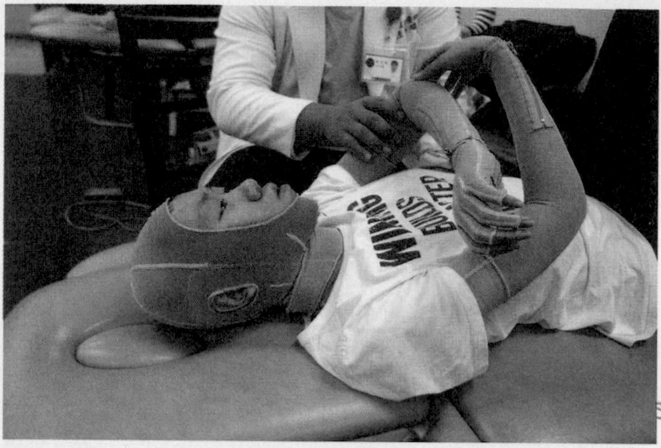

復健中，芷凌突然發出痛苦的呼聲，眼淚撲簌簌流下，浸濕了顏面壓力衣，她困難的舉起僵硬的右手，用手臂擦去眼淚，壓力衣上每一片深黃色都是痛苦留下的痕跡。（攝影／朱麗禎）

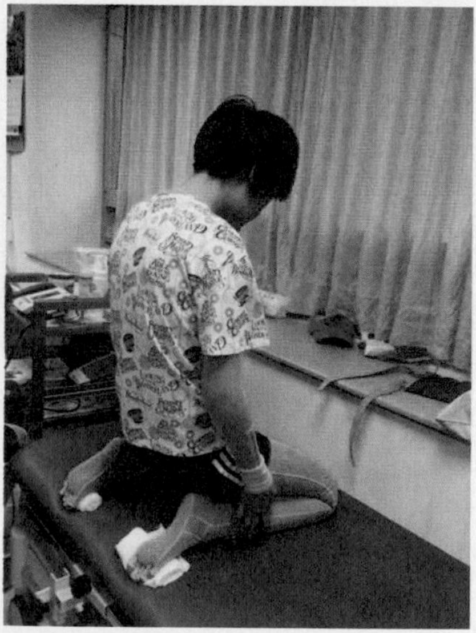

每次復健跪姿都像在演恐怖片，不是尖叫就是大哭。經過重建手術與努力復健，終於出現這張「完全跪姿」照。（圖／楊芷凌提供）

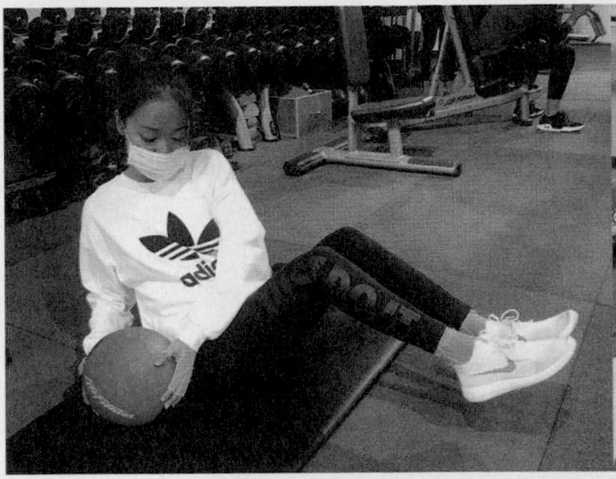

事發三年後，目前除了復健，也能開始上健身房運動。（圖／楊芷凌提供）

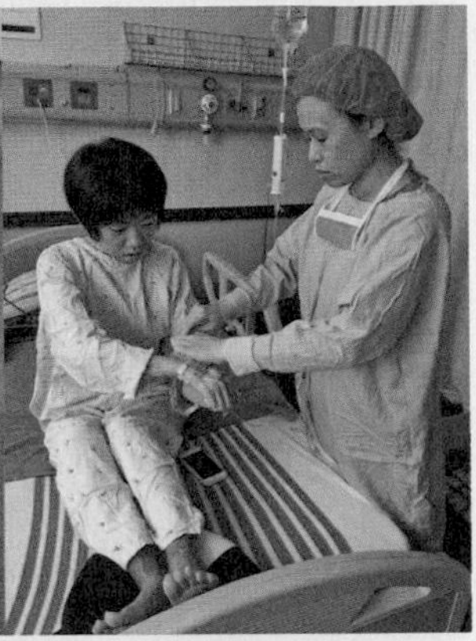

《結痂週記》報導結束後，芷凌至今仍平均四個月需回醫院進行重建手術。（圖／楊芷凌提供）

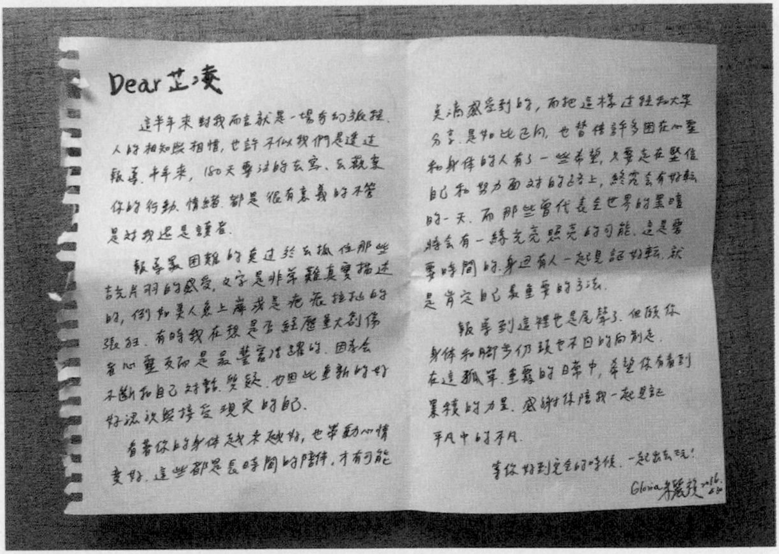

Dear 芷凌

這半年來對我而言就是一場奇幻旅程．人與人相知與相惜，也許不似我們是透過報導．半年來，180天專訪的去寫、去觀察你的行動、情緒．都是很有意義的，不管是對我還是讀者．

報導最困難的莫過於去抓住那些吉光片羽的感受，文字是非常難真實描述的，例如美人魚上岸或是疤痕拉扯的張狂．有時我在想是否經歷重大創傷身心重負即是最需要陪伴的．因為會不斷和自己對話、質疑．也因此重新好好好認識與接受現在的自己．

看著你的身体越來越好，也帶動心情變好．這些都是長時間的陪伴，才有可能真實感受到的，而把這樣過程和大家分享，是如此已向，也替許多困在心靈和身体的人有了一些希望，只要走在堅信自己和努力面對的路上，終究會有好轉的一天．而那些曾代表全世界的黑暗將會有一絲亮亮點亮的可能．這是需要時間的，身邊有人一起見証好轉，就是肯定自己最重要的方法．

報導到這裡也是尾聲了．但願你身体和腳步仍頭也不回的向前走．在這孤單、重覆的日常中，希望你有看到累積的力量．感謝你陪我一起見証平凡中的不凡．

等你好到完全的時候，一起出去玩！

Gloria 朱麗禎 [illegible]

半年的貼身採訪，讓記者朱麗禎與芷凌結下深刻緣分。（圖／楊芷凌提供）

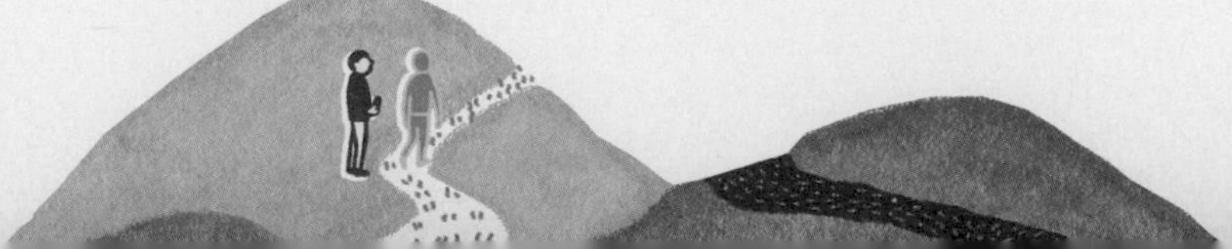

羅雁婷

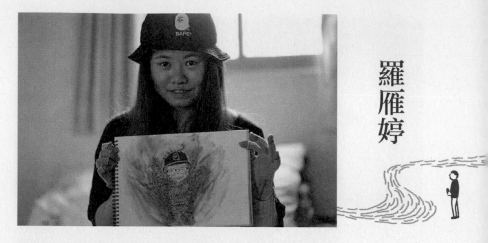

雁婷從小就對藝術有興趣，傷後重拾畫筆，多少療癒了心靈。（攝影／李賢霖）

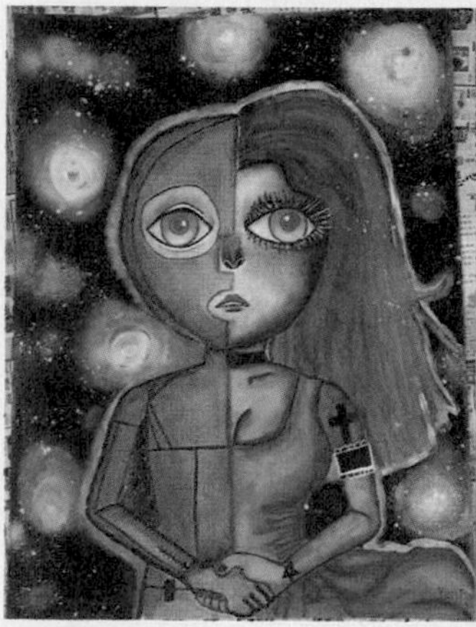

長頭髮穿裙子的女孩是過去的自己。事件滿週年時，這幅畫在臺大醫院展出。（圖／羅雁婷提供）

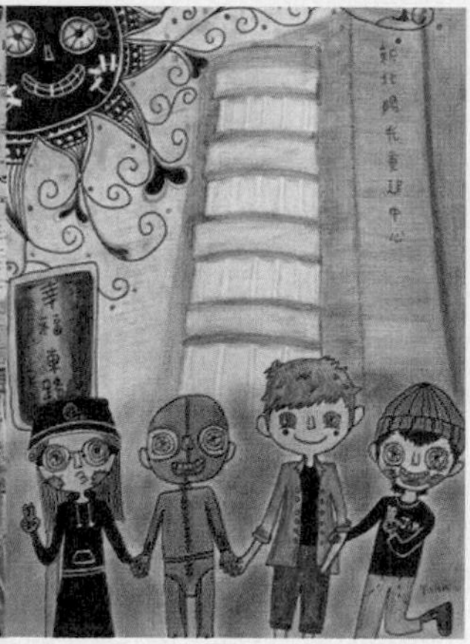

「用黑色加上圖騰繪製太陽，圖騰象徵我們身上的疤亂竄生長，但會越來越穩定，就像太陽散發的光芒，為我們的人生增添色彩。」（圖／羅雁婷提供）

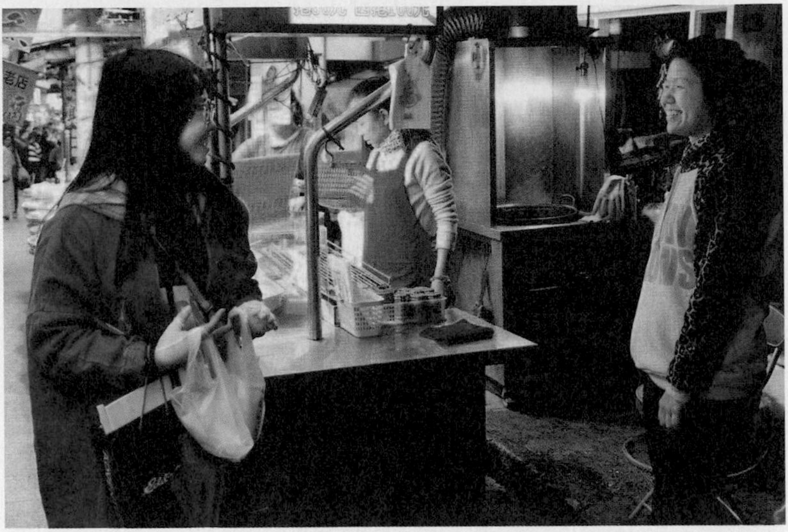

回到高中時代打工的渡船頭，賣伴手禮、小吃的叔叔阿姨全都認識雁婷。（攝影／陳又津）

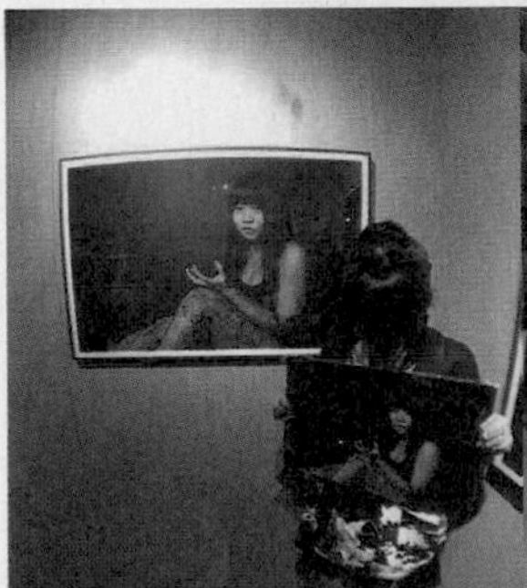

雁婷參與「迴祿」攝影展，與自己的肖像照合影。（圖／羅雁婷提供）

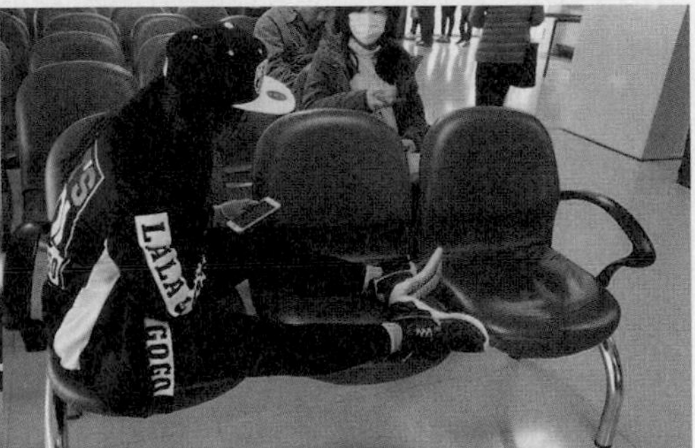

傷友容易腿部腫脹不舒服，必須把腳跨在另一張椅子上，並非故意占據位置，而是不得不如此。（攝影／陳又津）

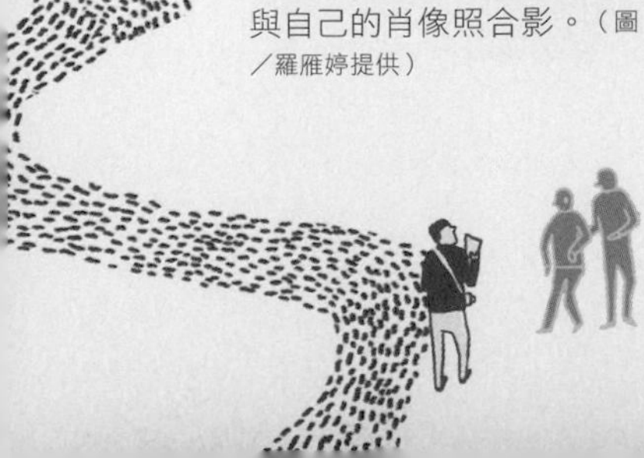

陳依欣

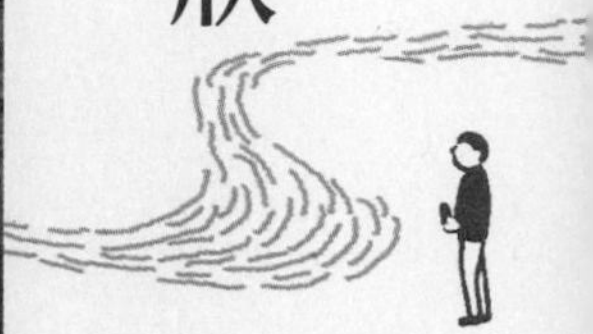

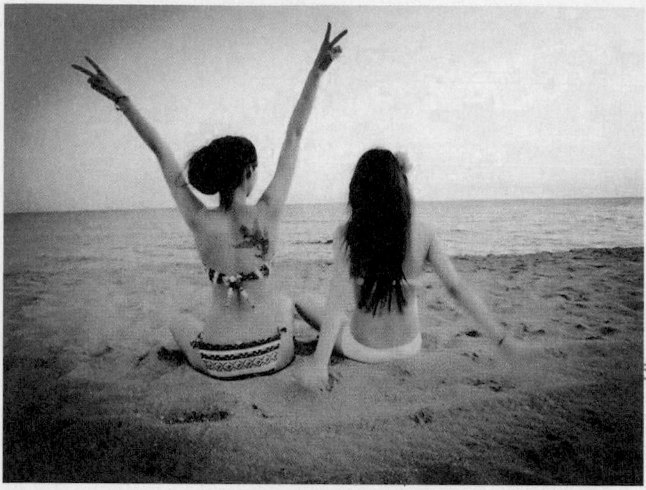

受傷前的依欣身材姣好（左為依欣）。（圖／陳依欣提供）

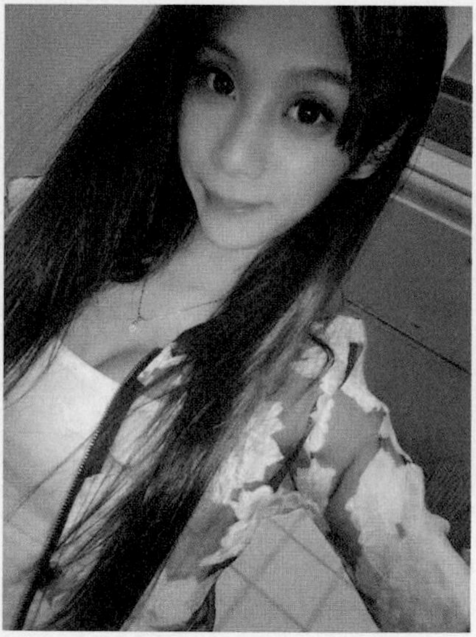

依欣從小便獨立自主，爽朗性格也結交不少好友。（圖／陳依欣提供）

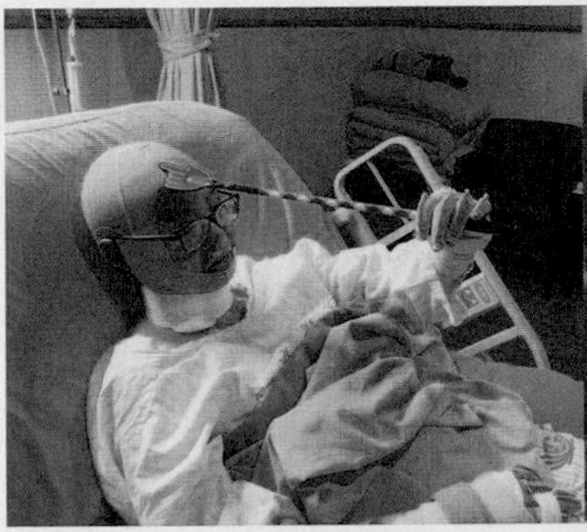

戴著壓力頭套，依欣只能用不求人止癢。（攝影／洪佳如）

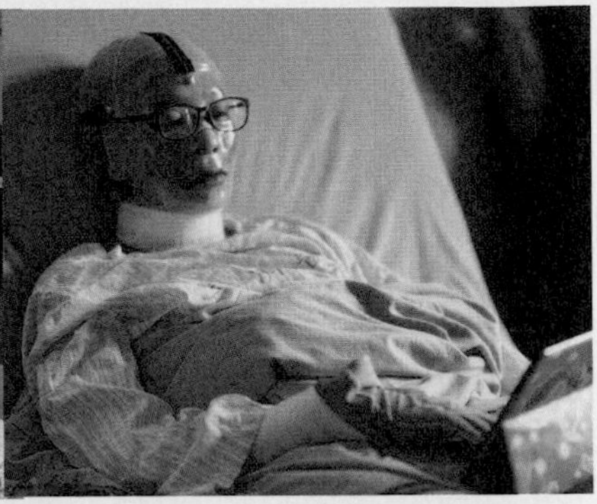

矽膠材質的壓力面膜雖然較不透氣，但能將疤痕壓得更加平穩、美麗。（攝影／李賢霖）

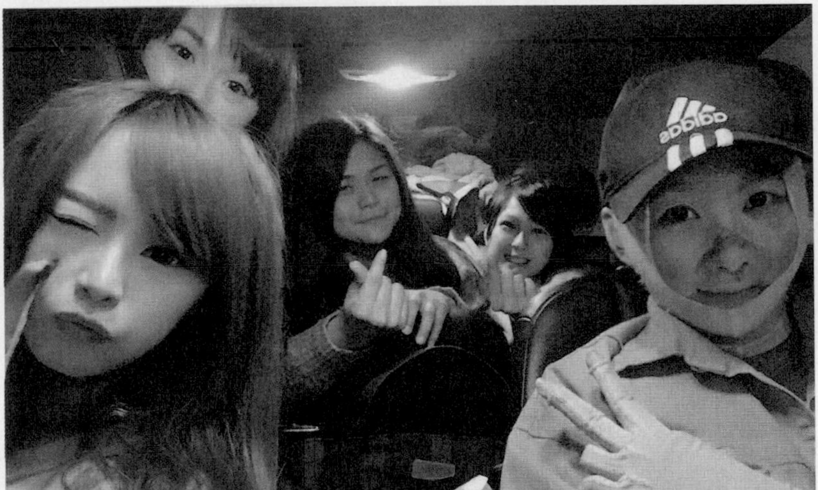

除了家人，最激勵依欣向前的還有一群摯愛好友。（圖／陳依欣提供）

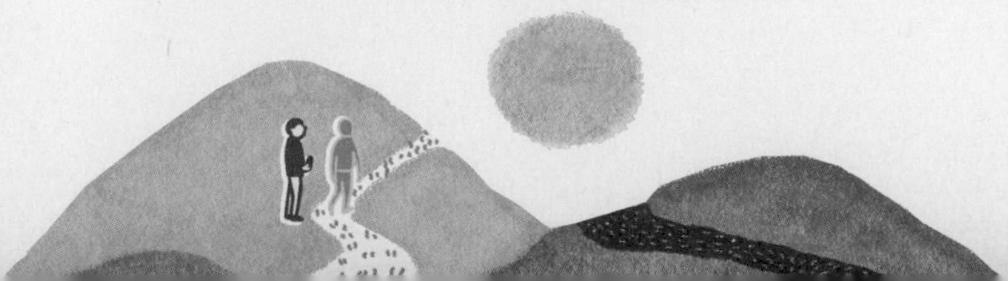

鄭伃均

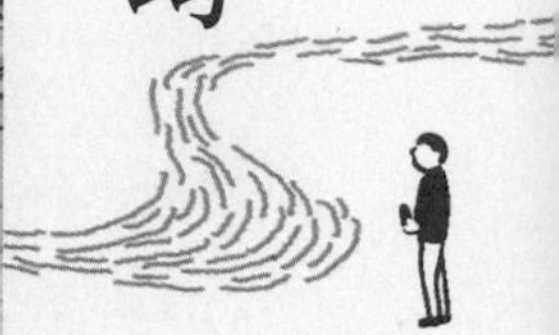

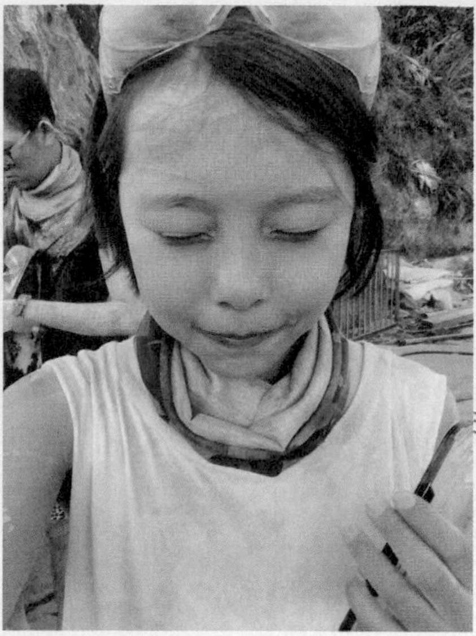

火舌竄燒那天也是伃均生日，事發前，她頭戴護目鏡、手臂上是彩色派對紋身貼紙，拍下自己21歲的樣子。（圖／鄭伃均提供）

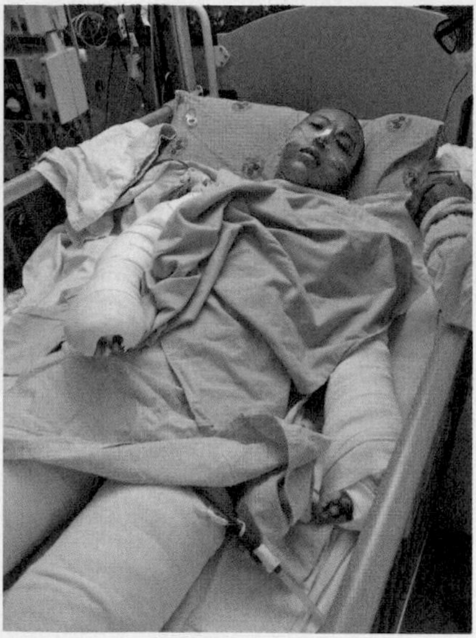

沒有衣物覆蓋的皮膚皆被火舌燒傷，伃均艱難的在加護病房存活了下來。（圖／**鄭伃均**提供）

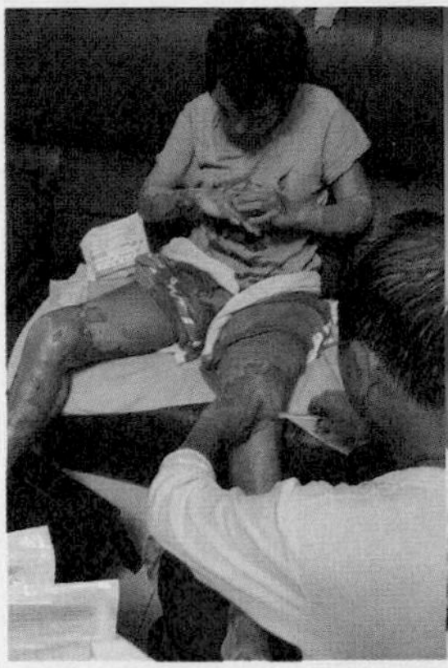

換藥是爸爸的專屬任務。（圖／鄭伃均提供）

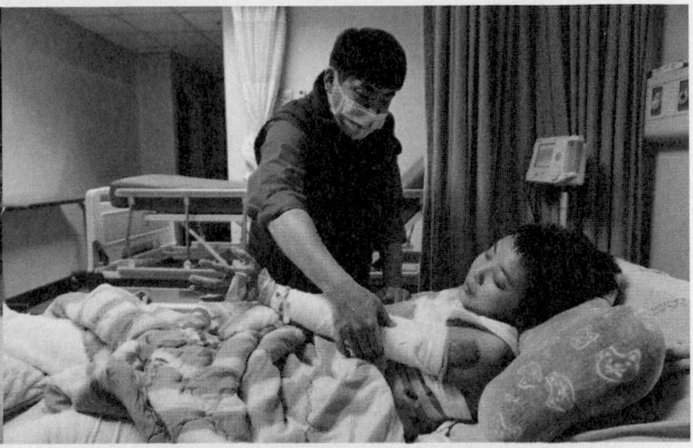

哥哥說：「等妳好了，換妳照顧我二十年。」（攝影／江佩津）

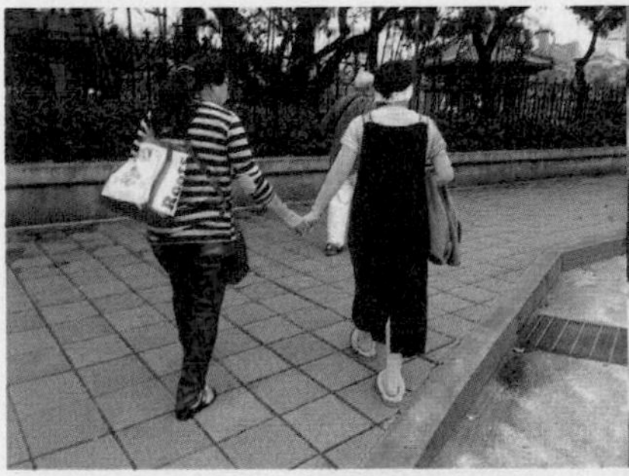

媽媽每天都陪著伃均去復健。（攝影／江佩津）

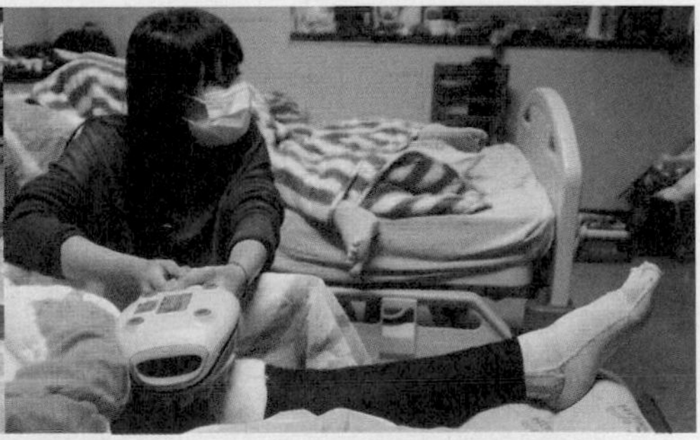

姐姐趁著放假從澳洲回來照顧伃均，以器具按摩伃均的大腿止癢。（攝影／江佩津）

林祺育

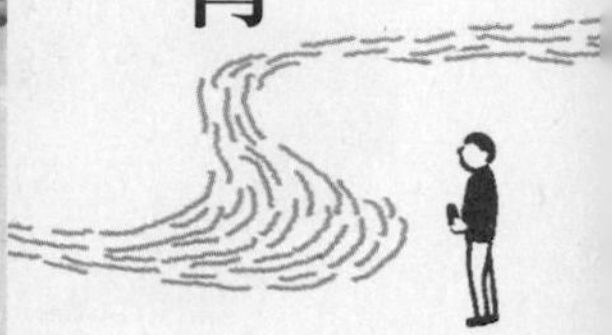

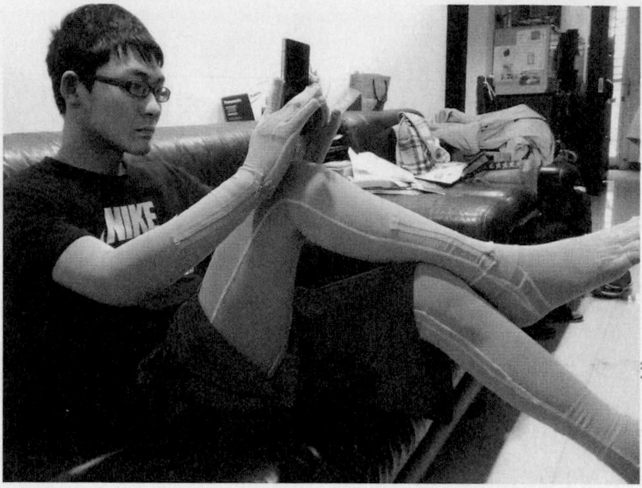

除了頭部，祺育全身上下都被壓力衣緊緊束縛。（攝影／佐渡守）

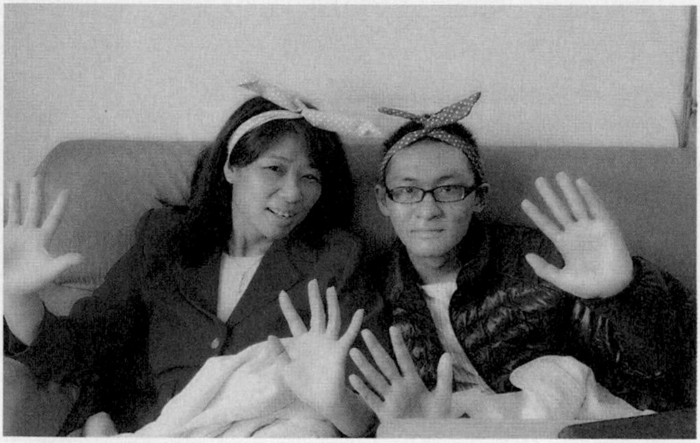

林媽媽與祺育非常親密，陪伴他共度每一份煎熬，每一次破涕為笑。（圖／林祺育提供）

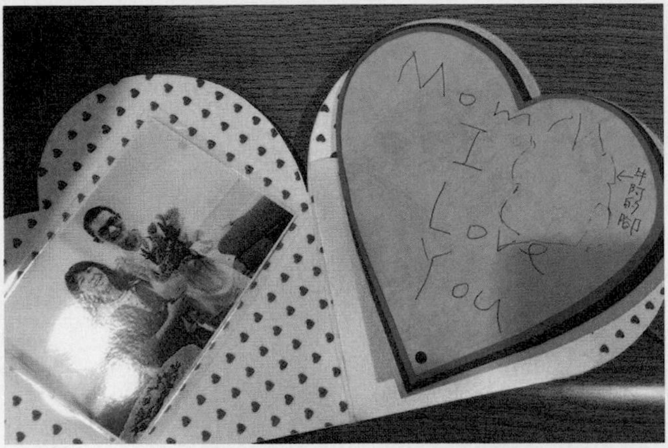

母親節時，祺育親手繪製卡片送給媽媽。（圖／林祺育提供）

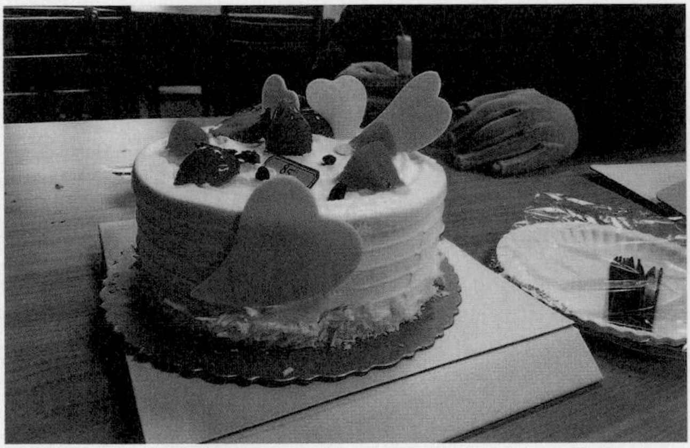

與祺育一起在八仙受傷的朋友勁綸生日，許下願望：「我願意用我這輩子的願望，換取我們這群人趕快復原。」（圖／林祺育提供）

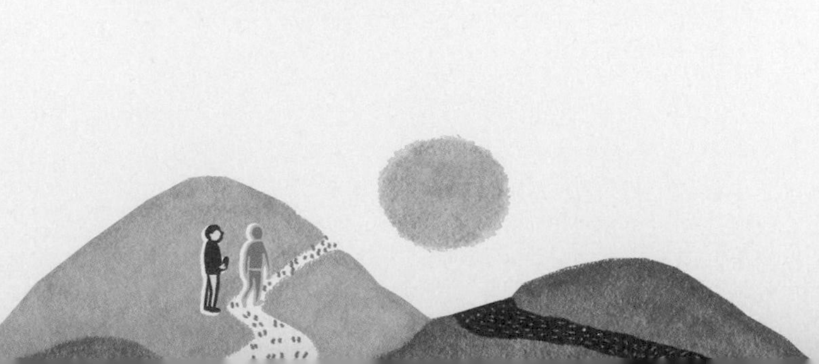

張承騏

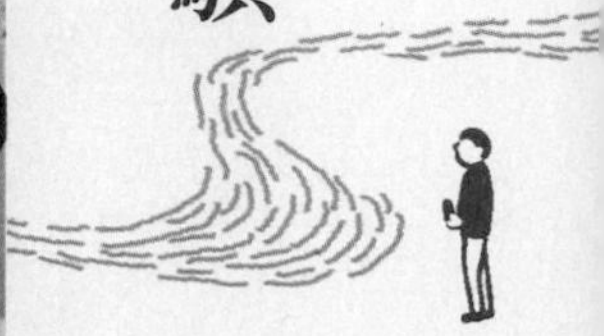

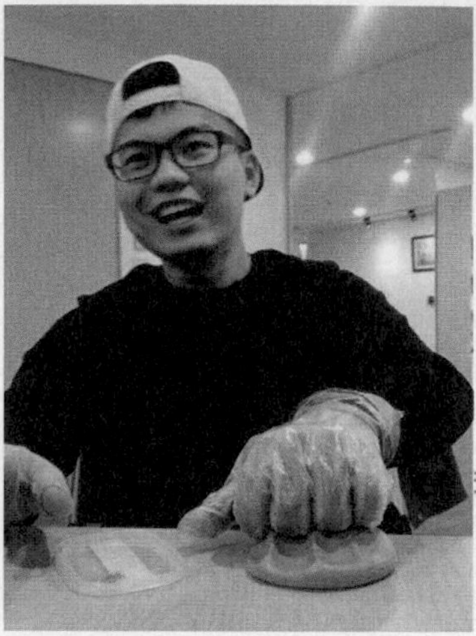

張承騏揉捏著治療性粘土復健手部，一下皺眉、一下咬牙，每一次動作都會扯開繃緊的皮，拉開可能僵硬的手部關節。（攝影／劉惠敏）

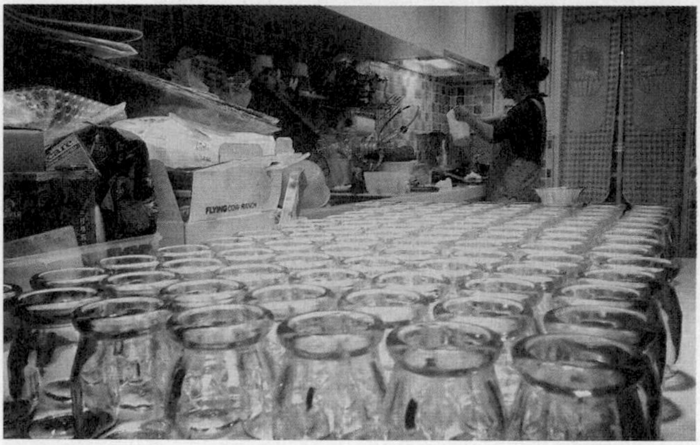

八仙事件後，當初一起構築奶酪生意夢想的夥伴不在了，但張承騏仍不放棄夢想。（圖／張承騏提供）

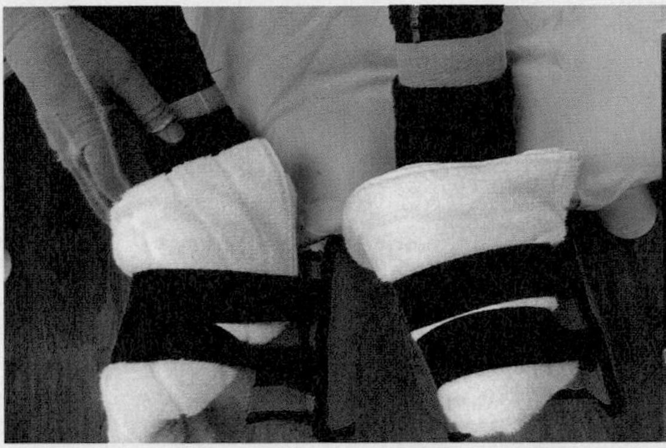

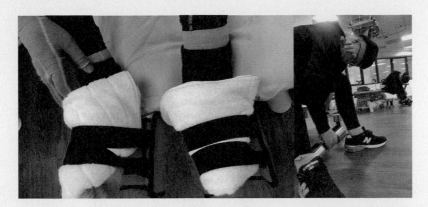

跑完跑步機，需用沙包把緊繃的雙腳再次「掰」開。（攝影／劉惠敏）

從以前就愛運動的承騏復健進度良好，還能舉抬小啞鈴。（攝影／劉惠敏）

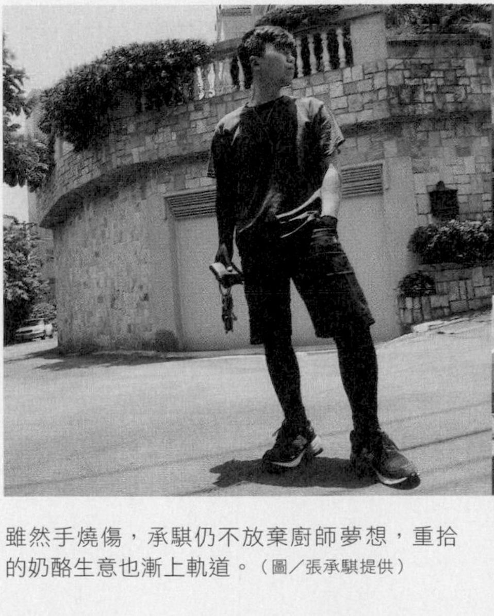

雖然手燒傷，承騏仍不放棄廚師夢想，重拾的奶酪生意也漸上軌道。（圖／張承騏提供）

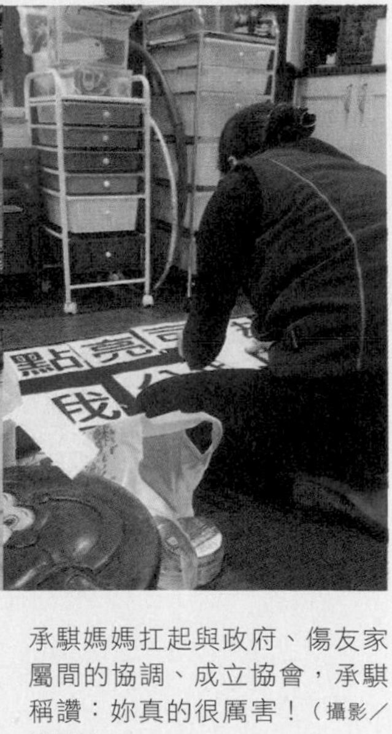

承騏媽媽扛起與政府、傷友家屬間的協調、成立協會，承騏稱讚：妳真的很厲害！（攝影／劉惠敏）

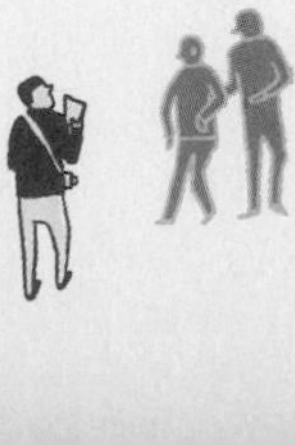

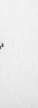

詹閎鈞

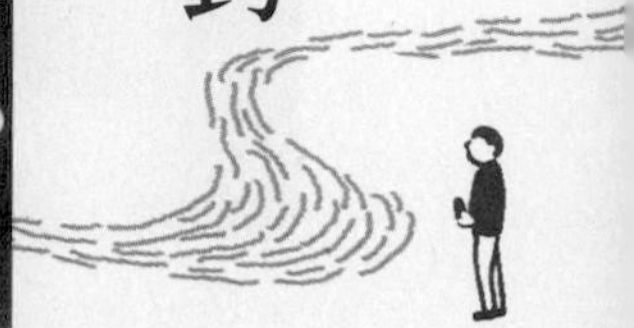

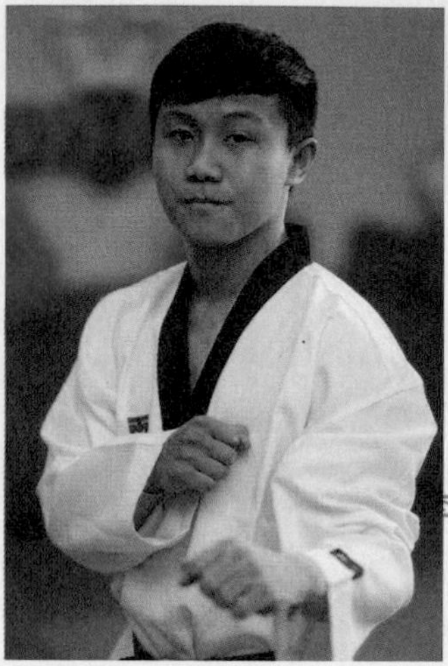

詹閎鈞曾是經常奪牌、參加全國比賽的跆拳道選手。
（攝影／李賢霖）

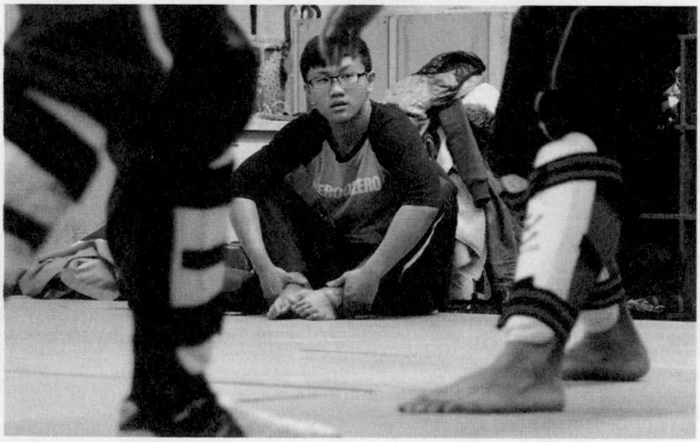

出院後，閎鈞仍不放棄跆拳道練習，但幾乎只能坐在軟墊上休息，因為一站起來，血液便開始往下堆積。（攝影／章凱閎）

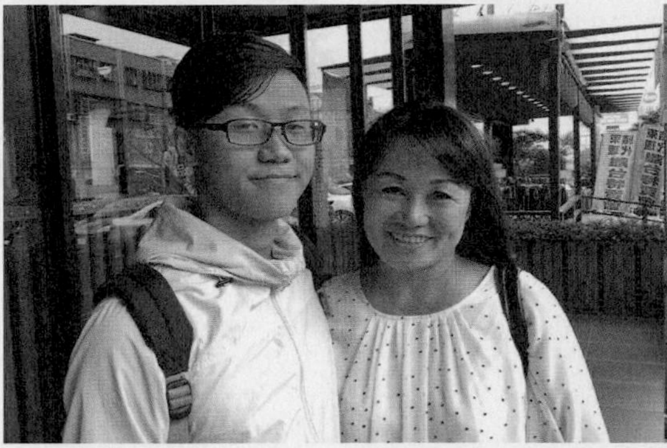

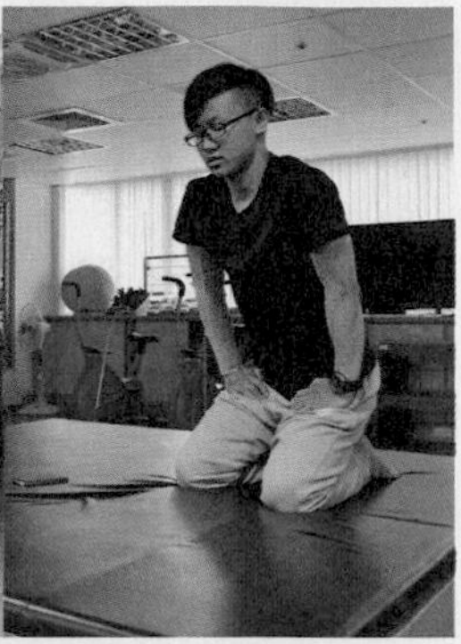

閎鈞的父母離婚後，鮮少與媽媽相處。卻因八仙事件得來一段共處時光。（攝影／章凱閎）

閎鈞個性寡言，復健空檔也很少與其他傷友聊天交流。（攝影／章凱閎）

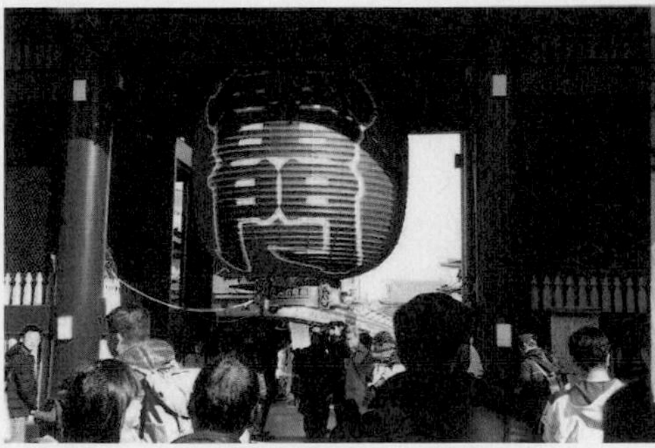

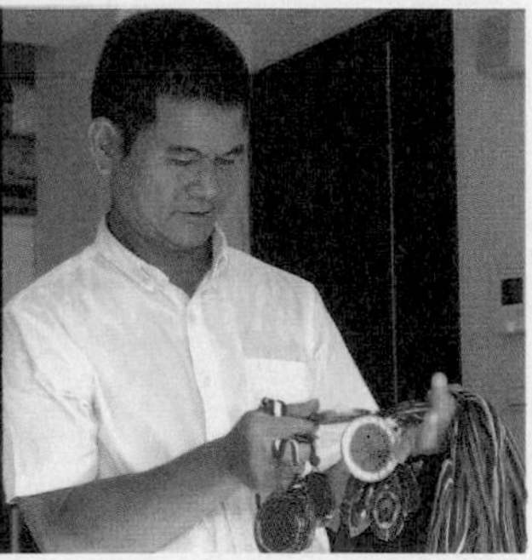

傷後半年，閎鈞勇敢和姐姐去了一趟日本之旅，回來直呼根本是強度復健。（圖／詹閎鈞提供）

鐵漢柔情的詹爸爸，細數閎鈞從小得過的獎牌。（攝影／章凱閎）

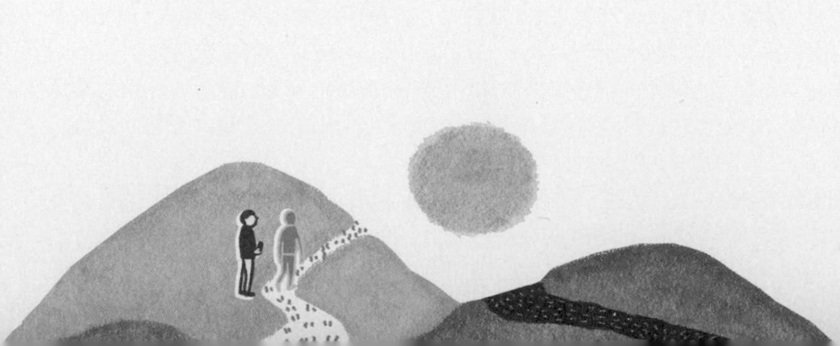

結痂週記：八仙事件——他們的生命經驗，我們不該遺忘／林祺育、陳依欣、張承騏、楊芷凌、詹閎鈞、鄭伃均、簡苑玲、羅雁婷 口述；聯合報系願景工程採訪團隊 採訪整理. -- 初版. – 臺北市：時報文化，2018.6；面 ；14.8 ×21 公分. --（VIEW：052）
ISBN 978-957-13-7416-1（平裝）

1.燒燙傷 2.通俗作品

415.223 107007054

VIEW 052

結痂週記：八仙事件——他們的生命經驗，我們不該遺忘

口述 林祺育、陳依欣、張承騏、楊芷凌、詹閎鈞、鄭伃均、簡苑玲、羅雁婷｜採訪整理 聯合報系願景工程採訪團隊｜主編 陳信宏｜編輯 尹蘊雯｜執行企畫 曾俊凱｜封面設計 兒日｜總編輯 李采洪｜發行人 趙政岷｜出版者 時報文化出版企業股份有限公司 10803 臺北市和平西路三段240 號 3 樓 發行專線—(02)2306-6842 讀者服務專線—0800-231-705．(02)2304-7103 讀者服務傳真—(02)2304-6858 郵撥—19344724 時報文化出版公司 信箱—臺北郵政79-99 信箱 時報悅讀網—www.readingtimes.com.tw 電子郵件信箱—newlife@readingtimes.com.tw 時報出版愛讀者—www.facebook.com/readingtimes.2｜法律顧問 理律法律事務所 陳長文律師、李念祖律師｜印刷 詠豐印刷有限公司｜初版一刷 2018 年 6 月15 日｜定價 新臺幣 350 元｜（缺頁或破損的書，請寄回更換）

時報文化出版公司成立於一九七五年，一九九九年股票上櫃公開發行，二〇〇八年脫離中時集團非屬旺中，以「尊重智慧與創意的文化事業」為信念。